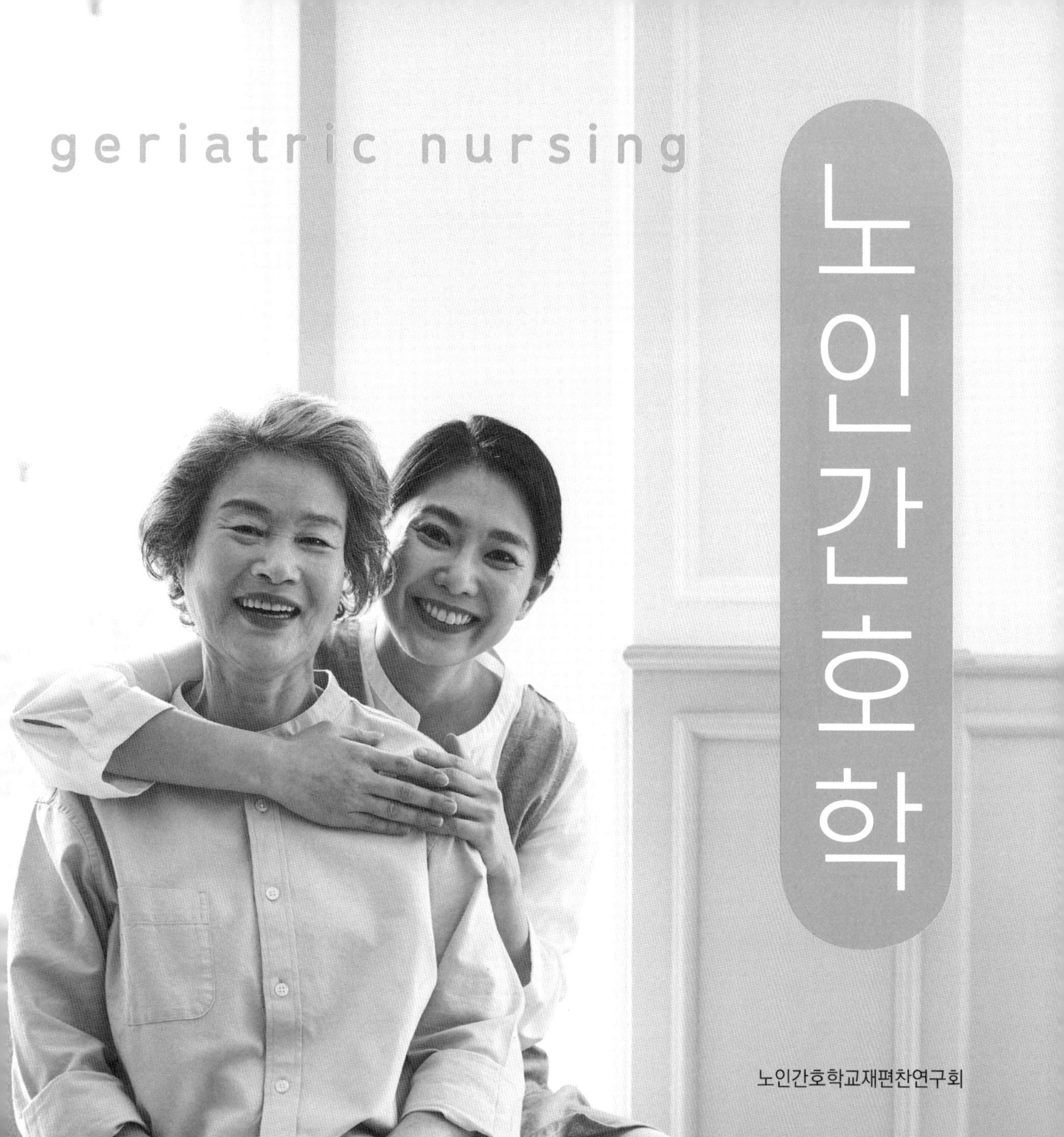

geriatric nursing

노인간호학

노인간호학교재편찬연구회

노화 관련 변화에 따른
사정 및 간호의 전반적 이해

노년기 정신 건강의
실제 사례와 사회적 정책

성공적 노화를 위한
구성 요소 및 사고 제시

형설출판사
www.hyungseul.co.kr

머리말 Preface

의료 기술의 발달과 생활 환경의 개선, 경제 수준의 향상 등으로 기대 수명이 지속적으로 늘어나고 있다. 우리나라의 기대 수명은 1970년 62.3세에서 2019년 83.3으로 늘어났지만 건강 수명은 73.3세로 나타났다. 다시 말해 우리나라 국민은 건강을 유지하다가 10년 동안 앓다가 죽는다는 말이다. 또한 고령화와 저출산과 함께 국민연금 등의 복지 재정 문제가 주요 원인으로 지목받고 있기 때문에 노인 문제는 재정적 문제뿐만 아니라 건강 사회적인 측면 등 다학제적인 측면으로 접근해야 하는 상황이다.

대부분의 노인이 하나 이상의 만성 질환을 앓고 있는 상황에서 건강 노화에 대한 국내 및 글로벌 관심은 매우 높다고 할 수 있다. 이러한 맥락에서 노인의 생리 및 병리, 건강 수준 및 유지와 관련된 노인간호학은 간호학의 질적 향상 뿐 아니라 언젠가는 노인이 될 우리 모두의 인생 경로에 시사점을 줄 것이라고 생각한다.

이 책은 인생의 마지막 완성 단계인 노화에 대해 예방, 치료, 유지 및 증진 등으로 접근하고 간호사로서 노인 간호 과정 입문에 쉽게 이를 수 있게 써 놓은 책이다.

이 책을 통해 노인 대상자 간호의 전문가가 되시기를 바란다.

공저자 일동

차례 Contents

I 노인 간호의 개념

Ⅱ 노인 건강 장애와 간호

Ⅲ 노년기 정신 건강

IV 노인과 안녕

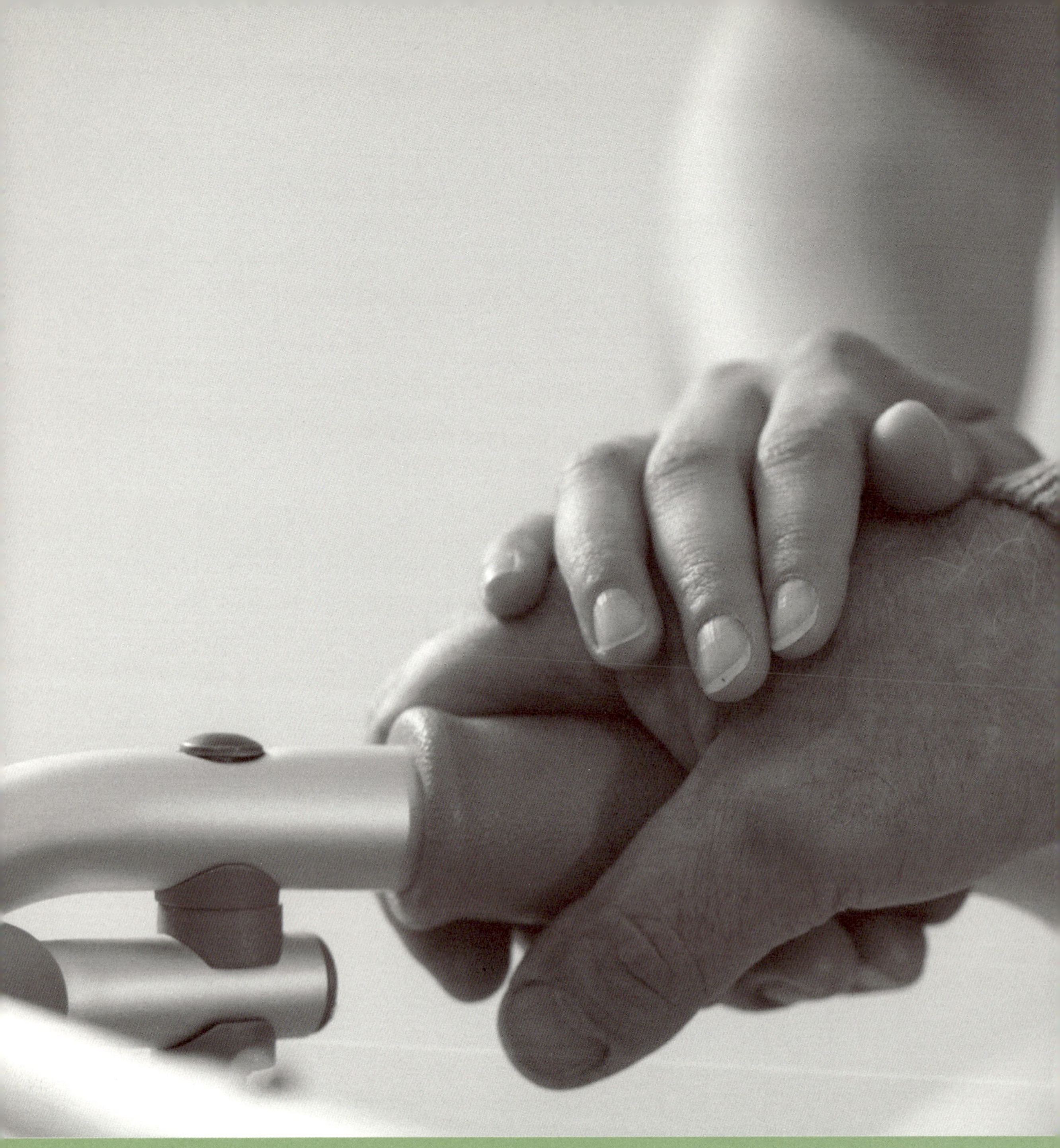

I

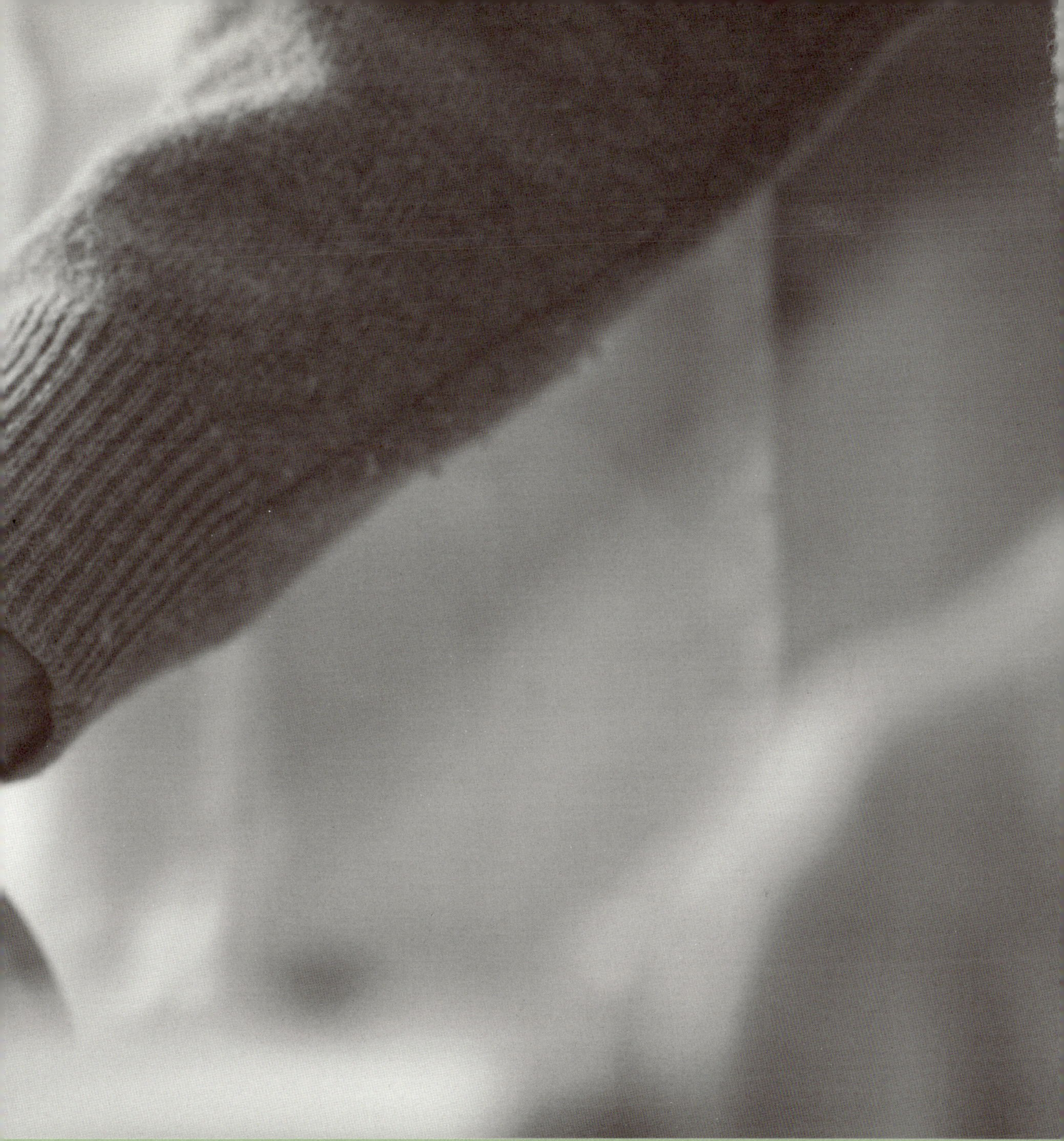

노인 간호의 개념

1장

노인 간호

1 노인 간호 정의

21세기에 들면서 선진국 중심으로 노령화 사회로 접어들고 있다. 한국 역시 전형적인 노령화 사회로 진입하고 있는데, 그 속도는 다른 나라에서 찾아볼 수 없는 매우 빠른 속도이며 이례적이다. 인구 구성비의 변화는 사회적, 경제적 변화를 불러오므로 미래 사회와 국가 정책에 중요 변수로 떠오르고 있다. 따라서 질 높은 삶을 보장하는 미래를 위해서는 지금이라도 우리 사회나 정부가 다 같이 노령화에 대한 문제 인식과 정책 전 준비가 필요하다.

노인의 건강 관리는 타 연령층에 비하여 정책 결정자들과 사회의 상당한 자원의 관심을 필요로 하는 문제로 인식되어지고 있으며, 의료 기관을 찾는 노인의 수가 증가함에 따라 건강 관리에 대한 요구가 증가하고 있다. 특히 의료인의 서비스에 대한 요구가 늘어나고 있고, 간호사는 의료 현장에서 노인을 직접 대면하고 실제적인 서비스를 제공하는 주체로서 그 역할이 중요시 되고 있으므로, 노인에 대한 간호사의 태도는 간호의 질에 큰 영향을 줄 수 있다. 이와 같이 노인 인구의 증가에 따른 간호사의 역할이 점점 강조되고, 노인 간호에 대한 요구와 간호사들의 노인에 대한 교육 필요성이 증가하는 현 상황을 고려할 때, 간호사들의 노인에 대한 태도 및 행동 그리고 이와 관련된 요인에 대한 연구가 계속 필요할 것이다(김정윤, 2004).

노인에 대한 태도와 행동 간에는 서로 관련성이 있으며, 노인에 대한 태도가 긍정적이면 노인 간호 실천 정도가 높아진다(박종영, 2005). 노인을 돌보는 간호사의 노인 간호 실천은 노인에 대한 간호사의 태도가 바탕이 되어 이루어지며(최희자, 2002), 간호사의 노인 특성 및 노화 과정에 따른 변화 및 문제에 대한 긍정적인 태도와 행동은 노인 간호 서비스 질에 영향을 미치는 매우 중요한 요소이다.

특히 우리나라의 고령화 추세는 선진국에서처럼 오랜 기간 점진적 대응 시간을 주지 않고 급속도로 진행되고 있다는데 문제가 있으며, 이제 개인적인 차원의 문제가 아니라 사회 문제로 발전되고 있는 것이 현실이다.

하지만, 사회 속의 한 계층인 노인의 문제는 매우 다원적이어서 그 연구 영역과 범위가 다양하다. 노화 현상, 노인에 대한 사회 인식, 경제적 처우, 건강, 보건 등 사회 서비스 시설 및 사회 복지 정책, 노인 개체로서의 연구, 각종 노인 시설 계획, 건설, 운영 문제 등 여러 분야에 걸친 종합적인 해결이 요구되고 있다.

이런 의미에서 보면 간호사는 노인들의 건강 요구를 파악할 수 있는 지식과 독자적인 판단력, 전문적인 문제 해결 능력과 정확한 기술 및 태도를 갖추어야 하며 또한 노인들의 신체적, 사회·정서적, 경제적 요구에 관심을 갖고 그 요구가 충족될 수 있도록 요구를 분석하고 규명할 수 있어야 한다.

2 인구 고령화

2020년 65세 이상 고령 인구는 우리나라 인구의 15.7%로 향후에도 계속 증가하여 2025년에는 20.3%에 이르러 우리나라가 초고령 사회로 진입할 것으로 전망되고 있다. 또한 가구주 연령이 65세 이상인 고령자 가구는 전체 가구의 22.8%이며 47년에는 전체 가구의 약 절반이 고령자 가구가 될 것으로 전망되고 있다.

〈 고령인구(65세 이상) 비중 〉

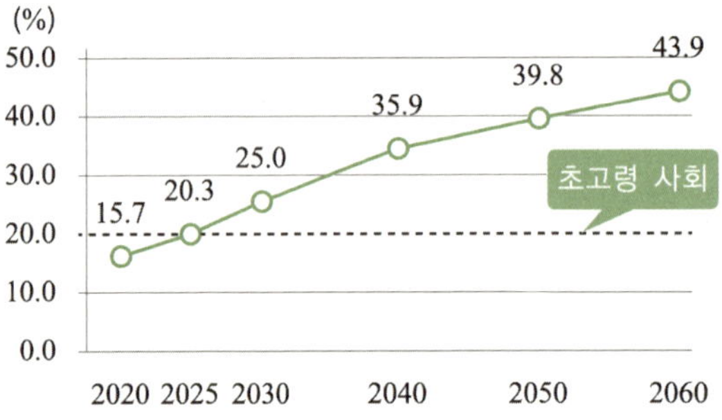

자료: 통계청, 「장래인구특별추계: 2017～2067」

〈 지역별 고령인구(65세 이상) 비중(2020) 〉

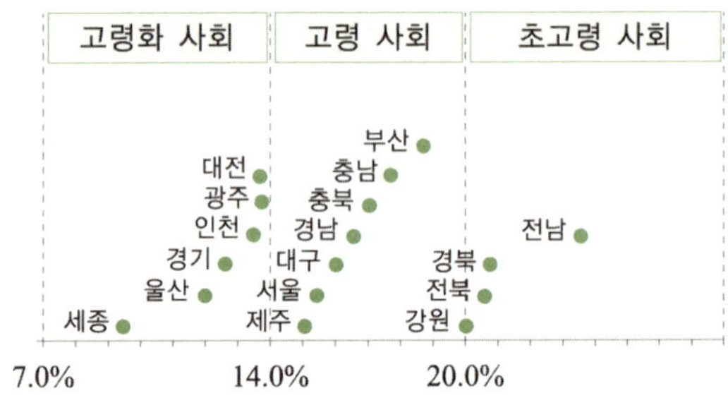

자료: 통계청, 「장래인구특별추계: 2017～2047」

1) 우리나라의 고령화 문제

고령 인구 비중은 계속 증가하여 '25년에는 20.3%에 이르러 우리나라가 초고령 사회에 진입할 것으로 전망되고 있으며 생산 연령 인구 100명이 부양하는 고령 인구를 뜻하는 노년부양비는 '20년 21.7명이나 '36년에는 50명을 넘고, '60년에는 91.4명이 될 것으로 전망되고 있다.

〈 고령인구(65세 이상) 및 구성비 〉

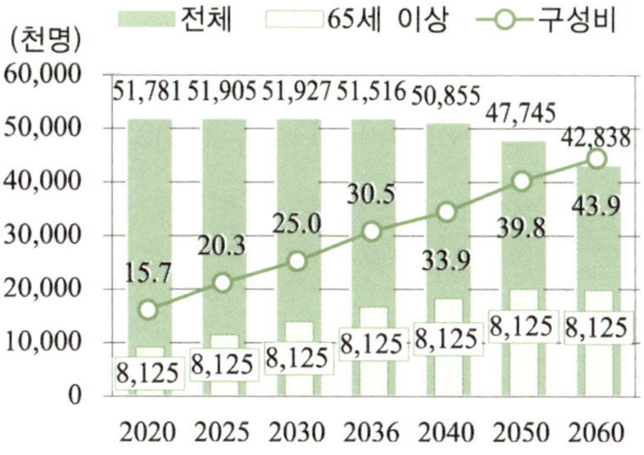

〈 노년부양비 및 노령화지수 〉

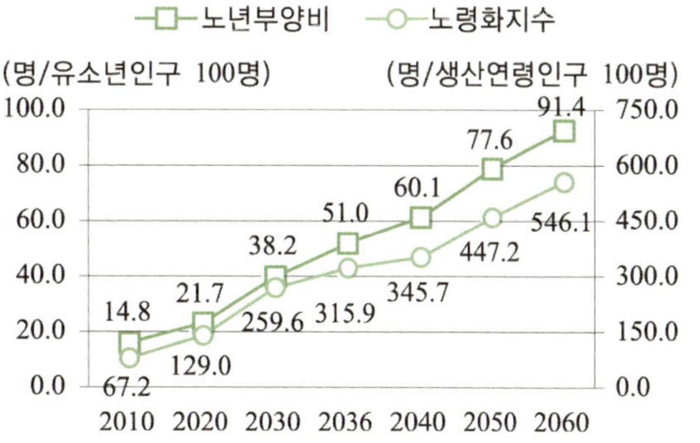

자료: 통계청, 「장래인구특별추계: 2018~2067」

인구 추이

(단위: 천 명, %, 명/ 생산 연령 인구 100명, 명/유소년 인구 100명)

	총인구	65세 이상	구성비[1]	노년 부양비[2]	노령화 지수[3]
2000	47,008	3,395	7.2	10.1	34.3
2010	49,554	5,366	10.8	14.8	67.2
2018	51,607	7,372	14.3	19.6	111.9
2019	51,709	7,685	14.9	20.4	119.4
2020	51,781	8,125	15.7	21.7	129.0
2025	51,905	10,511	20.3	29.3	189.7
2030	51,927	12,980	25.0	38.2	259.6
2036	51,516	15,712	30.5	51.0	315.9
2040	50,855	17,224	33.9	60.1	345.7
2050	47,745	19,007	33.8	77.6	447.2
2060	42,838	18,815	43.9	91.4	546.1

자료: 통계청, 「장래인구특별추계: 2017~2067」

주: 1) 구성비=(고령 인구(65세 이상)÷총 인구)×100

2) 노년 부양비=고령 인구(65세 이상)÷생산 연령 인구(15~64세)×100

3) 노령화 지수=고령 인구(65세 이상)÷유소년 인구(0~14세)×100

2) 기대 여명

'18년 65세 이상 생존자의 기대 여명은 20.8년(남자 18.7년. 여자 22.8년)으로 경제 협력 개발 기구 평균 대비 남자는 0.5년, 여자는 1.5년 더 높은 수준이다. '19년 65세 이상 고령자의 사망 원인은 암(750.5명), 심장 질환(335. 7명), 폐렴(283.1명), 뇌혈관 질환(232.0명), 당뇨병(87.1명)순이다.

〈 기대여명(65세, 2018 〉

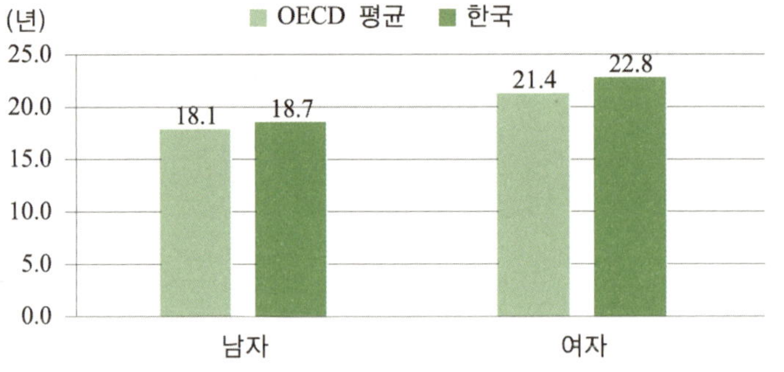

자료: OECD, 「Health Status」 (2020.8.13. 기준)

〈 OECD 주요 국가의 성별 기대여명(65세, 2018) 〉

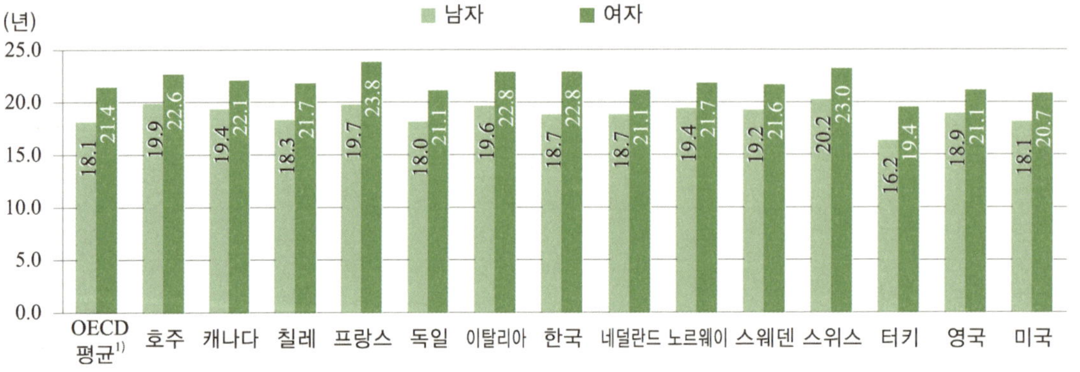

자료: OECD, 「Health Status」 (2020.8.13. 기준)

주: 1) 2018년 자료가 공표된 OECD 34개국의 산술평균임(일본, 멕시코는 자료 미공표로 제외)

연령별 기대 여명[1)2)] (단위: 년)

	65세				75세			
	전체	남자(A)	여자(B)	차이(B－A)	전체	남자(A)	여자(B)	차이(B－A)
2000	16.4	14.3	18.2	3.9	9.8	8.5	10.7	2.2
2005	17.7	15.5	19.6	4.0	10.6	9.2	11.6	2.4
2010	19.1	16.8	21.2	4.4	11.6	10.0	12.9	2.9
2015	20.3	18.2	22.4	4.2	12.4	10.8	13.7	2.9
2016	20.6	18.4	22.6	4.2	12.6	11.0	13.9	2.9
2017	20.8	18.6	22.7	4.1	12.7	11.1	14.0	2.9
2018	20.8	18.7	22.8	4.2	12.7	11.1	14.1	2.9

자료: 통계청, 「생명표」
주: 1) 연령별 총 생존 연수를 연령별 생존자 수로 나누어 산출
2) '16.12.2. 생명표 작성 방법 개선으로 '70~'14년 생명표 수치가 갱신됨

3) 성별에 따른 고령화 정도

여자가 17.9%, 남자가 13.5%로 여자의 고령 인구 비중이 남자보다 4.4%p 높으며 65세 이상 여자 고령 인구 100명당 남자 고령 인구는 '20년 76.2명에서 계속 증가하여 '60년 91.3명이 될 것을 보인다.

4) 지역별 고령 인구

'20년 고령 인구 비중이 20% 이상을 초고령 사회 지역은 전남이 23.1%, 경북이 20.7%, 전북이 20.6%, 강원이 20.0% 등 4개 지역이나, 10년 후인 '30년에는 세종 14.8%를 제외한 모든 지역이 초고령 사회가 될 것으로 전망되고 있다.

〈 지역별 고령인구(65세 이상) 비중 〉

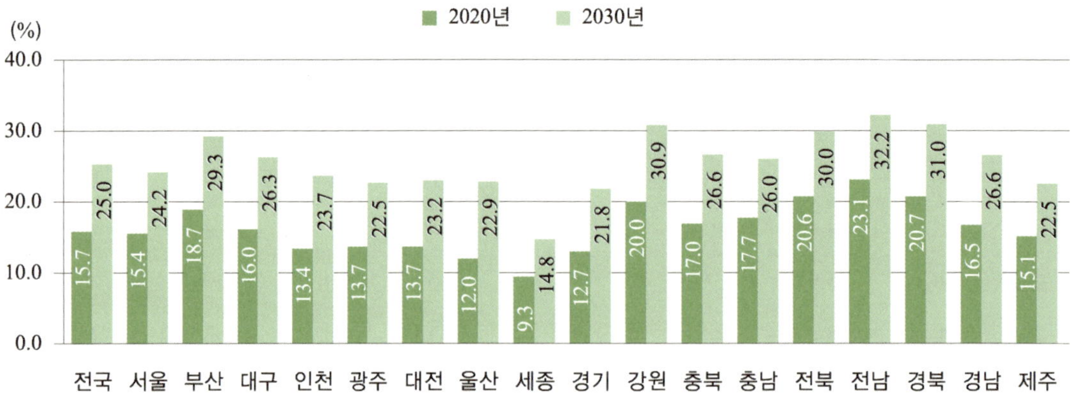

자료: 통계청, 「장래인구특별추계(시도): 2017～2047」

✚ 지역별 고령 인구(65세 이상)

(단위: 천 명, %, 위)

	2020	고령 인구 비중	순위	2030	고령 인구 비중	순위	2040	고령 인구 비중	순위	2047	고령 인구 비중	순위
전국	8,125	15.7	–	12,980	25.0	–	17,224	33.9	–	18,787	38.4	–
서울	1,480	15.4	10	2,219	24.2	10	2,827	32.4	12	3,048	36.6	12
부산	625	18.7	5	911	29.3	5	1,071	37.1	5	1,099	41.0	6
대구	388	16.0	9	601	26.3	8	759	35.5	8	794	39.7	9
인천	397	13.4	14	718	23.9	11	999	33.0	10	1,113	37.8	10
광주	204	13.7	13	320	22.5	14	427	31.9	14	462	36.6	14
대전	206	13.7	12	334	23.2	12	443	32.0	13	482	36.4	15
울산	137	12.0	16	252	22.9	13	337	32.6	11	358	37.0	11
세종	32	9.3	17	72	14.8	17	126	22.4	17	165	27.8	17
경기	1,709	12.7	15	3,109	21.8	16	4,409	30.6	16	4,937	35.3	16
강원	302	20.0	4	470	30.9	3	614	40.5	3	663	45.0	3
충북	277	17.0	7	445	26.6	7	603	35.9	7	663	40.6	7
충남	389	17.7	6	603	26.0	9	824	34.9	9	927	40.0	8
전북	369	20.6	3	516	30.0	4	652	39.4	4	695	43.9	4
전남	408	23.0	1	552	32.2	1	701	42.0	1	754	46.8	1
경북	549	20.7	2	804	31.0	2	1,109	40.8	2	1,082	45.4	2
경남	554	16.5	8	885	26.6	6	1,167	36.5	6	1,256	41.4	5
제주	101	15.1	11	167	22.5	15	248	31.5	15	287	36.6	13

자료: 통계청, 「장래인구특별추계: 2017～2047」

5) 고령자 가구

고령자 가구가 차지하는 비중은 계속 늘어나 우리나라 전체 가구의 약 절반(49.6%)이 고령자 가구가 될 것으로 전망되고 있다.

〈 고령자 가구 비중 및 가구 유형별 구성비 〉

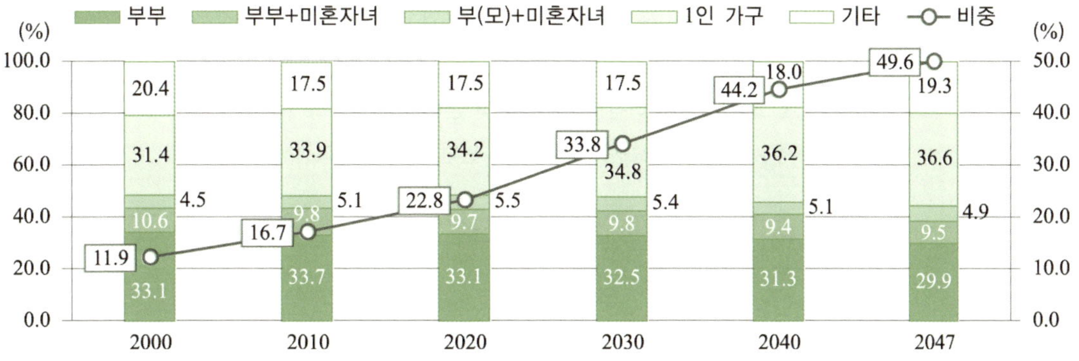

자료: 통계청, 「장래인구특별추계: 2017~2047」

	총가구	고령자 가구[1)]	비중	고령자 가구 유형 및 구성비									
				부부	구성비	부부+ 미혼자녀	구성비	부(모)+ 미혼자녀	구성비	1인가구	구성비	기타	구성비
2000	14,507	1,734	11.9	573	33.1	184	10.6	79	4.5	544	31.4	354	20.4
2005	16,039	2,350	14.7	796	33.9	243	10.3	116	4.9	746	31.7	450	19.1
2010	17,495	2,923	16.7	985	33.7	286	9.8	149	5.1	991	33.9	512	17.5
2015	19,013	3,664	19.3	1,215	33.2	367	10.0	206	5.6	1,203	32.8	674	18.4
2020	20,350	4,642	22.8	1,536	33.1	450	9.7	255	5.5	1,589	34.2	812	17.5
2025	21,342	6,011	28.2	1,967	32.7	594	9.9	328	5.5	2,064	34.3	1,058	17.6
2030	22,036	7,438	33.8	2,420	32.5	729	9.8	400	5.4	2,586	34.8	1,302	17.5
2035	22,497	8,788	39.1	2,821	32.1	842	9.6	459	5.2	3,131	35.6	1,533	17.5
2040	22,651	10,012	44.2	3,136	31.3	943	9.4	510	5.1	3,623	36.2	1,799	18.0
2045	22,456	10,747	47.9	3,251	30.2	990	9.2	533	5.0	3,933	36.6	2,041	19.0
2047	22,303	11,058	49.6	3,302	29.9	1,019	9.2	547	4.9	4,051	36.6	2,139	19.3

자료: 통계청, 「장래인구특별추계: 2017~2047」
주: 1) 가구주의 연령이 64세 이상인 가구

3 우리나라 노인의 건강

'18년 65세 이상 고령자의 건강 보험 상 1인당 진료비는 448만 7천원, 본인 부담 의료비는 10만 6천원으로 각각 전년보다 32만 5천원, 3만 1천원 증가하였다.

〈 고령자(65세 이상)의 진료비 및 본인부담 의료비 〉

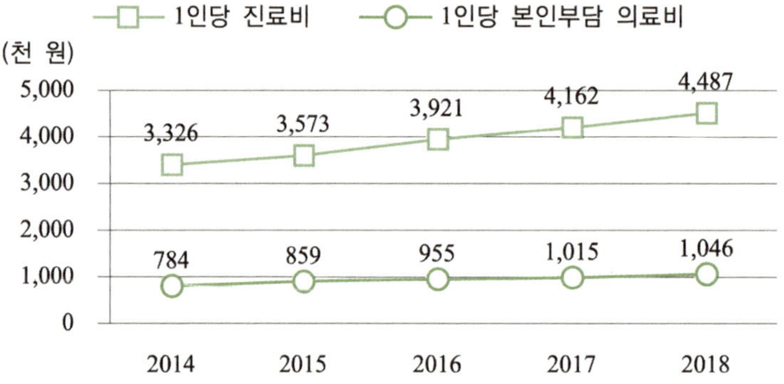

자료: 국민건강보험공단·건강보험심사평가원, 「건강보험통계」

노인(65세 이상) 요양 급여 비용 (단위: 천일, 억 원, %)

구분		2015년	2016년	2017년	2018년	2019년	2020년	증감률
계	내원일수	428,203	447,107	463,974	484,860	505,081	480,442	−4.9
	요양 급여 비용	217,446	247,443	276,120	311,462	349,294	366,766	5.0
	(구성비)	(37.03)	(38.02)	(39.11)	(40.00)	(40.60)	(42.23)	−
입원	내원일수	74,266	77,788	82,441	86,300	87,322	85,892	−1.6
	요양 급여 비용	98,780	113,136	127,167	143,899	159,835	168,382	5.3
외래	내원일수	234,447	243,637	252,063	262,510	276,519	258,484	−6.5
	요양 급여 비용	69,540	80,147	89,735	102,244	117,085	120,050	2.5

구분		2015년	2016년	2017년	2018년	2019년	2020년	증감률
약국	내원일수	121,490	125,683	129,470	136,050	141,240	136,065	−3.7
	요양 급여 비용	49,126	54,160	59,217	65,318	72,374	78,334	8.2
노인 인구(천명)		6,223	6,445	6,806	7,092	7,463	7,904	5.9
(구성비)		(12.3)	(12.7)	(13.4)	(13.9)	(14.5)	(15.4)	−

주: 1. 진료일 기준
2. 구성비는 전체 요양 급여 비용에 대한 노인(65세 이상) 요양 급여 비용 비율임
3. 노인 인구는 65세 이상 건강 보험 적용 대상자 기준임
4. 2015년부터 요양 급여 비용에 선별 급여 반영

〈 연도별 노인 요양급여비용 및 구성비 현황 〉

(단위: 억원, %)

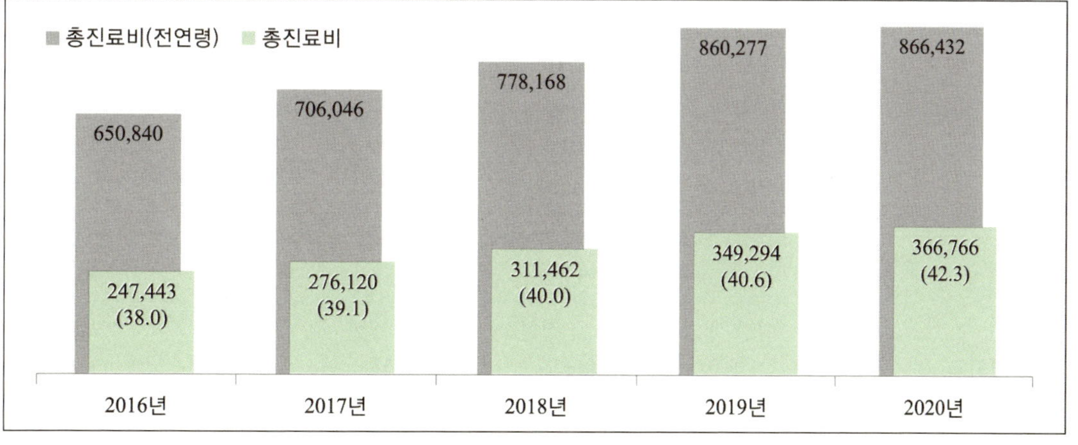

출처: 건강보험심사평가원, 2020

1) 사망 원인별 사망률

'19년 65세 이상 고령자의 사망 원인은 악성 신생물(암)(750.5명), 심장 질환(335.7명), 폐렴(283.1명), 뇌혈관 질환(232.0명), 당뇨병(87.1명)순이다. 악성 신생물(암), 뇌혈관 질환 및 당뇨병에 의한 사망은 꾸준히 감소 추세이나, 폐렴에 의한 사망이 '00년 이후 3.0배 수준으로 증가하고 있다. 고령자의 사망률은 전체 인구 사망률과 비교하여 악성 신생물(암) 4.7배, 심장 질환 5.6배, 폐렴 6.3배, 뇌혈관 질환 5.5배, 당뇨병이 5.5배 수준이다.

〈 고령자(65세 이상) 사망률 〉

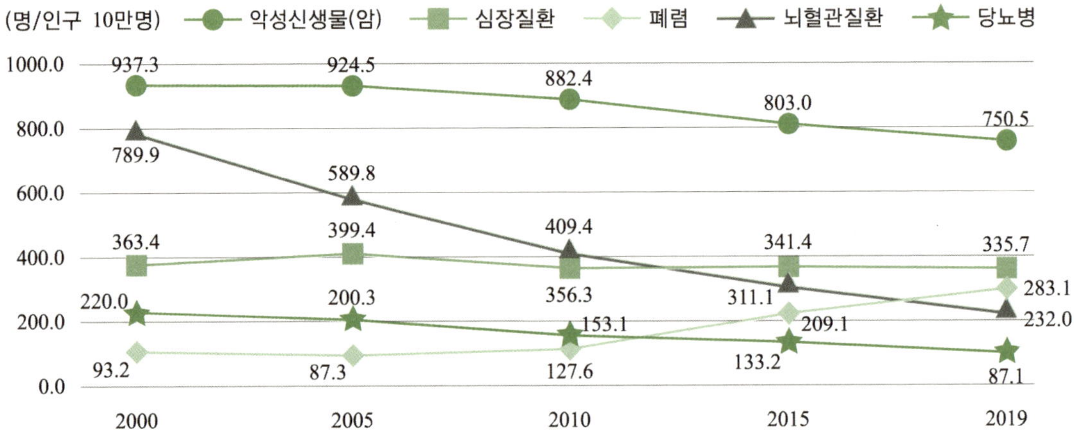

자료: 통계청, 「사망원인통계」

+ 사망 원인별 사망률1)2)

(단위: 명/인구 10만 명)

		2000	2010	2015	2018	2019
전체인구	1순위	악성 신생물(암) (122.4)	악성 신생물(암) (144.4)	악성 신생물(암) (150.8)	악성 신생물(암) (154.3)	악성 신생물(암) (158.2)
	2순위	뇌혈관 질환 (73.6)	뇌혈관 질환 (53.2)	심장 질환 (55.6)	심장 질환 (62.4)	심장 질환 (60.4)
	3순위	심장 질환 (38.7)	심장 질환 (46.9)	뇌혈관 질환 (48.0)	폐렴 (45.4)	폐렴 (45.1)
	4순위	간질환 (23.0)	고의적 자해(자살) (31.2)	폐렴 (28.9)	뇌혈관 질환 (44.7)	뇌혈관 질환 (42.0)
	5순위	당뇨병 (22.7)	당뇨병 (20.7)	고의적 자해(자살) (26.5)	고의적 자해(자살) (26.6)	고의적 자해(자살) (26.9)

		2000	2010	2015	2018	2019
고령 인구 (65세 이상)	1순위	악성 신생물(암) (929.7)	악성 신생물(암) (882.4)	악성 신생물(암) (803.0)	악성 신생물(암) (763.0)	악성 신생물(암) (750.5)
	2순위	뇌혈관 질환 (785.3)	뇌혈관 질환 (409.4)	심장 질환 (351.0)	심장 질환 (360.8)	심장 질환 (335.7)
	3순위	심장 질환 (358.9)	심장 질환 (344.0)	뇌혈관 질환 (311.1)	폐렴 (295.3)	폐렴 (283.1)
	4순위	당뇨병 (218.4)	당뇨병 (153.1)	폐렴 (209.1)	뇌혈관 질환 (260.1)	뇌혈관 질환 (232.0)
	5순위	만성 하기도 질환 (209.1)	폐렴 (127.6)	당뇨병 (133.2)	당뇨병 (98.5)	당뇨병 (87.1)

자료: 통계청, 「사망 원인통계」

주: 1) 심장 질환은 허혈성 심장 질환과 기타 심장 질환을 포함

2) 만성 하기도 질환은 기관지염, 천식, 폐기종 등 만성적으로 호흡에 장애를 주는 폐 질환의 총칭

2) 운동 실천율

’18년 65세 이상 고령자의 운동별 실천율은 걷기(37.3%), 유산소 신체 활동(28.1%), 근력 운동(18.3%) 순으로 높았으며, 10년 전보다 걷기 실천율은 12.6%p 감소, 근력 운동 실천은 8.4%p 증가하였다.

〈 연령대별 운동 실천율(2018) 〉

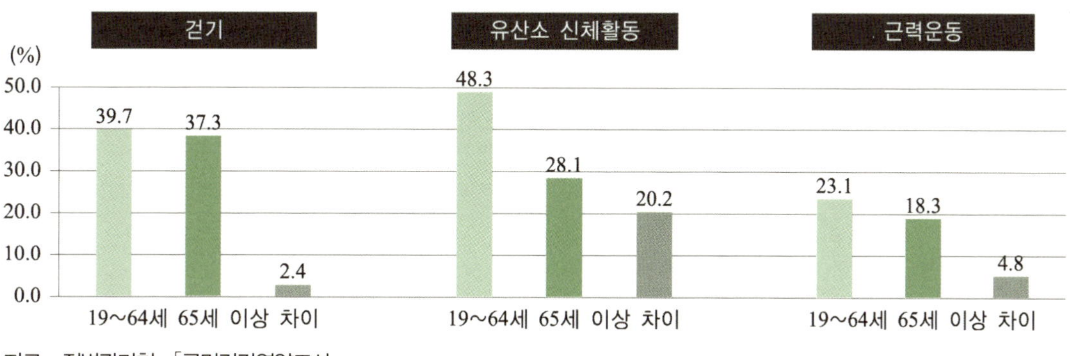

자료: 질병관리청, 「국민건강영양조사」

고령자(65세 이상) 운동 실천율 (단위: %)

	걷기 실천율1)			근력 운동 실천율2)			유산소 신체 활동 실천율3)		
	전체	남자	여자	전체	남자	여자	전체	남자	여자
2005	54.6	60.0	51.0	6.1	12.6	1.8	–	–	–
2008	49.9	60.2	42.8	9.9	19.7	3.3	–	–	–
2010	39.8	44.2	36.6	11.9	20.6	5.8	–	–	–
2015	35.8	41.1	32.0	17.7	30.7	8.3	33.7	41.7	27.9
2016	35.4	39.0	32.7	15.2	24.7	8.4	34.4	43.4	27.9
2017	35.7	42.2	30.8	17.5	28.8	9.0	29.4	32.6	26.9
2018	37.3	46.1	30.8	18.3	30.3	9.5	28.1	33.4	24.3

자료: 질병관리청, 「국민건강영양조사」

주: 1) 최근 1주일 동안 걷기를 1회 10분 이상, 1일 총 30분 이상 주 5일 이상 실천한다고 응답한 사람의 비율

2) 최근 1주일 동안 팔 굽혀 펴기, 윗몸 일으키기, 아령, 역기 철봉 등의 근력 운동을 2일 이상 실천한다고 응답한 사람의 비율

3) 일주일에 중강도 신체 활동을 2시간 30분 이상 또는 고강도 신체 활동을 1시간 15분 이상 또는 중강도와 고강도 신체 활동을 섞어서(고강도 1분은 중강도 2분) 각 활동에 상당하는 시간을 실천한다고 응답한 사람의 비율

- 고강도 신체 활동: 격렬한 신체 활동으로 숨이 많이 차거나 심장이 매우 빠르게 뛰는 활동
- 중강도 신체 활동: 중간 정도의 신체 활동으로 숨이 약간 차거나 심장이 약간 빠르게 뛰는 활동

3) 본인 부담 의료비

고령자의 1인당 진료비 및 본인 부담 의료비는 전체 인구와 비교했을 때, 각각 2.9배, 2.8배가 높다.

〈 1인당 본인부담 의료비 〉

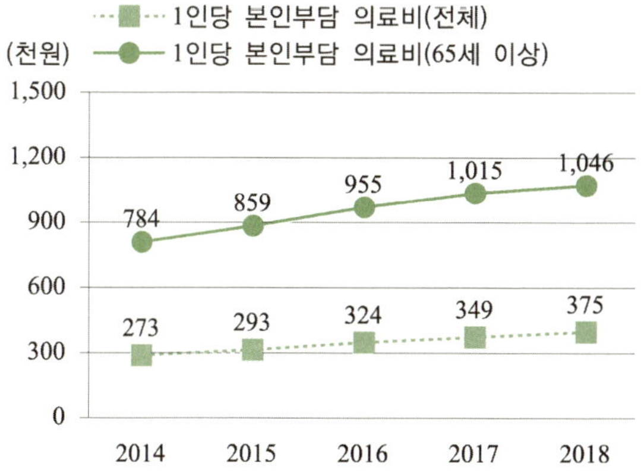

〈 진료비 중 본인부담금 비중 〉

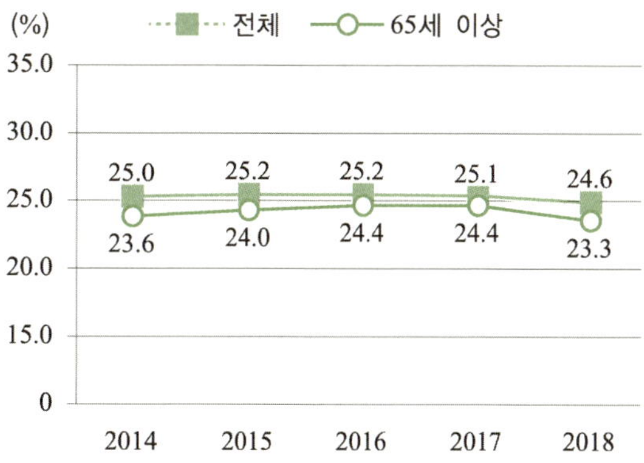

자료: 국민건강보험공단·건강보험심사평가원, 「건강보험통계」

1인당 진료비 및 본인 부담 의료비

(단위: 억 원, 천 원, %)

	전체					65세 이상				
	진료비[1] (A)	1인당 진료비[2]	본인 부담금 (B)	1인당 본인 부담금[3]	본인 부담금 비중[4]	진료비1) (A)	1인당 진료비[2]	본인 부담금 (B)	1인당 본인 부담금[3]	본인 부담금 비중[4]
2010	436,283	892	111,315	228	25.5	141,350	2,839	32,945	662	23.3
2011	462,379	938	116,727	237	25.2	153,893	2,968	35,805	692	23.3
2012	478,392	963	121,246	244	25.3	164,494	3,008	38,553	705	23.4
2013	509,262	1,019	128,458	257	25.2	180,852	3,151	42,578	742	23.5
2014	549,639	1,092	137,534	273	25.0	199,687	3,326	47,074	784	23.6
2015	587,869	1,164	148,147	293	25.2	222,361	3,573	53,426	859	24.0
2016	651,844	1,284	164,532	324	25.2	252,692	3,921	61,583	955	24.4
2017	707,525	1,389	177,772	349	25.1	283,247	4,162	69,074	1,015	24.4
2018	779,104	1,526	191,614	375	24.6	318,235	4,487	74,183	1,046	23.3

자료: 국민건강보험공단·건강보험심사평가원, 「건강보험통계」

주: 1) 요양 기관에서 건강 보험 환자 진료에 소요된 비용으로 공단 부담금 및 환자 부담금을 합한 금액임

2) 1인당 진료비 = 진료비 ÷ 건강 보험 적용 인구(연도 말 기준)

3) 1인당 본인 부담금 = 본인 부담금 ÷ 건강 보험 적용 인구(연도 말 기준)

4) 본인 부담금 비중 = 본인 부담금(B) ÷ 진료비(A) × 100

4 우리나라 노인의 소득

'19년 60세 이상 고령자 가구의 순자산액은 3억 6804만원으로 전년 대비 446만원 증가했으며 연령대별로 보면 60세 이상 고령자는 50대(4억 24만원) 다음으로 많은 순자산액을 보유하고 있으며 고령자는 다른 연령대와 비교하여 자산 중 부동산(77.2%)비중이 가장 높으며, 부동산 이외 자산 비중은 상대적으로 낮게 나타나고 있다.

〈 가구주 연령대별 가구 순자산(2019) 〉

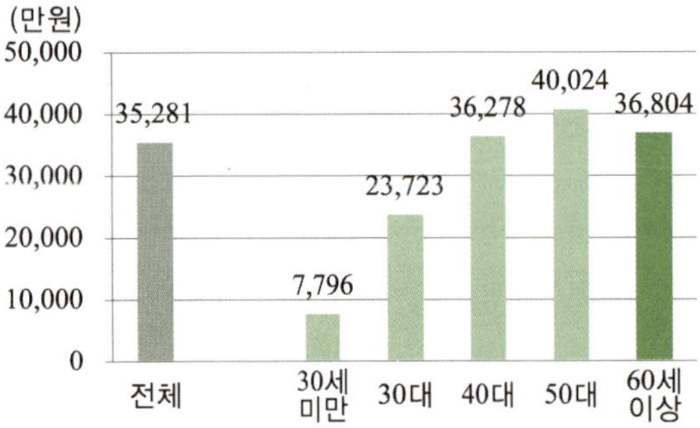

〈 가구주 연령대별 가구 자산 구성비(2019) 〉

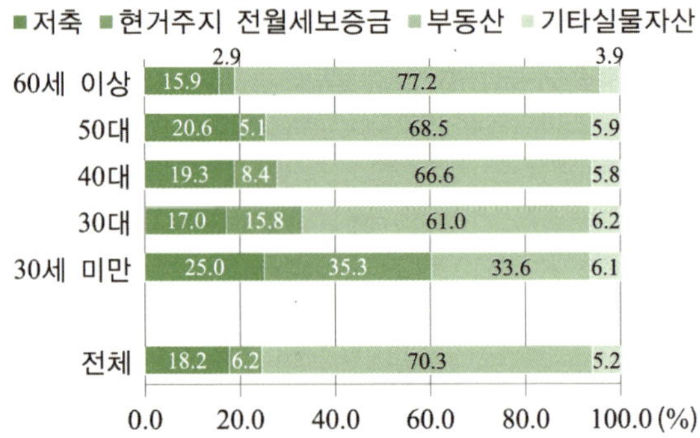

자료: 통계청·한국은행·금융감독원, 「가계금융복지조사」

〈 OECD 주요 국가 은퇴연령층의 상대적 빈곤율(중위소득 50% 이하, 2017) 〉

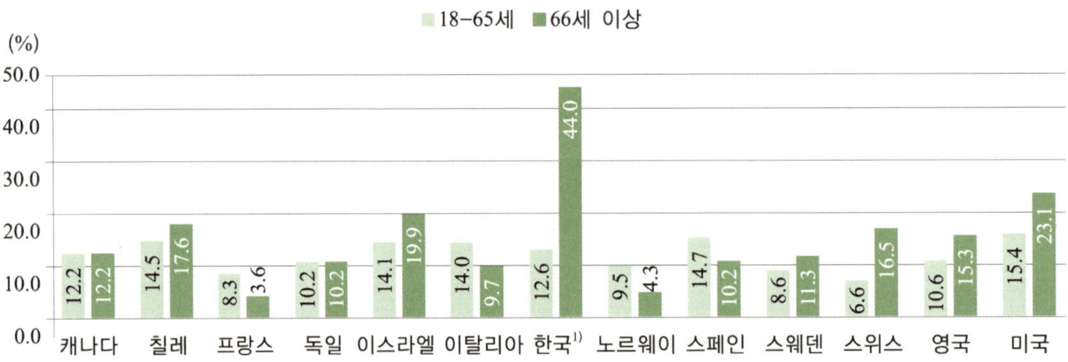

자료: OECD, 「Social and Welfare Statistics」 (2020.8.19. 기준)

주: 1) OECD Stat의 한국 자료는 잠정치로, 가계금융복지조사 공표 자료로 대체

+ 고령자(60세 이상) 가구 자산 소유액 및 구성[1)]

(단위: 만 원)

	순자산	자산	금융 자산	저축액	현거주지 전월세 보증금	실물 자산	부동산	기타 실물 자산	부채	금융 부채	임대 보증금
2012	27,640	31,302	4,955	4,137	818	26,347	25,232	1,115	3,662	1,954	1,708
2013	29,140	33,341	5,625	4,745	880	27,715	26,375	1,340	4,201	2,249	1,952
2014	29,463	33,869	5,736	4,905	832	28,133	26,671	1,462	4,406	2,388	2,018
2015	31,346	36,188	6,378	5,411	967	29,811	28,446	1,365	4,843	2,691	2,152
2016	32,218	37,248	6,549	5,574	975	30,699	29,333	1,366	5,030	2,804	2,226
2017	33,772	38,971	7,104	6,059	1,045	31,867	30,409	1,458	5,199	2,901	2,298
2018	36,358	41,738	7,605	6,496	1,109	34,133	32,395	1,738	5,380	3,138	2,242
2019	36,804	42,026	7,912	6,692	1,220	34,114	32,454	1,659	5,222	3,074	2,148

자료: 통계청·한국은행·금융감독원, 「가계금융복지조사」
주: 1) 조사 연도 3월 31일 기준

1) 은퇴 연령층 빈곤율

'17년 기준 우리나라 은퇴 연령층(66세 이상)의 상대적 빈곤율은 경제 협력 개발 기구 가입국 중 가장 높은 수준으로 나타나고 있다.

〈 OECD 주요 국가 은퇴연령층의 상대적 빈곤율(중위소득 50% 이하, 2017) 〉

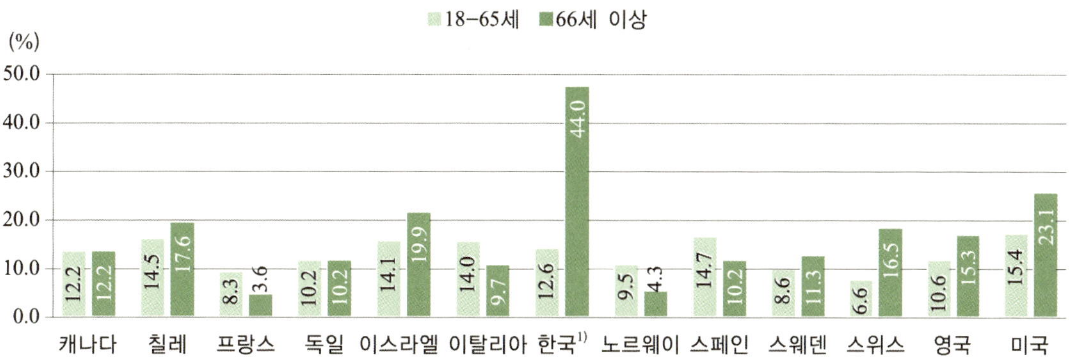

자료: OECD, 「Social and Welfare Statistics」 (2020.8.19. 기준)
주: 1) OECD Stat의 한국 자료는 잠정치로, 가계금융복지조사 공표 자료로 대체

✚ 노인 빈곤율[1)] (단위: %, 배)

	상대적 빈곤율 (중위 소득 50% 이하)[2)]		지니계수[3)]		소득 5분위 배율[4)]	
	18~65세 (근로 연령 인구)	66세 이상 (은퇴 연령 인구)	18~65세 (근로 연령 인구)	66세 이상 (은퇴 연령 인구)	18~65세 (근로 연령 인구)	66세 이상 (은퇴 연령 인구)
2011	14.0	47.8	0.370	0.460	7.19	11.43
2012	13.9	47.0	0.369	0.458	7.13	11.48
2013	13.8	47.7	0.357	0.453	6.74	11.23
2014	13.7	46.0	0.348	0.450	6.49	10.73
2015	12.9	44.3	0.337	0.427	6.09	9.27
2016	12.9	45.0	0.338	0.425	6.12	9.05
2017	12.6	44.0	0.337	0.419	6.09	8.82
2018	11.8	43.4	0.325	0.406	5.67	7.94

자료: 통계청·한국은행·금융감독원, 「가계금융복지조사」

주: 1) 균등화 처분 가능 소득 기준

- 공적 이전 소득: 공적 연금(국민연금 등), 기초 연금, 양육 수당, 장애 수당 등
- 공적 이전 지출: 세금, 공적 연금 기여금·사회 보험료 등

2) 중위 소득 50%(빈곤선) 이하인 인구가 차지하는 비율

3) 소득 불평도를 나타내는 지표로 '0'이면 완전 평등, '1'이면 완전 불평등을 의미함

4) 소득 상위 20% 계층의 평균 소득을 소득 하위 20% 계층의 평균 소득으로 나눈 값

2) 노후 준비율

'19년 65세 이상 고령자의 48.6%는 본인의 노후 준비를 하고 있거나 준비가 되어 있으며, 그 비중은 남자(60.9%)가 여자(39.3%)보다 높다. 주요 노후 준비 방법은 국민연금이 31.1%로 가장 높은 비중을 차지하고 있으며, 그 다음은 예금, 적금, 저축성 보험(27.9%), 부동산 운용(14.6%), 기타 공적 연금(13.0%), 사적 연금(8.1%), 퇴직 급여(4.7%)순으로 높다.

〈 고령자(65세 이상) 노후 준비율 〉

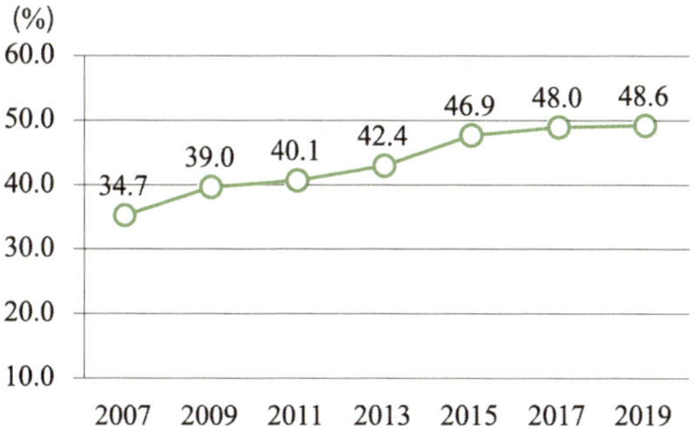

자료: 통계청, 「사회조사」

〈 고령자(65세 이상)의 노후 준비 방법(주된응답, 2019) 〉

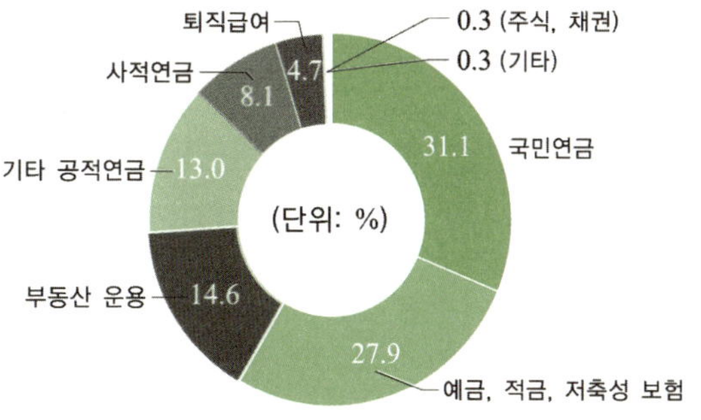

고령자(65세 이상) 노후 준비율 및 준비 방법(주된 응답)

(단위: %)

	준비하고 (되어)있음	국민연금	기타 공적 연금	사적연금	퇴직급여	예금·적금·저축성 보험	부동산 운용	주식, 채권	기타
2007	34.7	17.2	14.6	8.2	5.3	34.8	19.1	0.4	0.4
2009	39.0	29.6	11.4	11.5	4.1	28.0	14.1	0.3	0.9
2011	40.1	31.8	11.1	10.8	3.4	27.5	13.6	0.1	1.7
2013	42.4	32.6	12.4	5.2	5.1	27.4	14.8	0.2	2.3
2015	46.9	28.7	13.5	7.5	5.0	28.9	15.1	0.2	1.0
2017	48.0	29.9	14.7	8.3	4.3	27.4	15.2	0.2	0.0
2019	48.6	31.1	13.0	8.1	4.7	27.9	14.6	0.3	0.3
남자	60.9	37.4	13.7	6.4	5.6	23.3	13.1	0.2	0.2
여자	39.3	23.7	12.1	10.0	3.8	33.4	16.3	0.4	0.4

5 노인 차별

'19년 19세 이상 성인 중 인권 침해나 차별을 가장 많이 받는 집단인 노인이라고 생각하는 사람은 전체의 13.1%로 이는 총 8개 집단 중 4번째로 높은 순위이다. 연령대가 높을수록 차별을 가장 많이 받는 집단이 노인이라고 생각하는 비중이 높았다.

〈 인권침해·차별을 많이 받는 집단(2019) 〉

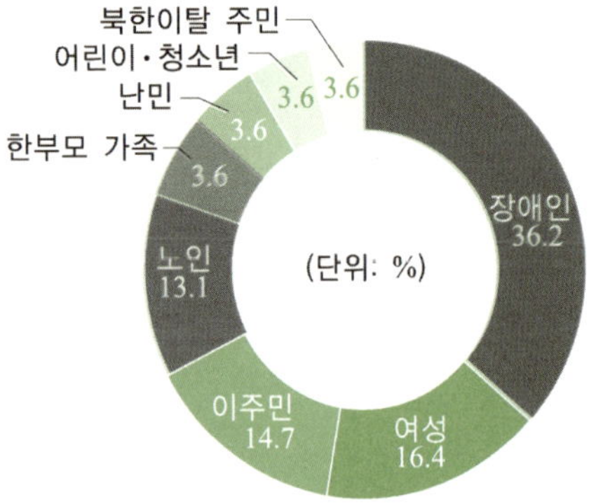

〈 연령대별 인권침해·차별을 많이 받는 집단(2019, 노인) 〉

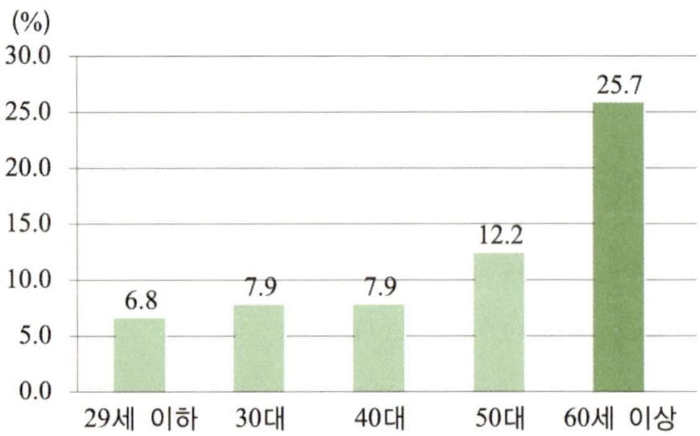

자료: 국가인권위원회, 「국가인권실태조사」

+ 인권 침해·차별을 만이 받는 집단(2019)[1)2)]

(단위: %)

		여성	어린이·청소년	노인	장애인	한부모 가족	이주민	북한 이탈 주민	난민
전체		16.4	4.8	13.1	36.2	6.1	14.7	3.6	5.1
성병	남자	11.2	5.4	14.5	37.7	5.7	15.9	4.1	5.5
	여자	21.5	4.2	11.8	34.8	6.4	13.5	3.1	4.7
연령대별	29세 이하	18.4	5.4	6.8	43.3	6.6	12.4	2.6	4.4
	30대	15.5	5.3	7.9	40.7	6.9	13.9	4.0	5.7
	40대	16.5	5.2	7.9	38.5	6.1	16.6	4.2	5.0
	50대	17.3	4.4	12.2	33.1	6.4	16.0	3.6	7.0
	60세 이상	14.9	4.1	25.7	29.0	4.9	14.2	3.4	3.8

자료: 국가인권위원회, 「국가인권실태조사」

주: 1) 19세 이상 성인을 대상으로 함

2) 각 집단 중 인권 침해 또는 차별을 가장 많이 받는 집단이라고 1순위로 응답한 비중임

6 세대 갈등

'19년 우리나라 국민의 고령층과 젊은층 간 세대 갈등에 대한 인식 정도는 2.8점으로 전년과 동일한 수준을 보이고 있으며 30대 이하가 40대 이상보다 고령층과 젊은층 간 세대 갈등이 더 심한 것으로 인식하고 있다.

〈 세대갈등 인식 〉

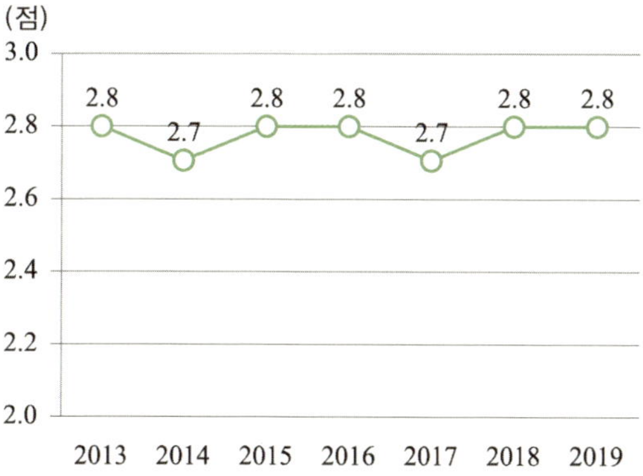

〈 연령대별 세대갈등 인식(2019) 〉

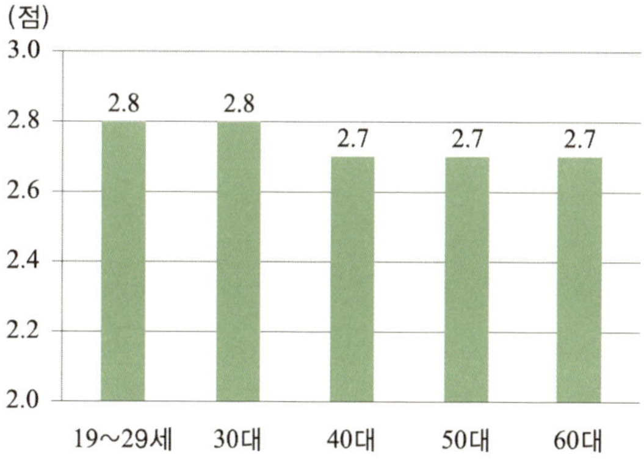

자료: 한국행정연구원, 「사회통합실태조사」

7 생활 환경

1) 자가 점유율

'19년 65세 이상 고령자 가구의 자가 점유율은 76.9%이며 고령자 가구의 자가 점유율은 전체 일반 가구의 자가 점유율보다 18.9%p 높았으며, '17년 이후 격차는 계속 벌어지고 있다.

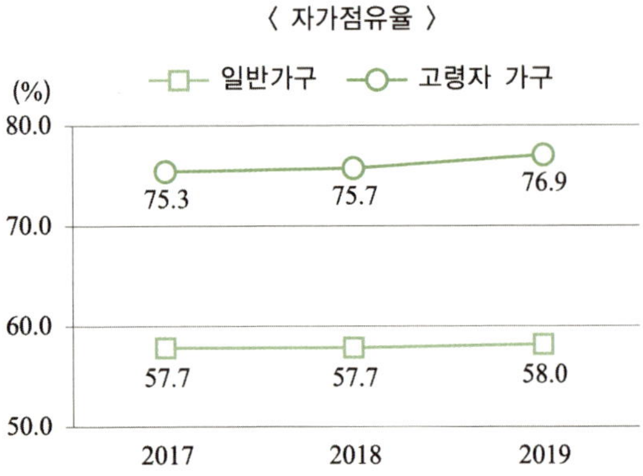

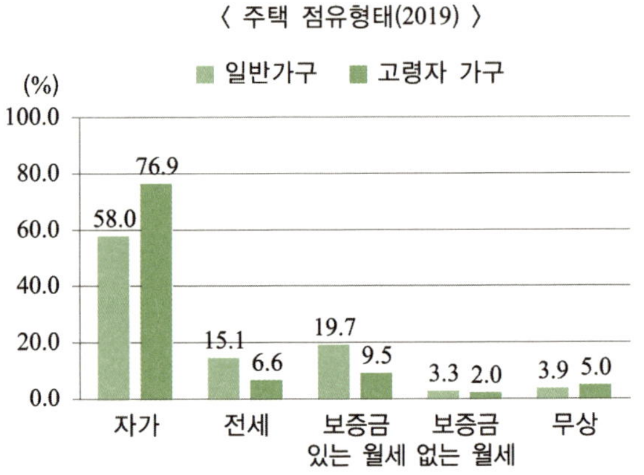

자료: 국토교통부, 「주거실태조사」

주택 점유 형태

(단위: %)

		자가	전세	보증금 있는 월세	보증금 없는 월세	무상[1]	계
일반가구	2017	57.7	15.2	19.9	3.4	3.9	100.0
	2018	57.7	15.2	19.8	3.3	4.0	100.0
	2019	58.0	15.1	19.7	3.3	3.9	100.0
	수도권[3]	50.0	21.5	21.9	3.0	3.7	100.0
	비수도권	65.5	9.1	17.6	3.6	4.1	100.0
고령자 가구[2]	2017	75.3	7.7	10.2	1.6	5.2	100.0
	2018	75.7	7.2	10.0	2.5	4.6	100.0
	2019	76.9	6.6	9.5	2.0	5.0	100.0
	수도권[3]	68.7	11.7	12.7	1.7	5.1	100.0
	비수도권	82.6	3.1	7.3	2.2	4.8	100.0

자료: 국토교통부, 「주거실태조사」
주: 1) 관사, 사택, 친척집 등에서 세 없이 살고 있는 경우임
2) 가구주 연령이 65세 이상인 가구
3) 서울, 인천, 경기

✚ 세대 갈등[1] 인식[2] (단위: 점, %)

	평균3)	전혀 심하지 않다(1점)	별로 심하지 않다(2점)	약간 심하다(3점)	매우 심하다(4점)
2013	2.8	2.2	33.7	50.2	13.9
2014	2.7	2.3	35.4	47.9	14.4
2014	2.8	2.8	32.1	49.9	15.2
2016	2.8	2.7	33.4	49.3	14.5
2017	2.7	2.7	35.0	48.6	13.7
2018	2.8	3.3	32.2	49.7	14.7
2019	2.8	2.5	33.5	49.7	14.4
19～29세	2.8	2.5	33.5	47.6	16.5
30대	2.8	1.8	30.8	50.7	16.7
40대	2.7	2.8	34.3	48.7	14.2
50대	2.7	3.2	32.7	51.5	12.7
60대	2.7	1.7	36.5	49.8	12.0

자료: 한국행정연구원, 「사회통합실태조사」

주: 1) 고령층과 젊은층 간의 갈등임

2) 19～69세 인구를 대상으로 함

3) 4점 척도(1점: 전혀 심하지 않다～4점: 매우 심하다)에 대한 평균값임

2) 보행 안전성

'19년 65세 이상 고령자 10만 명당 보행 교통사고 사망률은 9.7명으로 전년보다 1.8명 감소했으며, 보행 교통사고 부상률은 151.6명으로 전년보다 0.7명 증가하였다. 고령자의 보행 교통사고 사망률은 전체 인구의 3.8배, 부상률은 1.7배 수준으로 고령자의 보행 안전성은 전체 인구와 비교했을 때 상대적으로 취약한 상태에 놓여 있는 것으로 나타났다.

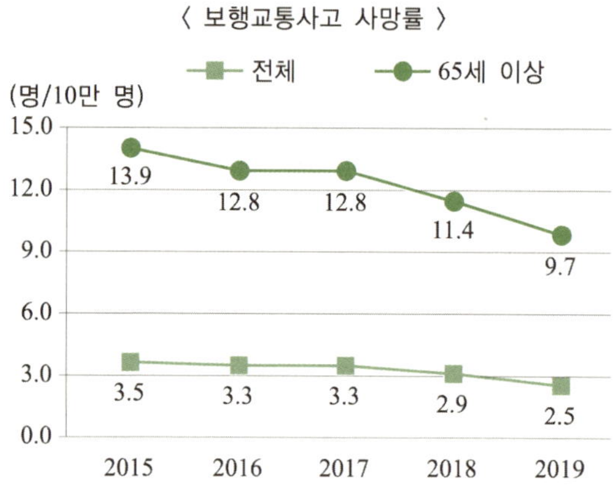

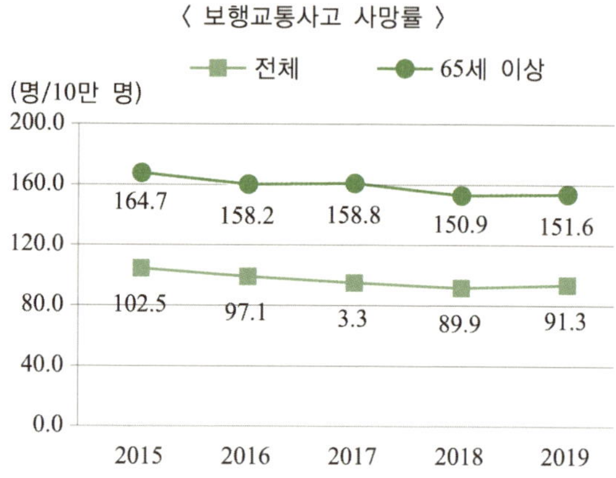

자료: 경찰청, 「경찰접수교통사고현황」

✚ 보행 교통사고 사상자 현황

(단위: 명, 명/10만 명)

		사망자 수	사망률1)	부상자 수	부상률2)
전체	2015	1,795	3.5	52,295	102.5
	2016	1,714	3.3	49,723	97.1
	2017	1,675	3.3	47,707	92.9
	2018	1,487	2.9	46,400	89.9
	2019	1,302	2.5	47,200	91.3
65세 이상	2015	909	13.9	10,772	164.7
	2016	866	12.8	10,693	158.2
	2017	906	12.8	11,224	158.8
	2018	842	11.4	11,124	150.9
	2019	743	9.7	11,653	151.6

자료: 경찰청, 「경찰접수교통사고현황」

주: 1) 보행 교통사고 사망률＝해당 연령대 보행 교통사고 사망자 수÷해당 연령대 인구×100,000. 인구는 2017년 기준 추계 인구

2) 보행 교통사고 부상률＝해당 연령대 보행 교통사고 부상자 수÷해당 연령대 인구×100,000. 인구는 2017년 기준 추계 인구

3) 고령자 학대 피해 경험률

'19년 65세 이상 고령자의 학대 피해 경험률은 고령자 10만 명당 68.2명으로 '15년 이후 계속 증가하다가 '19년 소폭 감소하였다. 여성의 학대 피해 경험률은 90.6명으로 남자의 경험률인 38.5명 대비 2.4배 이상 높은 수준이다. 연령대와 학대 피해 경험률은 양의 상관관계를 나타내어, 80세 이상의 학대 피해 경험률은 112.5명에 이르는 것으로 나타났다.

〈 학대피해 경험률(65세 이상) 〉

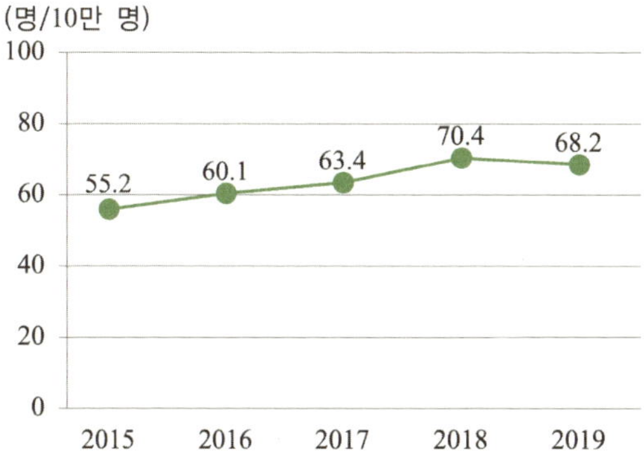

〈 성 및 연령대별 학대피해 경험률(2019, 65세 이상) 〉

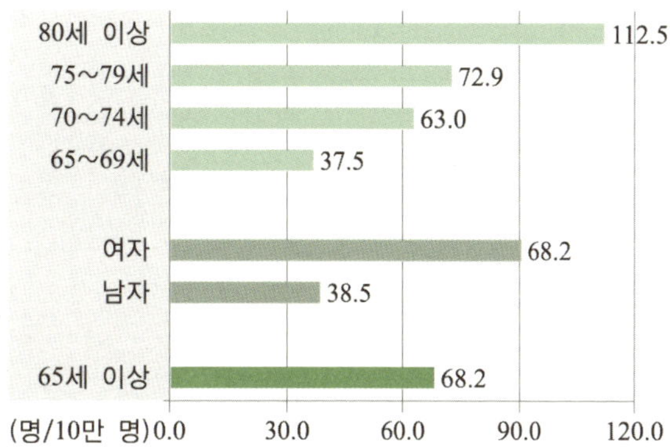

자료: 보건복지부, 「노인학대현황」

✚ 고령자(65세 이상) 학대 피해[1)2)] 경험률

(단위: 명/10만 명)

	학대 피해 경험률[3)]	성별[4)]		연령별[5)]			
		남자	여자	65~69세	70~74세	75~79세	80세 이상
2015	55.2	37.0	68.4	24.9	43.3	64.1	111.1
2016	60.1	39.1	75.5	26.7	49.3	69.8	115.9
2017	63.4	37.4	82.5	32.4	55.2	71.7	111.1
2018	70.4	43.0	90.8	34.7	66.4	79.1	117.6
2019	68.2	38.5	90.6	37.5	63.0	72.9	112.5

자료: 보건복지부, 「노인학대현황」

주: 1) 신체적 학대, 정서적 학대, 성적 학대, 경제적 학대, 방임, 자기 방임, 유기로 구분
2) 전국 노인 보호 전문 기관에 신고 접수된 사례 중 학대 사례로 판정된 경우를 의미함
3) 학대 피해 경험률=학대 피해 노인 수÷고령 인구(65세 이상)×100,000. 고령 인구는 2017년 기준 추계 인구
4) 성별 학대 피해 경험률=성별 학대 피해 노인 수÷성별 고령 인구(65세 이상)×100,000. 성별 고령 인구는 2017년 기준 추계 인구
5) 연령대별 학대 피해 경험률=연령대별 학대 피해 노인 수÷연령대별 고령 인구(65세 이상)×100,000. 연령대별 고령 인구는 2017년 기준 추계 인구

2장

노화 이론

1 노화의 추계학적 이론

1) 돌연변이 축적 이론

Medawar(1952)가 처음 제시한 돌연변이 축적 이론은 노화를 자연 도태의 부작용으로 간주한다. 생명에서 초기에 생기는 신체적인 돌연변이는 재생산 기능을 손상시키기 때문에 도태된다. 이 자연 도태의 결과로 나이가 들수록 신체적 돌연변이의 속도는 증가한다. 나이가 들수록 DNA 손상의 증가는 유전자 발현의 적합도 경감과 이상 단백질 조각의 증가를 유도한다. 노화와 함께 이상 단백질의 축적은 청소 감소를 이끌어 내는 세포질 전환 기작을 손상시킨다.

2) 단백질 변형 이론

- 연령과 관련된 변화에서 단백질 합성의 속도 감소와 더불어 단백질의 생리와 생화학적인 활동에서 기능 변화가 일어난다. 주목할 만하게 몇몇 효소의 고유 활성도와 열 안정성이 변경되고 단백질의 카르보닐기 함량이 증가된다.
- 단백질 변화는 아미노산 잔류물의 직접적인 산화에 기인될 수 있고, 지질 산화물과 당황에 의하여 금속-촉매 작용 산화와 변형에 기인될 수 있다.
- 몇몇 연구는 노화에서 당화/교차 결합의 관련을 강하게 제안했다. 이 당화 진행 최종 산물은 노화를 증가시키고 피부 황폐, 당뇨병, 눈 장애 및 유사 녹말체 축적과 관련된다.

3) 유리기 이론(산화 스트레스)/사립체 DNA

- "산화 손상" 이론에 따르면 세포, 조직 및 기관 체계의 기능에서 점진적인 황폐로 죽음의 원인이 될지도 모르는 유리기가 전 생존 기간에 걸쳐 축적된다는 것이다. 사립 체계 반응산소종의 주요 생산자이고 산화 손상에 크게 기여하고 있다.
- 최근 연구는 유리기와 반응 산소종 생산의 조절에서 과산화소체의 관련을 제안한다. 과산화소체는 지방산 산화와 발생뿐만 아니라 과산화물의 제거를 제공하는 소기관으로 알려져 있다.

4) 단백질 변형 이론

- 연령과 관련된 변화에서 단백질 합성의 속도 감소와 더불어 단백질의 생리와 생화학적인 활동에서 기능 변화가 일어난다. 주목할 만하게 몇몇 효소의 고유 활성도와 열 안정성이 변경되고 단백질의 카르보닐기 함량이 증가된다.
- 단백질 변화는 아미노산 잔류물의 직접적인 산화에 기인될 수 있고 지질 산화물과 당화에 의하여 금속-촉매 작용 산화와 변형에 기인될 수 있다. 이 당화 진행 최종 산물은 노화를 증가시키고 피부 황폐, 당뇨병, 눈 장애 및 유사 녹말체 축적과 관련된다.

2 노화의 사회학적 측면

1) 역할 이론

개개인이 노화에 어떻게 적응할 것인가를 설명하기 위한 최초의 시도 중의 하나가 역할 이론(role theory)이다. 이러한 역할 이론이 노년기 생활에의 적응을 설명하기 위해 보편적으로 사용된 시기는 1960년대 말기 1970년대 초기이다. 역할 이론가들에 의하면 사회는 사람들의 행동과 태도에 대한 규범과 기대를 규정하는 다양한 역할들로 구조화 되어 있는데 이러한 역할들은 사람들을 사회적 존재로서 규정하고 확인하며 사람들에게 자아 개념(self concept)과 정체감(identity)을 제공해 주는 기초가 된다는 것이다.

그런데 사람들은 노인이 되면서 배우자의 상실, 은퇴로 인한 직업의 상실과 같은 역할 상실을 경험하게 되고 이때 이를 대체할 만한 적합한 역할을 찾지 못하면 이와 같은 상실로 인해 자아 정체감과 자존감이 무너진다는 것이다. 반면에 적합한 대체 역할을 찾아 적응하며 살아가는 노인들은 사회에 통합되어 여생을 보람 있게 살아간다는 것이다. 예를 들면, 여가 활동 또는 자원봉사 역할 등을 들 수 있다.

그러나 이 이론은 사람들의 독특한 정신적 과정을 고려하지 않을 뿐만 아니라 주관적이고 심리내적인 기능을 평가 절하하고 있다는 비판을 받고 있다(남기민, 2011).

2) 활동 이론

역할 이론의 변형으로도 볼 수 있는 활동 이론(active theory)은 Havighurst와 그의 동료들에 의해 최초로 제창된 이론이다. 활동 이론은 기본적으로 사회적 활동의 참여 정도와 노인의 생활 만족도는 상관관계가 있다는 이론으로 사회적 활동의 참여 정도가 높은 노인일수록 심리적 만족감과 생활 만족도가 높다는 것이다. 이와 같은 주장은 생물학적 측면과 불가피한 건강의 변화를 제외하고는 노인은 근본적으로 중년기와 다름없는 심리적·사회적 욕구를 지니고 있다는 가정에서 나온 것이다.

그 뒤로 Lemon과 그의 동료들은 상징적 상호 작용 주의적 관점에 입각하여 활동 이론을 정교화 된 이론을 공식화시켰으며 활동이란 개인의 자아 개념(self concept)를 재확인하는 데 필요한 역할 지지를 제공한다고 보았다. 또한 활동이 친밀하고 빈번할수록 역할 지지는 더욱 확실해진다고 주장하였고, 역할 지지는 긍정적인 자아상을 유지시키는 데 필요하고 긍정적인 자아상은 생활 만족도를 높게 유지하는 것과 관련이 있다고 보았다.

이 활동 이론은 생산성과 노동의 가치를 강조하는 미국 사회에서 크게 각광을 받아왔으나 인성, 사회 경제적 지위, 생활 방식 등과 같은 노인 개개인이 처한 상황에 따라 활동과 생활 만족 간의 상관관계가 달라질 수 있음을 간과하고 있다는 비판이 제기되고 있다(남기민, 2011).

3) 은퇴 이론

Cumming과 Henry (1961)에 의해 제창된 은퇴 이론(disengagement theory)은 활동 이론과 함께 노년 사회학에서 가장 논란이 된 사회적 노화 이론이다. 은퇴 이론 개요에서 Cumming과 Henry는 노인들은 그들이 중년기에 가지고 있던 다양한 역할들로부터 점차적으로 철수하고, 일상생활에서 활동 수준을 줄이는 것이 불가피하고 정상이라는 것이다. 그에 의하면 노인들은 내부지향적이 되고 점차 자기 자신에게 몰두해야 한다는 이론을 펴고 있을 뿐만 아니라 사회로부터의 은퇴는 의무적이고 수직적 관계인 직장으로부터 자발적이고 수평적인 동년배 친구 관계로 이동됨으로써 실현될 수 있다고 주장한다. 그들에 의하면 노인들의 은퇴는 노인들 자신뿐만 아니라 사회를 이롭게 한다는 것이다.

은퇴 이론은 지금도 넓게 활동되고 있을 만큼 노년 사회학에 공헌을 하였는데, 특히, 고령 노인들에게는 이 이론이 잘 맞는 것으로 평가되고 있다. 하지만 이 이론은 노인들의 은퇴는 불가피한 것이며 모든 사회에서의 은퇴는 기능적이고 보편적이라는 가정을 제시한 점에서 그동안 많은 비판을 받아왔다. 모든 사람들이 늙으면 은퇴하거나 비활동적이길 바라는 것은 아니며 또는 모든 노인들이 늙고 병들어 활동력을 상실하는 것도 아니라는 점에서 노인이 은퇴하는 것은 자연스럽고 정상적이라는 주장은 문제가 있다는 것이다(한국노년학회, 2002).

또한 노년기에 들어서서 나이든 사람들이 은퇴를 하는 것은 개인뿐만 아니라 사회를 위해서도 기능적이라는 주장에도 문제가 있다. 실제로 많은 선진국의 경우 사회 보장 제도의 정립과 함께 노후 연금을 확보한 노인들이 조기 은퇴하는 경향이 있어 이것은 연금 제도 자체의 기반을 흔들고 있으며, 초고령층 노인 인구의 증가는 앞으로 노인의 소득 보장을 점점 어렵게 만들 것으로 예상된다(한국노년학회, 1988).

4) 노령 초월 이론

노령 초월 이론(gerotranscendence thoery)은 일반적이고 정상적인 노화 현상의 형이상학적 이론을 발전시키려는 목적에서 볼 때 은퇴 이론과 어느 정도 유사하다. 하지만 이 이론은 노령의 긍정적 특성으로서 내적인 자아에 초점을 두고 있다. 노령 초월은 물질주의적, 합리적 세계관으로부터 좀 더 우주적이고 초월적인 세계관으로 노인의 시각을 바꿈으로써 삶의 만족도를 증진시키고자 하는 것이다. 이와 같은 우주적 관점은 지혜, 영성, 내적 세계로 표현될 수 있으며 활동, 물질주의, 합리성, 피상적 사회 접촉, 신체 몰두로부터의 탈피를 의미한다.

노령 초월 이론은 노년기에 관조의 필요성에 가치를 두는데 노화 경험으로 인해 노인들은 조상들과 더 가까워지게 되고 역사적 시차가 줄어들게 되며 삶과 죽음의 구분이 적어진다는 것이다. 노령 초월은 최고 수준의 인간 발달로서 간주되나 소비주의, 생산성, 육체적 매력 등을 강조하는 서구 문화는 이와 같은 관점에 장벽으로 작용하게 된다(Moody 외, 2008).

또한 노령 초월 이론은 노화가 발생하는 역사적, 문화적인 맥락을 고려하고 있지 않다는 점과 보편적인 노화 과정을 가정하지 않는 점에 대해 비판을 받고 있으며, 이 이론을 비판하는 사람들은 수동적이고 정적인 내부 지향의 노인들뿐만 아니라 능동적이고 참여적인 외부 지향의 모든 노인들을 포함하는 이론적 시각이 필요하다고 주장한다(Thorsen, 1998).

5) 지속성 이론

활동 이론과 은퇴 이론을 비판하면서 적응의 사회 심리학적 이론인 지속성 이론(continuity theory)이 제창되었는 데 지속성 이론에 의하면 개인들은 나이가 들어감에 따라 잃어버린 역할을 비슷한 형태의 역할로 대체하고, 전형적인 환경 적응 방식을 유지하면서 일관된 행동 패턴을 유지하는 경향이 있다는 것이다. 다른 말로 하면 개인들은 나이가 들어감에 따라 극적으로 변화지 않는다. 그들의 성격은 질병에 의해 바뀌지 않는 한 전 생애를 통해 비슷하게 지속된다. 그리고 삶의 만족도는 사람의 일생의 경험과 현재의 활동 또는 생활 방식 등 간의 일관성에 의해 결정된다는 것이다(Havighurst 외, 2008).

예를 들어, 많은 조직, 스포츠, 혹은 종교 집단에 관련되어 활동했던 사람들은 은퇴와 더불어 이와 같은 활동을 계속하거나 또는 이와 같은 활동들을 상실했을 경우 비슷한 새로운 것들로 대체하려는 경향이 있는데 반해 항상 수동적이었고 회피적이었던 사람들이 갑자기 능동적으로 되지 않는다는 것이다(남기민, 2011).

지속성 이론은 합리적이고 외면상 어느 정도 타당성을 갖고 있긴 하지만 노화에 대한 개인의 반응이 생물적, 심리적 변화 및 일생의 행동 패턴 사이와의 상호 관계를 통해 설명되기 때문에 경험적으로 검증이 어렵다는 약점을 지니고 있다(Hooyman & Kiyak, 2008).

6) 교환 이론

교환 이론(exchage thery)의 기원은 미시 경제 이론에서 찾을 수 있다. 모든 경제 이론의 기본적인 면제는 개인 간의 상호 작용은 합리적인 계산에 기초하여 있으며, 사람들은 다른 사람과의 교환 관계에서 보상은 극대화하고 비용은 최소화하려고 한다는 것이다. 교환 이론가들에 의하면 노인들이 교환에 사용될 자원을 적게 소유하고 있기 때문에(적은 소득, 나쁜 건강 상태, 낮은 교육 수준) 노인들과 젊은이들 간의 상호 작용은 줄어들게 된다고 주장한다.

교환 이론을 처음으로 노인의 지위에 작용하여 조사한 Martin의 연구 결과에 따르면 돈이나 기타의 사회적 자원을 가진 노인은 가족이나 친척들 앞에서 권력을 행사하며, 그렇지 못할 경우 노인은 소외되거나 의존적인 지위를 감수할 수밖에 없다는 것이다. 이것이 바로 노인 문제의 바탕이 된다는 것이다(최성재, 1985).

교환 이론은 노인과 타 연령층과의 직접적인 상호 작용에 대한 이해를 높임으로써 노인 연구에 새로운 차원을 추가하였으나 모든 상호 작용을 엄격한 경제적, 합리적 관점에서만 조망하고 있다는 것이 단점이다.

7) 하위 문화 이론

노인 하위 문화 이론(subculture og aging theory)은 Rpse가 제창한 이론으로 이 이론은 노년기의 공동적인 특성 때문에 노인들은 서로 간에 빈번한 상호 작용이 일어나서 노인 특유의 하위 문화를 형성하게 된다는 것이다 노인들은 공통의 배경, 문제, 이해 관계 등을 갖고 있기 때문에 서로 간에 금방 친해지고 그 누구보다도 더 서로 간에 상호 작용을 한다. 또한 자의든 타의든 간에 종종 다른 연령 집단과의 교류로부터 배제되어 소외되기도 한다. 이와 같은 상황이 노인 하위 문화를 형성하는 배경적 요인들이 되는 것이다.

노인 하위 문화의 형성은 노인들에게 두 가지 중요한 의미 있는 결과를 가져오는 데 첫째는, 그들 자신이 늙었고 따라서 사회적·문화적으로 그들 자신들은 이 사회의 청장년층과는 구별된다는 느낌을 갖게 되며, 둘째는 정치적 영향력을 행사하거나 사회적 행동을 가져올 수 있는 집단 의식이 증가한다는 것이다.

8) 사회적 와해 이론

Kuypers와 Bengston (1973)은 상징적 상호 작용론적 시각의 사회적 와해 이론(social breakdown theory)을 제창하였는데 이 이론에서 가장 중요한 개념인 사회적 와해 증세(social breakdown syndrome)란 심리적으로 허약한 개인이 주변 환경으로부터 부정적인 반응을 받게 되고 그 다음으로 자아 개념에 영향을 받게 되면서 갖게 되는 부정적인 환류의 증세를 의미한다(최성재 외, 2010).

이 이론은 낙인 이론의 연장으로서 이미 역할 상실 또는 사회적 편견 때문에 자아 개념이 손상되어 있는 노인이 주변의 사람들에 의해 의존적인 존재로 낙인이 찍히게 되면 이러한 낙인이 노인 스스로 자신을 무능한 사람으로 낙인찍고 자신을 쓸모없는 사람으로 인식하여 노인의 정상적인 사회관계와 역할이 와해된다는 것이다. 이와 같은 노인들의 사회적 와해에 대처하기 위해서는 노인들을 좀 더 인간적으로 대우하고 노인들에게 역량을 발휘할 기회를 적절히 부여한다면 노인들은 사회적 재건증세(social reconstruction syndrome)를 경험하게 되고 사회 심리적 능력을 회복할 수 있다는 것이다(남기민, 2011).

3 성공적 노화 이론

성공적 노화(successful aging)란 신체적, 심리적, 사회적 기능의 수준이 높고 삶의 만족이 높은 상태이며 적응의 수준이 높은 상태를 말한다(Rowe & Khan, 1987). 또한 나이가 들어감에 따라 우선성이 높은 자신에게 중요한 활동이나 목표를 선택해 그와 관련된 기술을 풍부하게 하고 증대시키기 위해 선택한 것을 최적화하고 그 분야에서 성공을 거두기 위해 정신적, 기술적 측면에서 부족함을 보상한다고 설명하고 있다(Baltes 외, 1990).

Rowe와 Kahn은 성공적 노화의 구성 요소를 다음과 같이 설명하고 있다.

첫 번째는 질병 자체의 부재뿐 아니라 질병에 대한 위험 요인들도 없어야 한다. 즉, 성공적인 노화를 위해서는 질병 자체도 없어야 하지만, 생활 방식을 포함한 외부적인 환경적 요인들이 질병의 위험을 결정하는 데 매우 중요한 역할을 하기 때문에 질병에의 기여 요인도 없어야 한다는 것이다. 두 번째는 학습 능력과 단기 기억을 유지하는 인지 기능과 폐 기능, 정력적인 신체 활동, 자기 효능감과 같은 신체적 기능의 유지는 또 다른 성공적 노화의 중요한 요인적 활동이며, 노인들이 늙었다고 생각하지 않게 하기 때문에 노화를 위한 중요한 요건이 된다. 세 번째는 대인 관계 및 생산적 활동 유지이다. 노인들은 타인과의 관계를 유지함으로 애정이나 존경을 교류하는 사회, 정서적 교류와 신체적으로 돕거나 잡일 해주기, 교통편 제공하기 혹은 돈을 주기와 같은 직접적 원조 형태의 도구적 교류가 가능하다(서은주, 2009, 재인용)

이 외에도 성공적 노화의 구성 요인 중 자녀 관계를 예로 들 수 있는데 특히 우리나라와 같은 효 중심의 전통적인 사회 구조가 아직까지 남아 있는 곳에서는 자녀 관계가 중요하다고 할 수 있다. 자녀는 노부모에게 중요한 자원이 되며 가족 결속도가 노인의 생활 만족도에 가장 큰 영향을 주므로 노부모 성인 자녀간의 유대 관계는 단순히 의무감이 아니라 애정적인 유대감으로 강하게 결속되어 있다. 부모가 자녀와 가치관이 일치를 많이 느끼고, 자녀로부터 이해와 신뢰, 존중, 친밀감 등을 받는 주관적 결속의 상태를 유지할 수 있을 때 노년기에 나타나는 여러 상실로부터 자아 존중감을 유지할 수 있다고 한다(신효식, 1993).

그러므로, 자녀와의 긍정적인 유대 관계는 노인들의 노후 행복도와 자기 효능감, 생활 만족도를 높여 성공적인 노후 생활을 보내는데 중요한 자원이자 지원이 될 수 있다(서은주, 2009).

4 노화 이론의 통합적 이해(텔로미어)

노화가 진행됨에 따라 염색체는 점점 더 손상이 심해지며, 정상적인 경우 텔로미어(염색체 끝부분을 감싸는 모자 형태의 핵단백질)가 이러한 손상을 막아 준다. 텔로미어의 보호 작용이 실패하면 표준 세포 반응이 촉발되어 DNA 회복 기구가 활성화된다. 이 반응을 주도하는 것은 p53이라는 단백질인데, DNA 복제를 비롯한 기타 세포 증식 과정을 중단시킨다. DNA 회복이 실패하면 세포는 아폽토시스(세포 자멸사)를 겪게 된다. 이처럼 텔로미어를 중심으로 노화를 설명하는 이론은 "텔로미어 기능이 점진적으로 손상되면서 p53이 만성적으로 활성화되고, 이것이 세포 증식을 중단시키고 세포 자멸사를 초래한다."고 주장한다. 이상과 같은 효과는 교체율이 매우 높은 세포, 예컨대 혈구 세포에 특히 해로운 영향을 미친다.

미토콘드리아는 세포의 중요한 에너지 생산 공장이다. 하나의 세포에는 수백 개의 미토콘드리아가 포함되어 있는데, 미토콘드리아의 DNA는 미토콘드리아의 RNA와 단백질을 코딩하고 있다. 미토콘드리아를 중심으로 노화를 설명하는 이론은 "미토콘드리아의 DNA에 점진적으로 누적된 돌연변이가 세포의 단전(power failure)을 초래한다."고 주장한다. 이러한 미토콘드리아의 기능 상실은 특히 재생 능력이 거의 없는 장기(심장, 뇌)의 비증식 세포(non-proliferative cells)에 심각한 영향을 미친다. 최근의 연구에 의하면, 노화가 진행됨에 따라 미토콘드리아의 기능을 조절하는 주요 조절자의 활성과 수(數)가 감소하며, 이것이 미토콘드리아 결핍을 가중시킨다고 한다(출처: KISTI 미리안 글로벌동향브리핑).

Memo

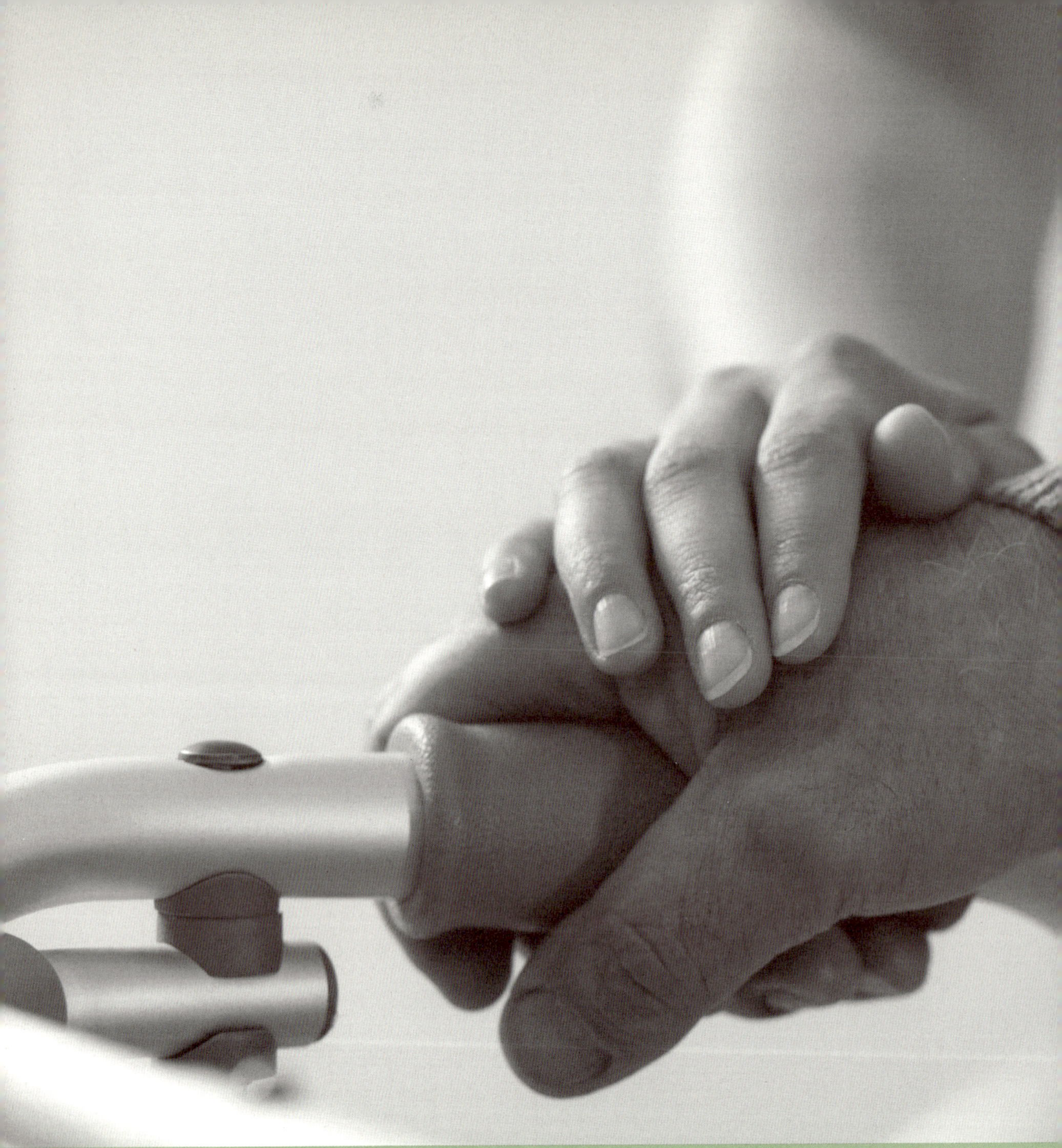

II

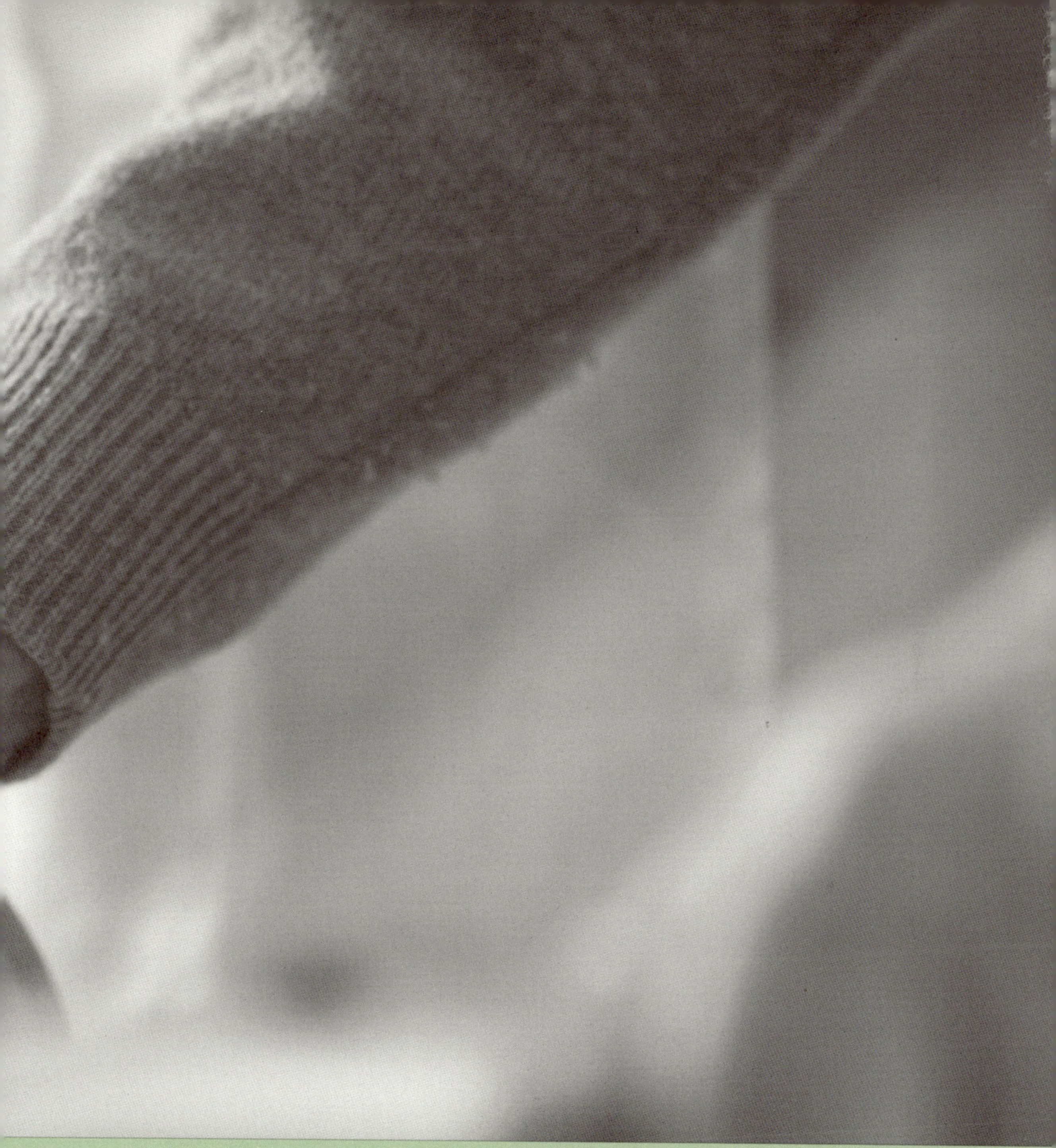

노인 건강 장애와 간호

1장

순환 장애와 간호

1 노화에 따른 변화

1) 최대 산소 소모량의 감소

실제 운동 훈련을 받는 노인은 앉아 일하는 젊은 사람보다 더 큰 산소 소모량을 보인다. 노년기에 시작했더라도 지구력 훈련을 통해 운동 능력을 유의하게 증가시킬 수 있다. 보행 시 에너지가 총 유산소 능력을 나타내 체력 증강 활동으로 효과적이며 보행 속도가 빠를수록 체력이 더 좋은 것이다. 규칙적인 운동이 스트레스나 질병에 대한 유해성을 감소시킨다.

2) 일회 심박출량 감소

노인의 심장은 후기 확장기 동안 심실을 채우기 위해 심방수축에 더 많이 의존하기 때문에 심방세동이 있을 때는 심박출량이 50% 이상 감소한다. 보상성 심장 촉진이 없으므로 심박출량과 혈압이 떨어진다. 혈관의 말초 저항이 증가하기 때문에 심장의 수축 기간은 증가하고 이완 기간은 짧아져 심박출량(cardiac output)이 25% 정도 감소한다.

3) 혈관의 변화

(1) 동맥의 변화

지방성 물질과 섬유소 증식하여 동맥벽이 비후되면 수축기 혈압이 상승된다. 또한 좌심실 비대, 혈관 내 혈액 흐름 장애, 죽상경화 형성되어 조직관류 저하가 발생한다. 동맥의 내막은 내피세포의 크기와 모양이 불규칙하게 변화되어 내막 표면이 거칠어진다. 이때 혈액내의 지질이 혈관 내막하에 축적되면 혈관 내막의 비후와 경화를 가져온다. 중막은 평활근층이 두꺼워지고 딱딱해지면서 혈장량의 증가 혹은 감소에 적응력이 저하된다. 이로 인해 고혈압 혹은 저혈압 발생이 용이해진다. 또한 동맥의 확장 능력이 감소되고 혈장 내 norepinephrine 농도 증가되어 혈압이 증가한다.

(2) 정맥의 변화

정맥의 탄력성이 감소되어 정맥이 꼬여지고 혈액 저장 능력 감소된다. 이로 인해 말초 판막 기능 감소되어 이완기 혈압은 동일 수준 또는 약간 상승한다.

(3) 최대 심박동수 감소

휴식 시와 점진적인 운동 중 심박동은 연령으로 영향 받지 않는다. 휴식 시 심박동수가 연령으로 변화되지 않으나 최대 심박동수는 점차 감소하는데 이는 adrenalin 자극에 주기성(chrontotrope) 반응이 감소되기 때문이다. 따라서 정상 활동에는 적합하나 심한 운동, 스트레스, 질병 상태에서는 부가적인 요구를 충족시킬 수 없다. 운동 시 최대로 올라갈 수 있는 심박동수로 최대 심작동수는 '220－연령' 과 직접적인 관계가 있다. 노인의 최대 심박동수는 젊은이보다 적으며 평상시 심박동수 회복에도 더 오래 시간이 걸린다.

(4) 심근층의 변화

노화에 따른 심장의 변화는 심근층에서 현저하다. 심근에 오는 변화 중에서 가장 흔한 것은 심근 섬유증이다. 정상 성인의 심근 세포 사이 기질에는 교원 섬유가 드물게 관찰되나 노화에 따라 교원 섬유의 증식이 일어나며, 주로 심근층 모세 혈관 주위에 침착된다. 또한 노화에 따라 심근 세포는 외형이 불규칙해지고 세포막 주면에 많은 소포가 출현하며, 사립체는 종창되고 사립체 기능이 와해된다.

2 건강 문제와 간호

1) 고혈압

2017년 국민건강영양조사(자료갱신일 2019. 2. 20)에 따르면, 30세 이상 성인 고혈압 유병률은 전체 31.3%, 남자 35%, 여자 27.6%로 남자가 여자보다 높다. 65세 이상 노인 고혈압 유병률은 전체 60.0%, 남자 57.8%, 여자 61.6%로 여자가 남자보다 높다. 고혈압 유병률은 남녀 모두 연령이 높아질수록 유병률도 높은 경향을 보이지만 고령일수록 여자의 유병률이 높다.

(1) 정의

우리나라 대한고혈압학회는 고혈압 기준을 140/90mmHg로 유지하고, 정상 혈압(120/80mmHg) 기준도 바꾸지도 않기로 했다. 2013년 지침은 120~129/80~84mmHg를 고혈압 전 단계 1기로, 130~139/85~89mmHg를 고혈압 전 단계 2기로 정의했는데, 2018년 지침에 120~129/80mmHg를 '주의 혈압'으로, 130~139/80~89mmHg는 '고혈압 전 단계'로 정의했다.

(2) 병태 생리

고혈압은 대부분 원인이 알려지지 않은 본태성 고혈압이 90~95%이며 나머지 5~10%는 속발성 고혈압으로 특정 원인에 의해 혈압이 상승한다. 본태성(essential) 또는 특발성(idiopathic)이라고 하는 일차성 고혈압은 여러 요인들이 복합적으로 작용하여 심박출량이 증가하거나 말초 저항이 증가하여 발생한다.

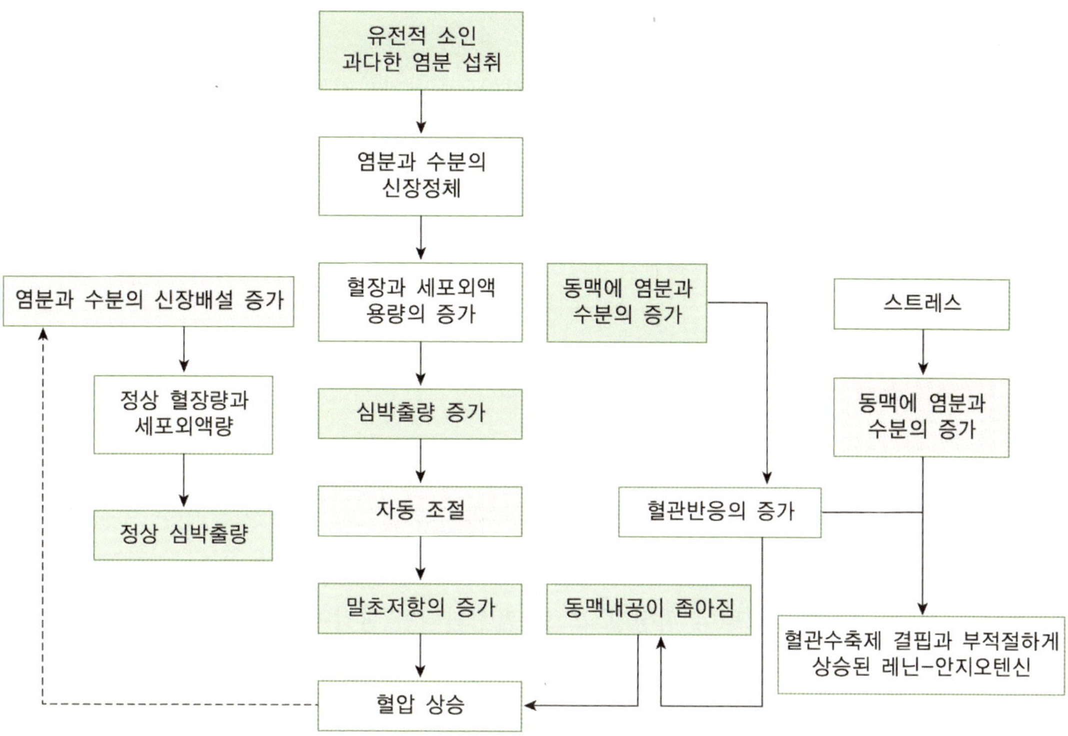

▲ 고혈압의 병태생리

① 본태성 고혈압은 고혈압 환자의 85~90%로 유병자가 많은데다 유효한 1차 예방 대책도 아직 마련되어 있지 못할 뿐만 아니라 치명적 합병증, 예를 들면 악성 고혈압증 때 오는 소동맥의 섬유양 괴사, 구내 출혈과 관련된 샤르크-부사르 동맥류, 허혈성 심질환, 동맥경화증 등으로 많은 사람들이 사망하고 있어 큰 보건 문제가 되고 있다. 본태성 고혈압은 원인을 알 수 없는 경우가 대부분이고 가족력 같은 유전 소인, 짜게 먹는 식습관, 연령, 음주·흡연, 스트레스, 비만, 고령화 등이 원인으로 보고 있다. 40대 이후에 발병하며 고령일수록 혈압이 상승한다.

② 2차성 고혈압(속발성 고혈압)은 고혈압 환자의 10~15% 정도로 원인이 명확하므로, 원인이 치료되면 함께 치유될 수 있다.

(3) 고혈압의 주요 원인

고혈압은 연령, 성, 유전적 감수성 등 교정할 수 없는 위험 요인과 과도한 나트륨(소금), 섭취, 과도한 음주, 신체 활동 부족, 비만 등 교정 가능한 위험 요인으로 구분할 수 있다.

① 연령과 성

일반적으로 연령이 증가할수록 혈압이 올라간다. 중년기까지는 여자의 평균 혈압이 남자의 평균 혈압보다 더 낮으나 노년기가 되면 여자의 평균 혈압이 남자보다 더 높게 된다.

② 유전과 고혈압 가족력

고혈압 가족력이 있는 사람들은 중년기에 고혈압이 발생할 위험이 특히 높다.

③ 나트륨 및 칼륨 섭취

나트륨(소금)은 혈압을 높이고, 반대로 칼륨은 혈압을 낮춘다.

④ 비만

체중이 증가함에 따라 수축기 및 이완기 혈압이 상승하고 고혈압 발생률이 높아진다. 비만이 고혈압을 유발하는 기전이 완벽히 밝혀지지는 않았으나, 비만으로 인한 인슐린 저항성, 교감 신경과 레닌-안지오텐신 시스템(레닌에서 안지오텐신, 알도스테론으로 연결되는 내분비계로서 이 시스템이 비정상적으로 활성화되면 혈압이 높아진다)의 과활성화, 내피세포 및 신장 기능의 변화 등이 고혈압 발생에 관여하는 것으로 알려져 있다.

⑤ 운동

신체 활동량이 적은 사람들은 연령, 성별, 흡연, 체중, 지질 등 다른 위험 요인의 영향을 통제하여도 고혈압 발생 위험이 높다고 한다.

⑥ 음주

많은 역학 연구들을 종합하면 하루 1~2잔 소량 음주자의 혈압이 가장 낮고 3잔 이상의 술을 마시게 되면 음주량에 비례하여 혈압이 증가한다.

⑦ 정신적 스트레스

많은 연구에서 스트레스를 많이 받을수록 혈압이 높은 것으로 보고된다.

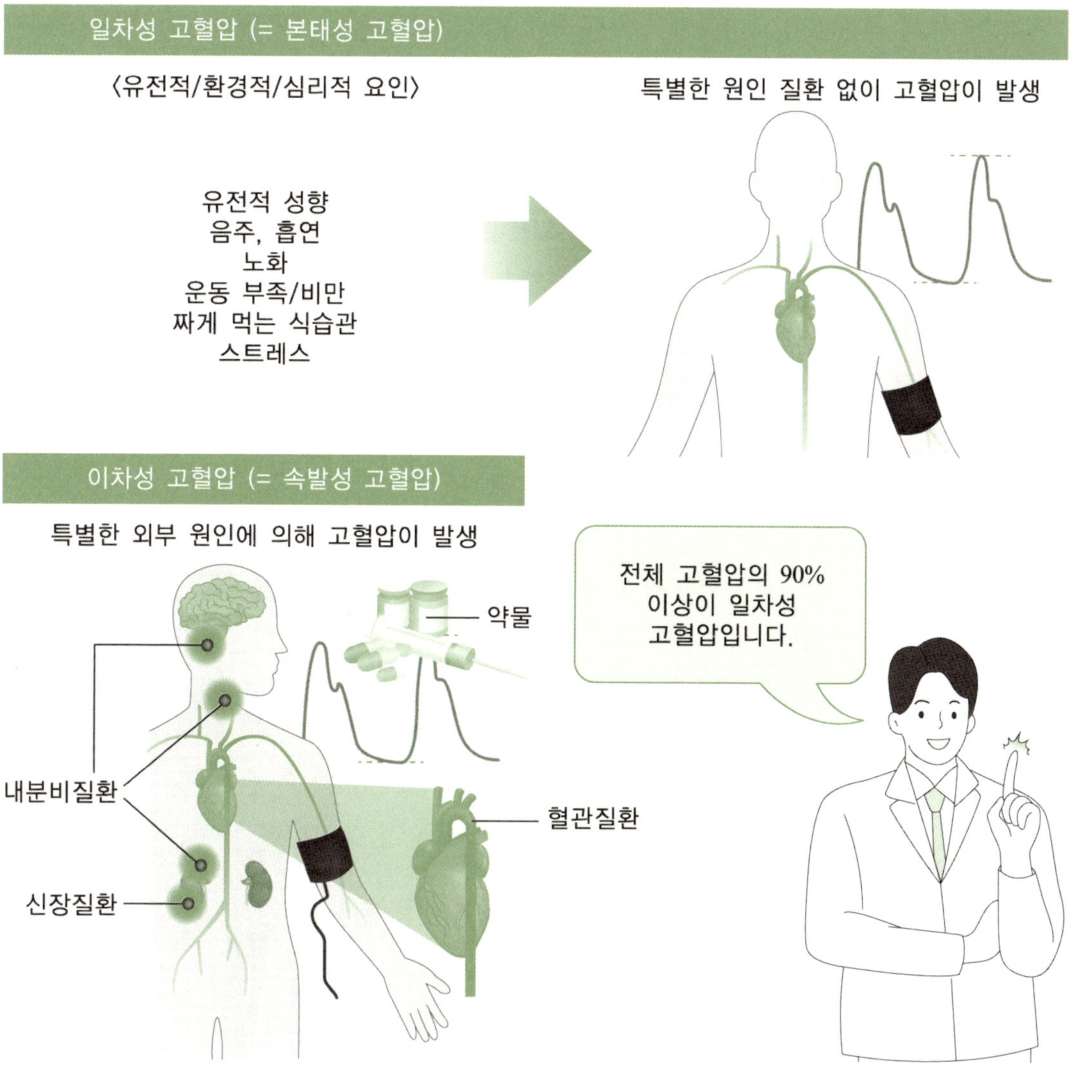

▲ 고혈압의 주요 원인

(4) 증상

① 심장

심장 질환은 고혈압 환자의 흔한 사망 원인이다. 지속되는 고혈압은 심장의 작업 부담을 증가시켜 좌심실 비대가 나타난다. 좌심실 비대는 심전도를 통해 진단할 수 있지만 초음파로 좌심실 벽 두께를 정확하게 측정할 수 있다. 초기 좌심실 비대는 심근 수축력을 강화하고 심박출량을 증가시키기 위한 보상 기전이나 말초 혈관 저항의 증가로 심근의 작업 부담이 증가하고 산소 소모량이 증가하며 이완기 장애를 유발시켜 관상 동맥 관류의 장애를 초래한다. 좌심실 비대가 있을 때는 뇌졸중, 심부전, 치명적 부정맥, 급사의 위험성이 증가한다.

② 뇌

고혈압은 뇌경색과 뇌출혈의 중요한 위험 인자이다. 약 43%의 뇌졸중이나 뇌경색에 의한 것이고 나머지는 뇌출혈에 의한 것이다. 뇌졸중의 발생 빈도는 혈압이 높아짐에 따라 증가하는데, 특히 65세 이상에서 수축기 혈압과 관련이 있다. 또한 고혈압은 노인 인구의 인지 장애와 관련이 있다. 인지 장애와 치매는 혈관 폐색으로 인한 경색 때문으로 분석하고 있다. 고혈압성 뇌병증의 증상은 심한 고혈압과 함께 심한 두통, 오심, 구토, 의식 장애, 경련으로 진행하고 수 시간 내에 사망으로 이를 수 있다.

③ 신장

고혈압은 신질환과 말기 신질환의 위험 인자이다. 죽상 경화성 고혈압 연관 혈관 질환으로 신장의 세동맥이 좁아지고 사구체의 모세 혈관이 손상된다. 사구체 병변은 사구체 경화로 진행하고 결국은 신단위의 손상이 나타난다. 신장 기능 장애로 고알부민뇨증 또는 저알부민뇨증, 혈뇨가 나타난다.

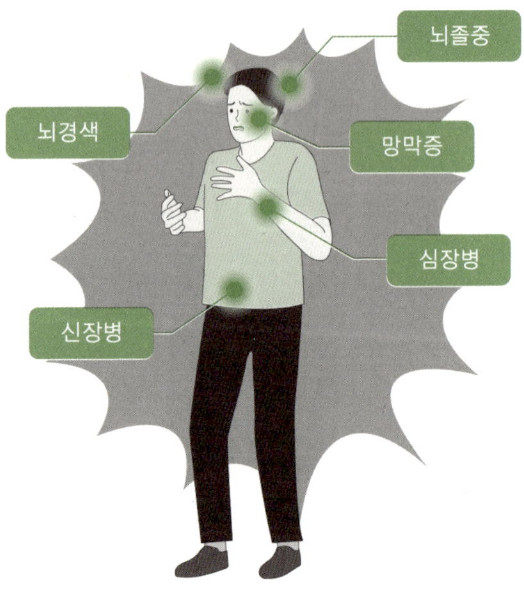

▲ 고혈압의 일반적인 증상

④ 말초 혈관

혈압이 높아진 채로 오래 지속될 경우 혈관은 죽상 경화증이 심해지면 하지의 허혈 증상이 나타나기 쉽다. 하지 동맥 질환이 있는 경우는 심혈관 질환 발생을 증가시킨다.

⑤ 망막 손상

고혈압 진행 과정의 심각성과 기간은 망막의 모양 변화에 영향을 미친다. 망막은 신체의 혈관을 직접 볼 수 있는 곳으로 심각한 망막 손상이 있을 경우 시야 흐림, 망막 출혈, 시력 상실 등이 나타난다.

(5) 치료

① 비약물 치료

② 생활 양식 수정

③ 약물 치료

- 이뇨제, beta blocker, 칼슘 통로 차단제 등

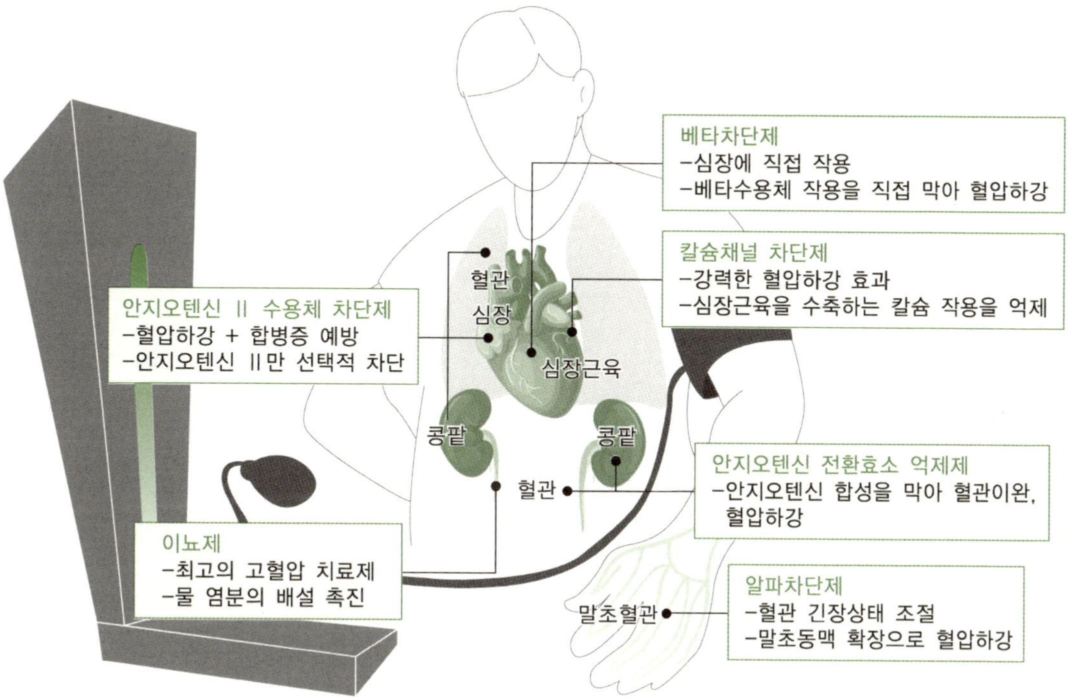

▲ 고혈압의 약물요법

(6) 예후

고혈압은 치료하지 않거나 인식하지 못하였다면 관상 질환, 심부전, 신부전, 뇌졸중의 위험을 증가시킨다. 위험은 흡연, 과지방증, 좌심실 비대, 남성, 연령 증가로 증가한다. 합병증으로는 심부전, 심실 비대, 협심증, 심근 경색증과 갑작스런 죽음, 일시적 허혈 상태, 혹은 뇌졸중, 말초 혈관 질환, 동맥류, 눈의 출혈 혹은 유두 부종과 삼출물 등이 있다.

(7) 간호 중재

- 저염 식이(1일 1g), 적절한 포타슘 식이(90mml/day), 저지방 식이, 저칼로리 식이의 중요성을 설명한다.
- 알코올과 카페인의 섭취를 제한하고 금연의 중요성을 교육한다.
- 스트레스와 불안, 분노와 고혈압과의 관계를 설명한다.
- 규칙적인 운동, 걷기, 조깅, 수영 같은 유산소 운동을 권한다.

연령별 고혈압 관리 현황

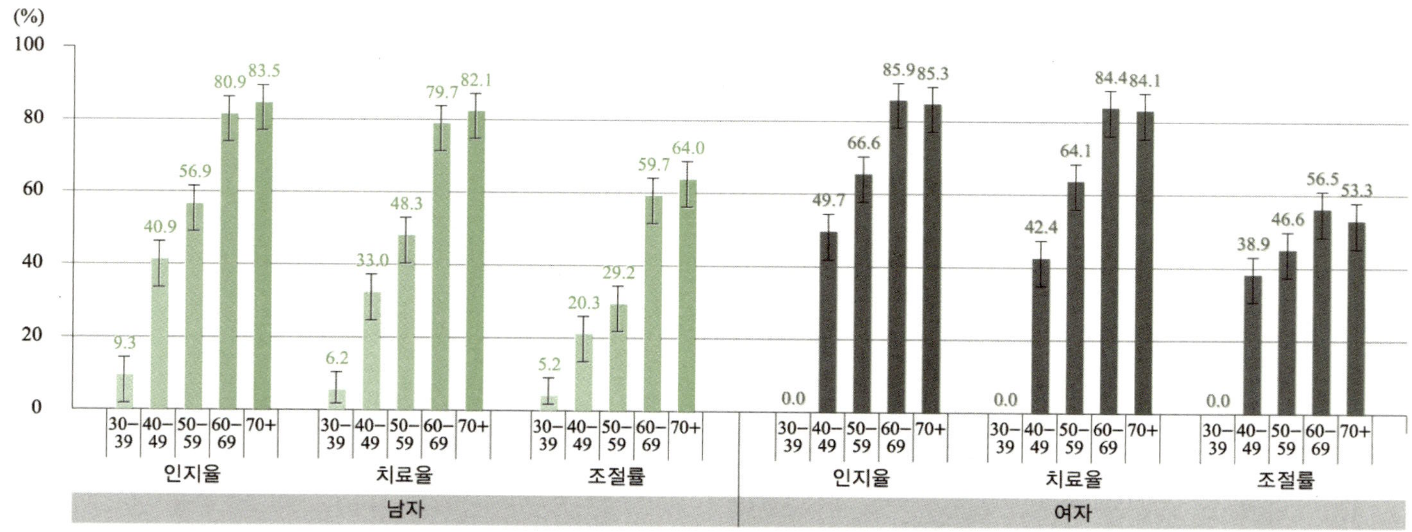

※ 고혈압 인지율 : 고혈압 유병자 중 의사로부터 고혈압 진단을 받은 분율, 만 30세 이상

※ 고혈압 치료율 : 고혈압 유병자 중 현재 혈압강하제를 한 달에 20일 이상 복용한 분율, 만 30세 이상

※ 고혈압 조절률 : 고혈압 유병자 중 수축기혈압이 140mmHg 미만이고 이완기 혈압이 90mmHg 미만인 분율, 만 30세 이상

※ 2011년 남자 팔 높이 83cm, 여자 팔 높이 81cm 기준으로 AHA(1976)에 근거하여 2008년 7월 이후 측정치는 보정 산출

2) 심부전

(1) 정의

심부전(heart failure)은 질환이 아니고 여러 가지 원인에 의한 심장 기능의 감소에 의해 초래된 증후군이다. 심부전증의 정의는 심근 수축력 저하로 인해 조직의 산소 요구에 필요한 혈액을 충분히 펌프 해내지 못하고, 폐정맥 또는 전신 정맥에 혈액이 정체되어, 심장의 말초 혈관으로의 혈액과 산소의 수송이 감소되어 말초의 필요량을 충족시키지 못하는 상태이다. 특징으로는 용적의 과부하와 조직의 부적절한 관류이다.

심부전은 노인을 병원으로 이끌게 하고 사회적으로나 개인적으로 높은 경제적 부담을 주어 삶에 대한 질적 효과를 황폐하게 한다. 울혈성 심부전증은 노년층에서 빈번하게 발생하는 심혈관계 질환이다.

(2) 병태 생리

심부전의 병태 생리는 과부하 혹은 심근 기능 부전으로 특정 지을 수 있으며 부적절한 수축과 충만을 일으킨다. 부적절한 수축력은 심근 경색증, 관상 동맥 질환, 심근 병증, 감염의 결과일 수 있다. 부적절한 충만은 확장기 동안 심근의 이완을 방해하는 감염, tamponade 혹은 허혈증과 같은 상황의 결과이다. 심장과 부하는 압력과 용적의 과부하에 의해 나타날 수 있다. 압력의 과부하는 고혈압 혹은 박출 폐색과 관련되며 용적 과부하는 저혈량증, 빈혈, 갑상선 질환에 의해 이차적으로 올 수 있다.

(3) 증상

호흡 곤란, 피로감, 경정맥압 상승, 하지와 발목의 요흔성 부종, 기침, 발작성 야간 호흡 곤란 등의 심부전의 증상들이 있고 진찰과 흉부 x-ray 및 심전도 검사를 종합하여 심장의 기능에 이상이 있는가를 파악하여 진단하고, 확실치 않고 의심스러우면 심장 초음파 검사를 시행하는 것이 적절하다. 심부전은 호흡 곤란에 영향을 미치고, 기좌 호흡, 피로, 운동 시 통증, 말초 부종 등의 증상이 대부분 나타난다. 노인의 경우 가끔 비정상적인 증상이 있을 수 있다.

+ 좌심부전과 우심부전의 증상

좌심부전	우심부전
숨이 참, 불안정, 움직일 때 호흡 곤란, 발작성 야간 호흡, 좌위 호흡, 기침, 폐울혈, 쉰 목소리, 나음, 악설음, 천식음, 늑막삼출, 객혈, 청색증, 심계항진, 빈맥, 부정맥, 심장 비대, 증가된 폐동맥압과 좌심방압, 야뇨증, 감소된 소변 배출량, 발한, 산증	경정맥 확장, 오심, 구토, 식욕 부진, 복수, 간 비대, 비장비대, 말초 부종, 체중 증가, 증가된 중심 정맥압과 우심방압, 청색증, 야뇨증

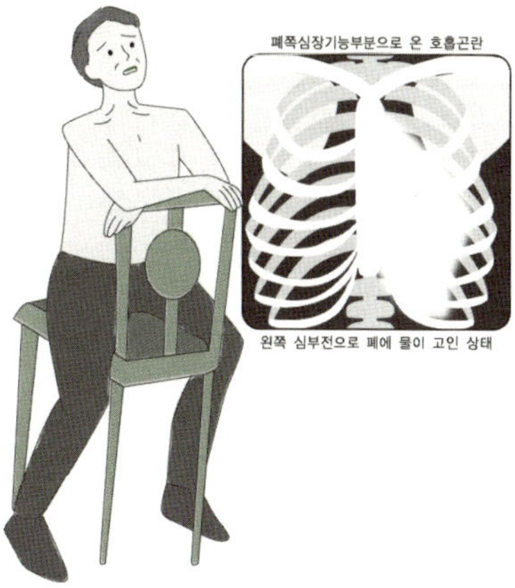

▲ 좌심 기능 부전으로 온 호흡 곤란

(4) 치료

① 이뇨제

중등도 및 중증 심부전 환자의 임상 증상은 과도한 염분과 수분 축적으로 인한 체액 증가와 울혈성 증상에 기인하기 때문에 이뇨제는 진행된 심부전에서 수분 축적을 적절히 조절할 수 있는 약물로 호흡 곤란, 기좌 호흡, 부종과 수포음, 경정맥 확장, 말초 부종 등을 완화시키고 정상 체액 수준을 유지하는데 도움이 된다.

② 안지오텐신 전환 효소 억제제

거의 모든 단계의 심부전의 치료 및 예방에 효과적인 약물로 좌심실 재형성 과정을 안정시키고 증상을 호전시키며 심부전으로 인한 환자의 입원을 줄이고 생존율을 증가시킨다.

③ 안지오텐신 수용체 차단제

안지오텐신 수용체 차단제는 기침, 피부 발진, 혈관 부종으로 안지오텐신 전환 효소 억제제를 투여할 수 없는 환자에게서 주로 사용하며 고칼륨 혈증이나 신장 기능 장애를 제외한 다른 이유로 투여할 수 없을 때 사용한다. 이 약물은 혈관 확장, 이뇨 증가, 혈관 저항의 감소 효과로 심부전을 조절한다.

④ 디기탈리스

울혈성 심부전 치료에 심근 수축력 강화를 위해 digoxin과 digitoxin을 주로 사용한다. 최근까지 울혈성 심부전에 필수 약물로 사용되어 왔으나 호흡 곤란과 증상 호전에는 효과가 있지만 사망률을 감소시킨다는 뚜렷한 증거가 없기 때문에 최근에는 신중하게 사용한다. 디기탈리스는 심장 수축력을 강화하면서 심박동수를 감소시키는 효과가 있다. 심실을 효과적으로 비우고 이완기 동안 심실에 남아있는 혈액의 양을 줄여 심근 수축력, 박동량과 심박출량이 증가한다. 디기탈리스를 투여할 때는 디기탈리스 독성을 주의해야 한다.

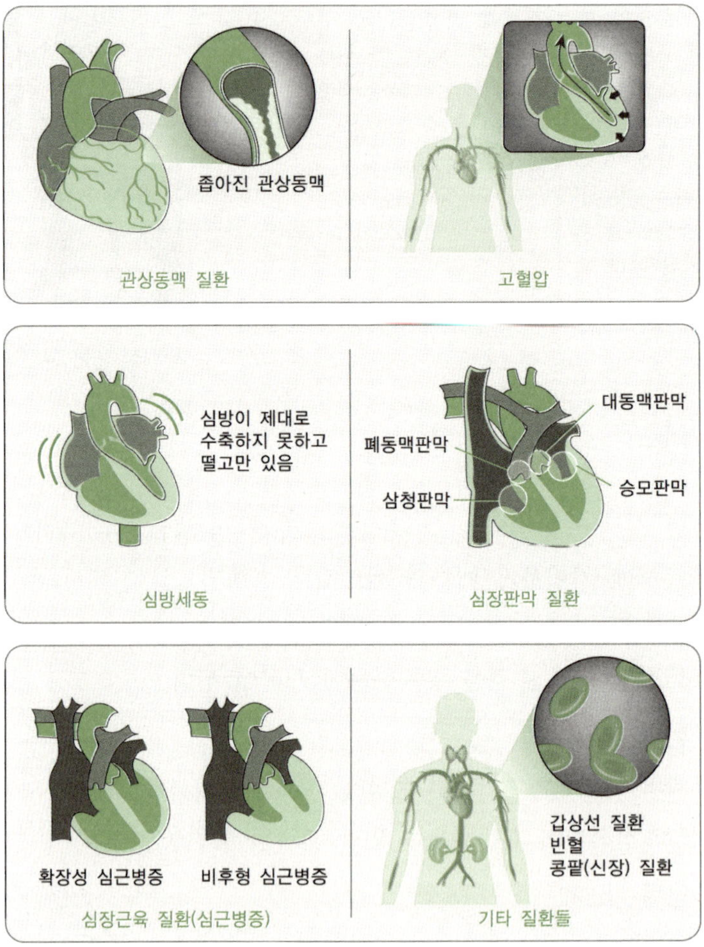

▲ 심부전을 유발하는 주요 질환

(5) 노인 환자 치료 시 주의점

① 노인에서는 약물의 상호 작용을 주의해야 한다.

특히, 이뇨제와 digoxin을 사용할 때는 특별한 신경을 기울여야 한다. 노인에게 사용되는 진통제, 고혈압 치료제, 신경 안정제, 뇌 작용 약제들의 상호 작용이 흔하게 발생되기 때문이다.

② 노인에서는 신장 기능의 감소가 있다는 것을 고려하여 치료하여야 한다.

노인이 건강하더라도 사구체 여과율이 감소되어 있으므로 이에 대한 고려가 없으며 약물의 부작용이 생기기 쉽기 때문이다. 특히 디곡신의 경우에 조심하여야 하며 이뇨제를 사용하는 경우에는 신장 기능의 저하가 발생되므로 정기적으로 검사하면서 약제의 용량을 조절해야 한다.

③ 노인에서는 약제의 부작용이 많다.

노인은 항상성을 유지하는 능력이 저하되어 있으므로 약제 사용 시 탈수나 저나트륨증이 쉽게 발생한다. 따라서 적절한 진찰과 검사를 통하여 이들의 발생을 예방하거나 조기에 발견하도록 해야 한다.

(6) 간호

① 사정

심부전 노인 환자의 간호 중재 시 관상 동맥 질환, 심박출 부전, 류마티스성 심장 질환, 고혈압, 심장 판막 질환, 감염, 현재 투약에 대해 사정해야 한다. 심부전이 의심되는 노인의 초기 신체 사정으로 혈압 측정, 다리와 발목의 요흔성 부종의 평가, 경정맥압 사정과 폐 청진, 폐 삼출물 유무에 대한 타진을 한다. 호흡 곤란, 부종, 기침, 피로가 노인 심부전의 특징이지만, 기좌 호흡, 휴식 시의 피로, 발작성 야간 호흡 곤란, 야뇨증, 부종도 중요하다.

② 침상 안정

급성기에 대상자는 에너지 보존과 산소 요구량을 감소시키기 위해 침상 안정을 해야 한다. 부종의 사정은 2시간마다 한다. 혈역학 변수들(혈압, 동맥압, 폐동맥압, 폐모세혈관압과 심박출량)은 좌심실 이완기 말 압력과 심근 수축력을 반영한다.

③ 이뇨제 투여 시 관찰

필요시 이뇨제를 투여하고 섭취량과 배설량은 매 시간 측정해야 하며, 정맥 수액은 순환

혈류량의 과다를 방지하기 위해 억제해야 한다. 이뇨제 투여와 관련된 탈수의 징후와 증상을 관찰한다. 투약은 처방에 따라 투여해야 하며, 간호사는 약의 독성 증상과 징후를 관찰해야 한다.

④ 염분과 수분의 제한

심부전 환자는 염분의 흡수를 조절하기 위해 염분과 수분 섭취를 제한해야 한다. 장기간 체중 증가, 특히 1주일에 500g~1kg이 증가하면 위험하다.

⑤ 활동 내구성 증진

피로를 예방하고 신체 기능을 유지하기 위해 활동과 휴식의 균형을 맞춘다. 급성기 동안은 침상 안정을 하도록 하고 호흡 곤란이 완화되면 점차 활동을 늘린다. 심부전 증상으로 인한 신체 활동의 감소는 증상을 더욱 악화시키고 운동 내성을 감소시키므로 입원을 필요로 하는 급성 질환의 경우 외에는 신체 활동이 권장된다.

⑥ 호흡 관찰

피부색, 호흡 곤란의 유무, 기좌 호흡, 발작성 야간 호흡 곤란을 관찰한다. 산소를 공급하거나 인공호흡기를 유지하고 동맥혈의 가스 분석을 한다.

3) 허혈성 심장 질환(ischemic heart disease)

(1) 정의

하나 혹은 그 이상의 관상 동맥이 죽상 경화증을 포함하는 혈관 장애로 내강이 좁아져 심근에 혈액 공급 장애를 초래하는 관상 동맥성 심장 질환이다. 관상 동맥 질환을 유발하는 요인은 폐색의 정도, 저관류 상태의 지속 기간, 그리고 감소된 관류 동안에 심근의 산소 요구 등이다. 관상 동맥 질환의 임상적 귀착점은 협심증, 심근 경색증, 심부정맥이다.

(2) 병태 생리

관상 동맥 내의 죽상 경화성 마개(plug)가 점점 커져서 심근에 혈행을 차단하여 발생하는 증상과 결과이다. 한 번 마개가 형성되면 다양한 요인들이 관상 동맥 질환의 발전과 심각성을 더욱 촉진한다. 시간이 경과하면 죽상 경화성 과정은 관상 동맥이나 동맥들의 협착을 진행시키고 혈소판이나 섬유소 산물들을 부착하게 하여 혈전 형성이 커지고 협착이 증가하게 된다. 동시에 협착이 된 동맥을 통과하는 혈류는 마개를 붕괴할 수 있을 만큼 높은 압력을 발생하고 마개의 붕괴는 혈정 형성을 증가시킨다.

혈전 형성은 당뇨병이나 콜레스테롤 수치가 높은 사람에서 더 용이하며, 흡연이나 스트레스에 의해 교감 신경이 자극을 받으면 혈소판 활성화와 혈전 형성이 더욱 촉진된다. 이러한 물질들 모두 비만, 고지혈증, 당뇨병, 흡연, 정서적 흥분 뿐 아니라 노화 과정에서도 상승된다.

(3) 종류

① 협심증

혈관이 좁아진 경우로 힘든 일을 할 때, 흥분했을 때, 추위에 노출되었을 때 관상 동맥에 경화증이 있는 사람이 가슴 한복판에 통증을 느끼게 되는 질환을 말한다.

가. 협심증의 증상

㉠ 고령에서는 무증상 심근 허혈이 흔하며 협심증의 증상 또한 비특이적인 것이 많아서 협심증의 진단이 힘들다. 이러한 현상의 원인은 연령에 따르는 신경계의 둔화와 통증에 대한 역치가 증가하는 현상으로 보통 설명되고 있다.

㉡ 흉통에 대한 병력 역시 신뢰성이 떨어지는데 이는 흉통을 일으키는 다른 원인도 연령에 따라 증가하며, 고령에 의한 활동의 감소 때문에 통증을 느끼지 못하는 경우가 많기 때문이다. 하지만 흉통의 심장사 등 환자의 예후와 상관성이 있는 인자이고 여전히 협심증 진단에 중요한 단서가 되기 때문에 반드시 문진에 포함시켜야 한다.

㉢ 고령에서는 불안정성 협심증이 발생할 때 이를 유발할 수 있는 이차적인 원인이 많으므로 고혈압, 빈혈, 심장세동 등의 부정맥 및 갑상선 기능 항진증 등의 유무를 항상 체크하여야 한다.

㉣ 노인에서는 심근 허혈성 통증이 젊은이에 비해 더 약하게 나타날 수 있으나 더 치명적이다. 무통경색이 주로 노인에게 나타나는 것은 감소된 통증 지각 때문에 협심증 진단이 노인에게서 더 어려운 것은 노인이 현재 갖고 있는 만성 폐쇄성 폐 질환, 관절염, 위식도 역류 질환 등과 같은 질환이 협심증성 증상과 혼합될 수 있기 때문이다.

㉤ 노인에게서 발생하는 협심증의 증상은 흉통보다는 주로 호흡 곤란이다. 다른 증상으로는 실신이나 운동 시 심계항진 그리고 일시적인 혼돈 등을 포함된다. 만약 흉통이나 호흡 곤란이 주 호소라면 호소에 대한 의미를 사정하기 위해 신속하고 간략하게 병력을 수집해야 한다.

나. 협심증의 치료 및 간호 중재

분류	작용기전	약물	간호 중재
질산염 제제	• 심근의 산소 요구량 감소 • 심근의 관류량 증가	• nitroglycerine: 설하, 분무 스프레이, 연고, 경피, 경구, 정맥 • Isosorbide dinitrate: 경구, 스프레이, 츄어블, 연고, 정맥 • Isosorbide mononitrate: 경구	• 흉통이 발생하기 전에 예방적으로 투여하는 것이 효과적임 • 설하: 신속하고 즉각적인 효과 • 두통, 저혈압, 어지럼증과 같은 부작용 주의 • 투약 후 몇 분 쉬었다 일어난다.
베타 차단제	심박동수, 심근 수축력, 혈압 감소로 심근의 산소 요구량 감소	propranolol, Atenolol, Metoprolol	투약 전 심박동수, 혈압을 측정한다.
칼슘통로 차단제	심근 수축력 서하, 심박 수 감소, 후부하의 감소, 관상 동맥의 확장	Verapamil, Diltiazem	• 심박동수를 확인한다. • 부작용: 변비, 하지 부종, 홍조, 현기증
		Nifedifin	Verapamil과 유사하나 변비와 심장에 미치는 효과가 적다.
		Amilodipine	동방결절의 전도를 지연시키므로 혈압과 맥박을 확인한다.
항혈소판제	혈전 생성을 억제하고 급성 심근경색의 발생을 예방한다.	Aspirin	• 저용량으로 투여한다. • 부작용: 위장관 출혈, 소화불량, 알레르기
		Ticlopidine	• Aspirin을 투여할 수 없는 경우 사용 • 부작용: 혈전성 혈소판 감소성 자반증
		Clopidlogel	Ticlopidine보다 효과적이다.
안지오텐신 억제제	• 관상 동맥 질환자의 이차 예방을 목적으로 투여한다. • 혈관 보호 작용을 한다.	Ranolazine, Ivabradine	EKG에서 QT가 지속된다.

② 심근 경색

가. 정의

심근 경색증은 좁아져 있던 관상 동맥이 혈전에 의해서 완전히 막힘으로써 심장 근육이 죽는 상태를 말한다. 관상 동맥을 통한 혈액 흐름의 점진적인 폐색으로 혈관 내에 죽종이 형성되어 그 부위의 혈관이 좁아져서 관상 동맥 혈류의 감소로 인해 적절한 혈류를 공급받지 못해 갑작스럽게 심장의 심근 조직이 손상된 상태이다. 심근 경색증은 잠행성으로 시작하여, 발생률이 노화함에 따라 증가한다. 심근 경색증의 원인은 죽상 경화증과 혈전이며, 다른 원인들은 관상 동맥의 경축과 관상 동맥의 섬유근성 비후이다.

나. 병태 생리

관상 동맥 내의 혈관 손상으로 인해 갑작스럽게 혈전이 형성되면서 발생한다. 이러한 혈관 손상은 흡연, 고혈압, 고지혈증 등의 위험 인자에 의해 발생하거나 촉진될 수 있다. 죽상 경화반의 내피 세포에 손상이 생기면 조직 인자가 노출되면서 혈소판이 활성화되고 섬유소와 응집하여 혈액 응고 반응이 촉진된다. 이러한 혈전은 결국 관상 동맥을 폐쇄하여 30분이 경과되면 심근 괴사가 시작되고 6시간이 경과하면 대부분의 심근이 괴사한다.

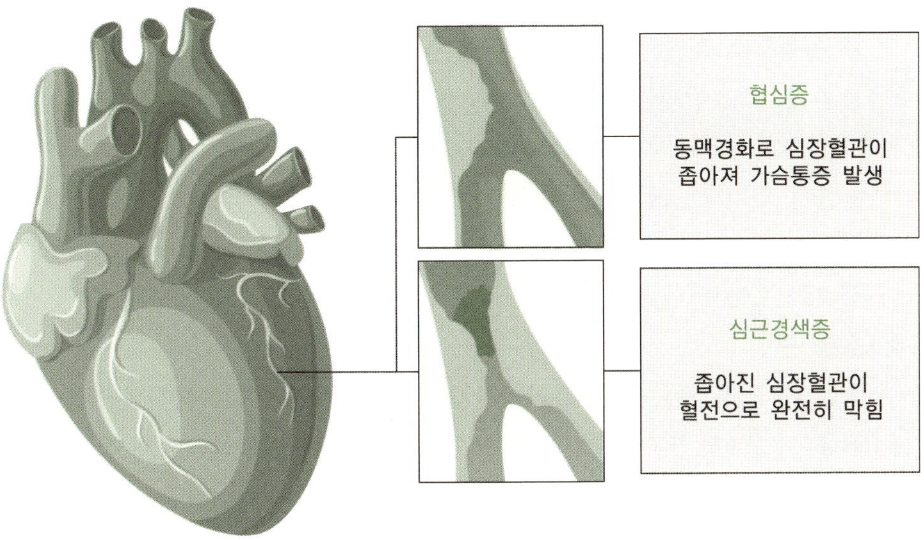

▲ 협심증과 심근 경색의 차이점

다. 증상

고령에서의 급성 심근 경색은 합병증 및 사망률이 매우 높다. 전체 심근 경색에 의한 사망률의 85%가 65세 이상의 고령에서 발생하고 내원 시 급성 출혈, 저산소증, 고혈압 또는 저혈압, 발열 및 빈맥성 부정맥 등의 합병된 문제들이 흔하다. 또한 고령에서의 심근 경색은 기왕의 심근 경색, 심부전, 고혈압, 당뇨 등의 문제 때문에 환자 상태가 처음부터 좋지 않은 경우가 많다.

가장 큰 진단상의 문제점은 통증이 없는 급성 심근 경색이 연령에 따라 증가하며 심전도 상에도 Q파가 없는 급성 심근 경색이 흔하기 때문에 조기 진단이 어렵다는 것이다. 즉 85세 이상에서의 심근 경색증 중 3분의 1만이 특징적인 흉통을 느낀다. 또한 85세 이상에서의 심근 경색증 중 3분의 1만이 특성적인 흉통을 느끼며 내원 시 심전도 상 Q파가 없는 것이 흔하고, 좌심실 비대 및 심실 내 전도 장애 등의 소견 때문에 급성 심근 경색의 초기 변화가 애매해지는 경우가 많다.

급성 심근 경색의 일반적인 증상은 다음과 같다.

㉠ 흉통

주로 무겁고, 조이는 듯한, 누르는 듯한 양상의 통증이 흉부나 상복부의 중앙에서 나타난다. 때로 깊고 가끔 칼로 찌르는 듯하거나 데인 듯한 느낌으로 표현하기도 한다. 팔 쪽으로 방사되며 복부, 등, 아래 턱, 목 쪽으로 방사되기도 하지만 일반적으로 배꼽 아래로까지 방사되지는 않는다. 흉골 아래의 통증이 있는 경우는 소화 불량으로 오인하기도 한다. 전신 무력감, 발한, 구역, 구토, 불안, 죽을 것 같은 느낌 등이 동반되기도 한다. 이러한 통증은 휴식을 취하거나 니트로글리세린을 투여한다고 완화되지 않고 30분 이상 지속된다.

당뇨가 있거나 고령일 경우 통증보다는 호흡 곤란을 호소하기도 하며 갑작스런 의식 소실, 정신 착란, 심한 전신 쇠약감, 설명할 수 없는 저혈압, 부정맥, 말초 색전증 등이 나타나기도 한다.

㉡ 호흡 곤란

심근 경색 초기에는 카테콜라민의 교감 신경계 자극으로 발한과 말초 혈관 수축 작용이 강하게 일어나 발작 직후 일시적으로 혈압이 상승하나 심근의 손상으로 수축력 저하가 나타나면 혈압이 떨어지고 저산소증이 나타난다. 또한 소변량은 줄어들고 혈액이 정체되어 폐울혈로 진행되며 호흡 곤란이 나타난다.

좌심실의 40% 이상 심근 괴사가 진행되면 심장성 쇼크가 일어나며 이때는 수축기압이 80～90 mmHg 이하로 떨어지고 쇼크 증상이 나타난다.

㉢ 오심과 구토

심한 통증으로 구역 반사가 자극되어 오심과 구토가 나타날 수 있는데 이러한 증상은 혈관미주신경반사(vasovagal reflexes) 때문일 수 있다.

라. 치료

고령에서 심근 경색에 의한 사망률이 높은 또 하나의 이유는 적절한 치료로 인정되고 있는 혈전 용해술이나 아스피린, 베타 차단제 등의 약물 등을 시술 혹은 투여할 때 그 자체에 의한 위험성 때문에 시행할 수 없는 경우가 많다.

급성 심근 경색의 치료는 협심증의 치료와 거의 대부분 유사하며 그 외에 치료법은 다음과 같다.

㉠ 재관류 요법

심근 경색을 일으킨 관상 동맥의 혈류를 적절한 시기에 회복시켜 경색 부위 이하 심근에 혈류를 개선시켜 경색의 크기를 줄일 수 있다.

재관류 방법에는 약물 요법(혈전 용해술), 경피적 관상 동맥 중재술, 응급 CABG가 있다. 흉통 조절, 심부전의 치료, 빈맥 및 고혈압의 조절을 통해 심근 내 산소 공급을 증가시키는 것은 재관류 요법에 의해 심근을 살릴 수 있는 시간을 늘릴 수 있다.

㉡ 혈전 용해술

혈전 용해제는 관상 동맥 내 혈전을 용해하고 심근의 혈류를 회복하기 위해 사용한다. 혈전 용해제의 효과를 높이기 위하여 가능한 3~6시간 이내에 투여한다. 금기증이 없다면 혈전 용해술은 병원에 도착한 후 30분 이내에 시행되어야 가장 효과적이다. 이를 door to needle time이라 하며 병원에서는 관리의 질에 대한 지표로서 혈전 용해제가 권장되는 시간 내에 투여되는지를 모니터한다.

혈전 용해제로는 streptokinase, urokinase, tissue plasimogen activator 등이 있다. 이때 streptokinase, urokinase는 근육 주사 시에 CK 수치가 상승할 수 있으므로 정맥 주입 펌프를 이용한다. 혈전 용해제는 관상 동맥 내의 혈괴 뿐 아니라 모든 혈괴를 용해시키고 출혈의 위험성을 증가시키므로 출혈이 있거나 출혈 장애가 있는 경우에도 사용해서는 안 된다.

㉢ 일차적 경피적 관상 동맥 절제술(PCI)

경피적 관상 동맥 중재술은 환자의 연령이나 협착 및 폐색된 관상 동맥이 수, 위치, 크기, 폐색 정도 등을 고려하여 실시한다. 재관류율이 높아 응급 PCI가 가능하면 혈전 용해술보다 우선적으로 고려한다.

마. 간호 중재

㉠ 입원기 치료

병원에 이송된 급성 심근 경색 환자는 응급실을 통하여 심혈관 집중 치료실에 입원하여 위험한 시기를 보내는 동안 혈압, 맥박, 심전도 등의 혈액학적 지표를 지속적으로 관찰해야 한다. 집중 치료실은 환자의 상태를 관찰하는데 필요한 제세동기, 인공호흡기, 경정맥 혈역학 모니터 카테터, 임시 박동 조율기 등이 비치되어 있어야 한다. 집중 치료실의 간호사는 이러한 기구 조작 및 관리에 능숙해야 하며 환자의 호흡과 심맥관계 상태, 전신 증상과 징후, 투여된 모든 약과 환자의 반응, 환자의 특별 치료 장치와 기능을 관찰하고 기록하며 위험한 증상은 즉시 보고하여 신속한 관리가 이루어지도록 해야 한다.

집중 치료실의 재원 기간은 환자의 상태에 따라 다양하다. 경구 치료 약물로 증상이 조절될 때는 일반 병실로 전동되어도 된다.

㉡ 식이

구토 및 기도 흡인의 위험성이 있기 때문에 초기 4~12시간은 금식 또는 맑은 유동식으로 식이를 제한하고 이후 점차 변경하도록 한다. 총 열량 중 지방 성분에 의한 섭취는 30% 미만으로 구성하고 복합 탄수화물에 의한 양은 50~55%로 구성한다. 염분은 줄이고, 칼륨, 마그네슘, 섬유소가 많은 식품을 선택한다. 너무 뜨겁거나 찬 음식은 미주 신경을 자극하여 부정맥을 유발할 수 있으므로 주의한다.

㉢ 신체 활동

심근 경색 초기에는 심장 부하를 증가시키는 요인들로 심근 경색의 범위를 확대시킬 수 있다. 발병 12시간은 침상 안정을 유지해야 하며 합병증이 없는 경우 첫 24시간 내에 침상에 걸터앉거나 의자에 앉는 정도의 신체들을 허용한다. 2~3일 정도 지나면 보행이 가능하고 샤워를 할 수 있다. 3~4일 후에는 1일 3회 정도 185 m 정도를 걷게 하며 필요하다면 진정제를 투여하여 환자의 안정을 돕고 신체 활동 저하에 적응하도록 한다.

㉣ 대장 운동

심근 경색 환자는 침상 안정과 진통제 투여, 수분 공급 제한 등으로 변비가 생길 수 있다. 실내 용변기(bedpan)보다는 이동 좌변기(bedside commode)를 사용하고 고섬유 식이를 섭취하도록 하고 변완화제를 투여한다.

4) 뇌졸중

〈 사망원인 순위 추이 〉

(단위: 인구 10만 명당 명)

순위	19년 사망원인	사망률
1	악성신생물(암)	158.2
2	심장 질환	60.4
3	폐렴	45.1
4	뇌혈관 질환	42.0
5	고의적 자해(자살)	26.9
6	당뇨병	15.8
7	알츠하이머병	13.1
8	간 질환	12.7
9	만성 하기도 질환	12.0
10	고혈압성 질환	11.0

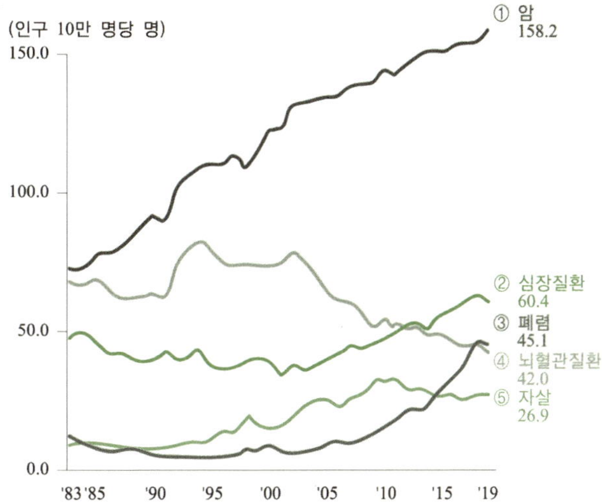

HP 2030. 2019. 보건복지부

(1) 정의

뇌졸중은 뇌혈류에 파괴가 있을 때 대뇌 조직에 혈액 공급량이 부족하여 발생한다. 뇌졸중의 발생은 죽상 경화증을 일으키는 심혈관계의 위험 요인들과 깊은 관련이 있다. 뇌졸중은 뇌혈전증, 색전, 뇌동맥 출혈, 과로가 원인이 되어 발생하며 오늘날 노인 질환 중 큰 비중을 차지하고 있다.

(2) 병태 생리

뇌세포는 단 몇 분간만 혈액 공급이 안 되어도 손상을 입고, 한번 죽은 뇌세포는 다시 살릴 수 없으므로 매우 응급한 상황이다. 뇌졸중의 주요 위험 인자는 고혈압, 이상지질혈증, 죽상 동맥 경화증, 당뇨병, 기타 심장 질환, 음주와 흡연, 부족한 신체 활동, 비만, 불균형적인 식사 등으로 알려져 있으며 불균형적인 식사는 교정이 가능한 뇌졸중의 위협 인자 중 하나로 다양한 식품과 영양소가 뇌졸중의 발생 위험과 연관되어 있다.

뇌졸중은 추운 날씨에 사망률이 증가한다는 연구 결과가 있는데 일반적으로 여름철에 비해 겨울철이 약 15% 정도 더 사망률이 높은 것으로 알려져 있다. 겨울철에 기온이 급강하하면 체내 혈관이 수축되고 혈액 점성이 증가하며 혈액 순환이 저하되어 혈류 흐름에 부담을

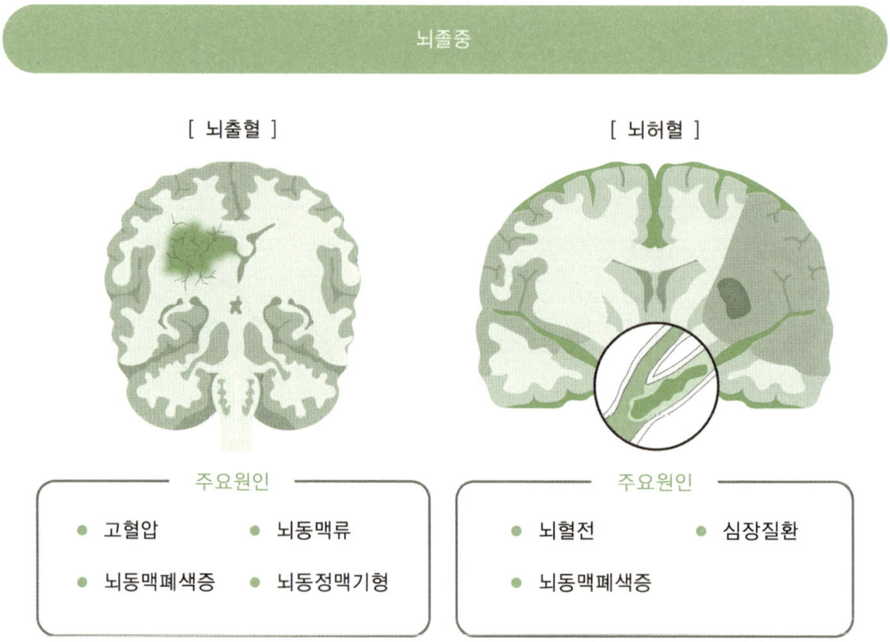

준다. 저온에서 혈액의 유속이 더욱 느리게 되며 혈청 피브리노겐 수준이 높아진다는 결과가 있고 이는 뇌경색 발병 위험을 높게 만든다고 한다.

뇌졸중 발생 위험 인자 중 생활 습관에서는 최근 1주 동안 운동을 하지 않은 경우, 흡연력, 음주력이 영향을 미치고 있다. 또한 뇌졸중 환자에서 여자, 신부전증이나 심혈관 질환 과거력이 있는 경우 사망 위험이 높은 것으로 나타나고 있다.

(3) 세계보건기구 분류

① 뇌병리 변화에 준한 것

- 지주막하 출혈: 지주막 아래 공간에 일어난 출혈
- 뇌내 출혈: 뇌실질 내에 일어난 출혈
- 뇌허혈성 출혈: 혈류 저하에 의한 뇌실질의 괴사

여기에는 출혈성 경색 및 허혈성 경색이 포함된다.

② 임상 병리에 준한 것

- 일과성 뇌허혈: 국소성 신경 탈락 증상으로 보통 몇 분간 계속해서 24시간을 넘지 않고 치료되며, 혈관 병변을 가진 환자에서 일어나는 것으로 재발하는 경향이 있다. 편두통 발작은 포함되지 않는다.

(4) 증상

뇌졸중의 증상은 침범된 동맥의 손상된 정도에 따라 편마비와 감각 장애, 실어증, 동측반맹, 방광 손상, 호흡기 손상, 정신 활동 손상 등으로 나타난다. 뇌는 대동맥에서 분지된 좌, 우의 경동맥과 척추 동맥에 의하여 혈액 공급을 받고 있다. 뇌는 부위에 따라 각 영역에 혈액을 공급하는 혈관이 구분되어 있으며, 각자 담당하는 기능이 다르기 때문에 어느 혈관이 문제를 일으켰는지, 손상된 뇌의 위치와 범위가 어떠한지에 따라 매우 다양한 증상을 나타낼 수 있다.

한편, 뇌졸중은 발생 즉시 심각한 증상을 느끼고 응급실을 찾게 되기도 하지만 발생 후 수개월 지나서 병원을 방문할 정도로 애매한 증상을 가진 환자들도 있고, 어지러움, 운동 장애, 간질, 치매와 같은 다른 신경과적 문제로 방문하여 뇌 촬영 결과 뇌경색이 발견되는 경우도 있다.

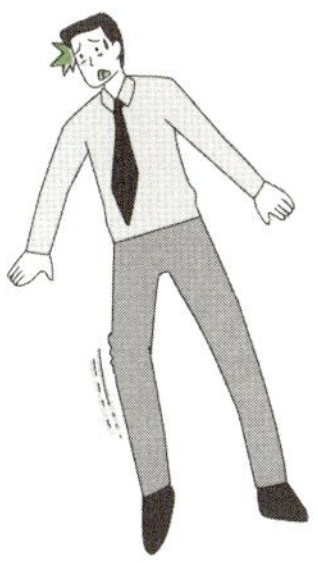

▲ 일어서거나 걸으려고 하면 자꾸 한쪽으로 넘어진다.

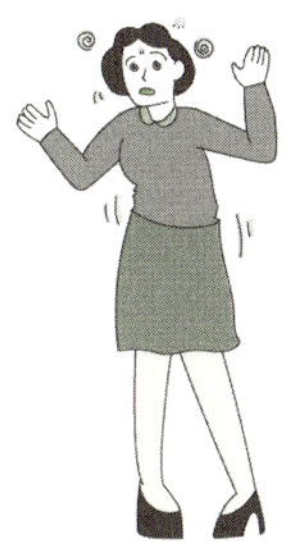

▲ 주위가 뱅뱅 도는 것처럼 어지럽다.

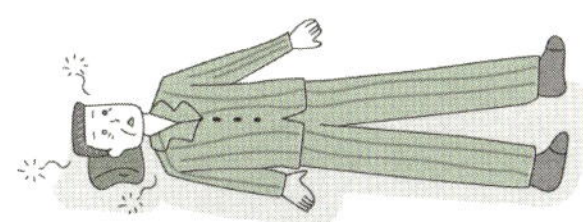

▲ 주위가 뱅뱅 도는 것처럼 어지럽다.

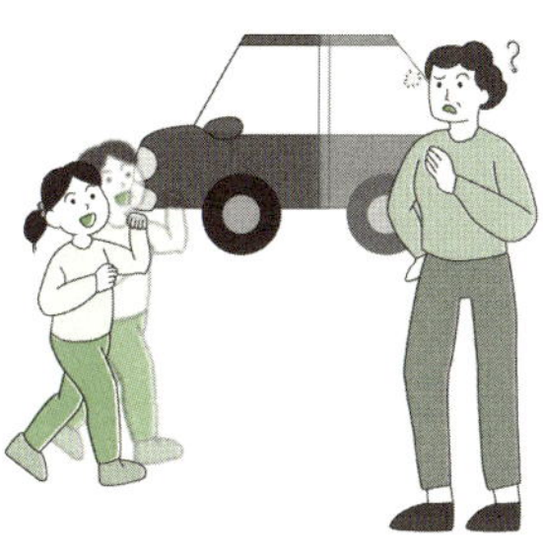

▲ 앞이 잘 보이지 않거나 둘로 보인다.

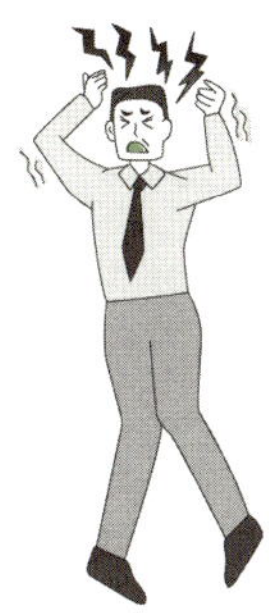

▲ 벼락치듯 갑자기 심한 두통이 온다.

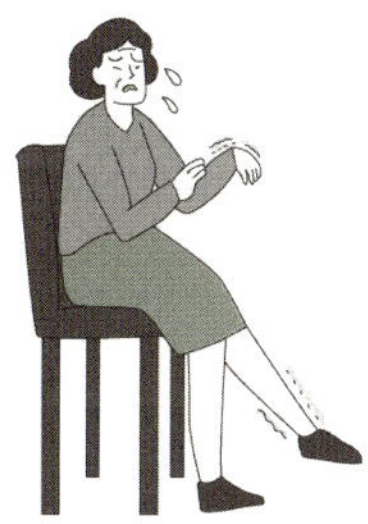

▲ 한쪽 팔다리가 마비되거나 감각이 이상하다.

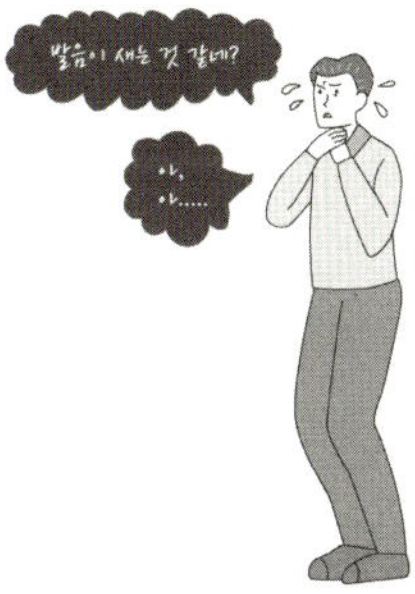

▲ 말할 때 발음이 분명치 않거나 말을 잘 못한다.

(5) 치료

① 허혈성 뇌졸중의 치료

허혈성 뇌졸중이 발생한지 오랜 시간이 지나서 이미 손상된 뇌조직이 회복될 수 없는 만성 환자의 경우에는 다음의 치료들이 중점적으로 시행된다.

- 뇌졸중의 재발 방지를 위한 약물 치료
- 뇌졸중 위험 인자의 적극적인 교정(혈압 조절, 혈당 조절, 고지혈증 치료 등)
- 이미 발생한 뇌졸중 및 장애에 대한 합병증 예방, 재활 치료

한편, 급성기 허혈성 뇌졸중의 경우 증상 발생 후 경과 시간, 위험 인자, 타 질환의 기왕력, 뇌출혈의 위험성 등을 고려할 때 일반화된 치료를 적용하기는 힘들며 환자 개개인의 임상양상, 뇌 영상 소견, 증상의 변화 여부 등을 자세히 검토한 후 치료를 결정하게 된다. 궁극적으로 급성기의 치료는 조기 혈관 재개통에 의해 비가역적인 뇌손상을 최소화하는 데 가장 큰 목적이 있다.

(6) 간호

① 경축과 욕창의 예방

간호사는 노인 환자들이 노화 과정 자체와 부동으로 인한 합병증 때문에 경축과 욕창이 생기기 쉽다는 것을 기억해야 한다. 경축은 순환 부전이 있는 손발에서 더 쉽게 나타나기 때문에 올바른 체위와 초기 물리 치료와 작업 치료가 필수적이다.

② 눈 간호

환자가 의식이 없다면 눈을 완전히 감긴 다음 간호해야 한다. 눈이 완전히 감기지 않으면 생리 식염수나 멸균 공물질 기름으로 세척하고 안대 등으로 눈을 보호해 주어야 한다. 세척 시에는 전문의의 도움이 필요하다. 눈이 감겨 있는지 자주 살펴보아야 하고, 안대를 깨끗하고 건조하게 유지해야 하며, 매일 교환해 주어야 한다.

③ 근육의 힘 유지

근육의 힘을 유지하고 경축을 예방하기 위해서 관절 운동을 수행하도록 도와주고, 마비된 부위를 만져주고, 수동적인 관절 운동을 하도록 하며, 환자의 몸 상태가 허락된다면 스스로 체위를 변경하는 것과 몸 돌리는 법을 익히도록 격려해야 한다. 이 동작은 유용한 근육들을 운동시키는 것뿐만 아니라 환자의 독립심을 증진하는 데 도움을 준다. 가동할 수 있는 부위의 조기 활동은 재활 과정의 긴 과정을 안내해야 하는 환자에게 있어서 중요하

다. 재활은 환자가 의식이 돌아오고 안정되자마자 곧 바로 시작해야 하며, 운동, 언어 기술을 증진시키는 것 외에 사회석 직업적 기술 또한 포함되어야 한다.

2장

호흡기계

1 노화에 따른 변화

1) 환기와 관련된 호흡기계의 변화

(1) 폐 기능

폐 기능은 40세 이후의 중년기가 되면 점차적으로 감소하게 되는데, 노화에 따라 폐 기능이 감소하는 이유는 폐의 노화 과정, 질병 상태, 환경적인 요인 등으로 인한 것이다. 폐 기능 검사는 폐의 용적률을 측정하고 폐의 건강 상태와 질병 상태를 사정하며, 호흡기계의 기능성을 결정하기 위하여 사용되는데, 노인에게는 검사 시간도 오래 걸릴 뿐만 아니라 정확하게 측정하기도 어렵기 때문에 노인의 건강 사정 시에는 각별한 주의가 요구된다. 잔기량과 호기 예비량이 증가하고 1회 호흡량이 감소하며, 노년기의 폐활량 감소율은 여자보다 남자에게서 더욱 심하다. 또한 나이가 듦에 따라 심호흡 능력이 감소되므로 흡기 용량에 변화가 생긴다.

(2) 유속률(airflow rate)

기관-기관지계의 유속률은 기도의 크기, 기도 저항, 근력, 탄력 반동에 의해 영향을 받는다. 노인의 기도내 유속은 폐 기능 검사 중 노력성 폐활량, 1초간 노력성 호기량에 대한 검사에서 모두 감소된다. 특히 노력성 호기량은 30세 이후에는 매년 30ml 정도씩 감소하게 되는데, 이는 흉곽의 근력이 저하됨으로써 공기를 이동시키는 힘이 약화되기 때문이다.

(3) 기도 폐쇄

폐의 순응도가 증가되어 탄력성 반동 소실되면 폐포 내의 공기가 축적된다. 결과적으로 기도 저항이 증가된다. 연령이 증가되면서 얕은 호흡을 쉬며 기도가 허탈이 된다.

(4) 환기의 분포

- 체위, 얕은 호흡 양상→폐 기저부 폐포의 저환기→저산소 혈증, 고탄산 혈증
- 환기, 관류 비율 감소, 비효과적인 폐포 가스 교환

2) 산소 포화도의 변화

(1) 동맥혈 산소

동맥 내 산소 분압은 성인 초기 이후에 매 10년마다 40mmHg씩 떨어져 70세 노인의 정상적인 동맥내 산소 분압은 75~80mmHg이다. 이는 노화에 따라 1회 호흡량이 점차 감소하고, 가스 교환이 일어나는 폐포의 표면적이 감소하며, 폐포 주위 모세 혈관에 구조 변화가 일어나 사강 용적이 늘어나기 때문이다.

(2) 산소 운반 능력

노인이 되면 헤모글로빈이 감소하는 경향이 있어 혈액 내 산소 운반 능력이 감소하고, 환기-관류 불균형으로 인해 동맥과 모세 혈관에서의 산소 분압차가 점점 커지게 된다.

※ 노화로 인한 호흡기계의 변화

1. 흉벽의 강직
2. 탄력성 반동의 감소
3. 폐포의 탄력성과 표면적의 감소로 가스 교환 능력 감소
4. 폐활량의 감소
5. 잔기 용적의 증가
6. 호흡 중추의 민감성 감소
7. 점막의 건조함으로 점액성 분비물의 배출이 더 어려워짐

호흡 기능	정상 노화 관련 변화	임상적 결과
호흡 기전	• 흉벽의 순응도 증가 • 탄력 반동의 소실 • 호흡근의 양과 강도 감소	• 폐활량 감소 • 잔기량의 증가 • 호기 유속률 감소
산소화	• 환기/관류의 부적합 증가 • 심박출량 감소 • 혼합된 정맥 내 산소 분압 감소 • 생리적 사강 증가 • 가스 교환이 가능한 폐포 면적의 감소 • 감소된 탄산 가스 확산력	• 동맥 내 산소 분압 감소 • 폐포 동맥 산소 분압차 증가 • 산소 포화도 감소
환기의 조절	• 저산소 혈증과 고탄산 혈증에 대한 중심과 말초 화학 수용기의 반응 감소	• 1회 호흡량 감소 • 호흡수 증가 • 산염기 불균형에 대한 반응 감소

폐 방어 기전	• 섬모의 수 감소 • 섬모 청소율 효과성 감소 • 구역 반사와 기침 반사 감소 • 체액성 면역과 세포성 면역의 감소 • IgA 생산 감소	• 분비물 제거 능력 감소 • 감염에 대한 감수성 증가 • 흡인 위험 증가
수면과 호흡	환기 충동 감소	• 무호흡, 저호흡, 수면 동안 동맥혈 산소 불포화가 증가 • 흡인 위험 증가 • 코골이 • 폐쇄성 수면 무호흡
운동 능력	• 근육의 부적절한 조절 • 근육량 감소 • 호흡 근육의 효율성 감소 • 보유량 감소	• 최대 산소 소비 감소 • 낮은 강도의 운동 시 호흡 불능
호흡 양상	• 저산소 혈증, 고탄산 혈증에 대한 • 반응 감소 • 호흡 기전의 변화	• 호흡수 증가, 1회 호흡량 감소 • 분당 환기량 증가

2 건강 문제와 간호

1) 폐렴(pneumonia)

(1) 원인

노인에게서 가장 흔한 폐렴의 원인은 박테리아에 의한 감염이며, 성인 사망의 2번째 원인이다. 폐렴에 걸린 노인의 사망률은 약 90%는 입원을 해야 하고, 입원 기간도 성인 환자에 비하여 2배 정도 길어지게 되므로 환자의 그의 가족들에게는 신체적·심리적·경제적 부담이 과중하게 된다. 폐렴의 주요 선행 요인은 폐흡인이다. 노인성 폐렴의 증상과 징후는 일반 성인들과는 달리 비전형적이고 다양하여 진단 시 혼동을 일으킨다. 노인성 폐렴 환자의 약 20%가 실제로 입원 당시에 열이 없으며, 특히 패혈증에 이르렀는데도 열이 없는 경우가 있는데, 주로 심질환이나 당뇨병이 있거나, 부신 피질 호르몬제나 비스테로이드성 소염 진통제를 복용하는 경우, 알코올 중독일 경우에 흔하다.

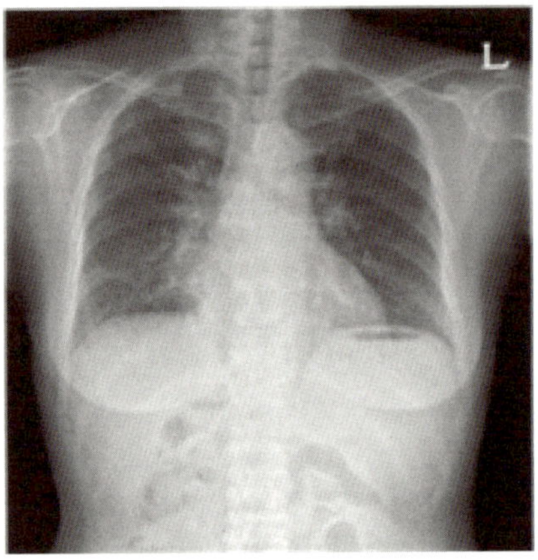

▲ 방사선 폐렴 발생 전

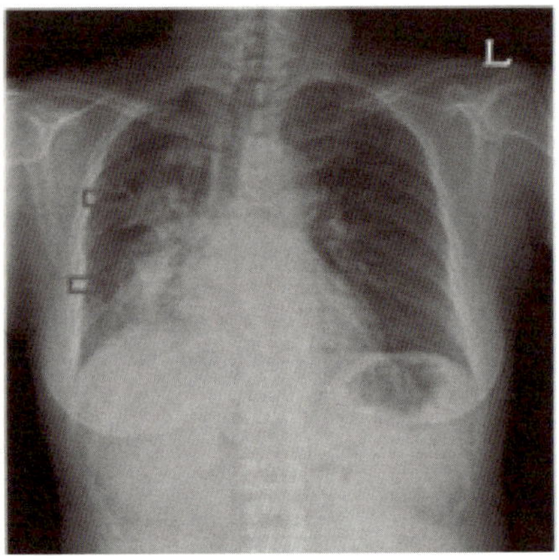

▲ 방사선 폐렴 발생 후

(2) 증상

노인성 폐렴은 폐렴의 특징적인 증후나 증상이 없는 경우가 많기 때문에 진단이 늦어지는 예가 흔히 발생하는데, 식욕 부진, 전신 무력감, 의식, 혼미, 혼돈, 호흡음의 이상, 고열 등과 같은 일반적인 증상이 몇 가지 나타날 수 있고 객담은 비교적 적은 편이나 박테리아성 폐렴인 경우에는 피 섞인 가래가, 바이러스성 폐렴인 경우에는 화농성 가래가 배출될 수 있다. 폐렴이 의심되는 노인에게는 객담 검사, 백혈구 검사, 혈액 배양 검사, 흉부 방사선 검사 등을 실시하고, 산소 투여가 요구되는 경우에는 동맥혈 가스 분압 검사를 시행토록 한다.

(3) 간호

폐렴으로 진단 받은 노인은 먼저 담배를 끊도록 하고 심호흡과 기침을 권하여 폐 내에 적절한 환기가 이루어지도록 한다. 수분과 영양분을 충분히 섭취하고 항생제 등의 약물 요법과 많은 사람들이 모이는 곳을 피하도록 한다. 또한 적절한 휴식과 활동을 권하도록 한다. 노인성 폐렴은 예방이 중요하며 감기, 인플루엔자 등의 상부 기도 감염을 예방하기 위해 인플루엔자 백신 및 폐렴구균 백신을 접종하도록 한다.

2) 폐결핵(tuberculosis)

(1) 원인

폐결핵의 전파 경로는 매우 다양한데, 거의 대부분이 기침, 재채기나, 대화할 때 침방울로 공기에 퍼져 결핵균(mycobacterium tuberculosis)이 이동된다. 노인의 경우 감염에 대한 면역이 저하되어 있고, 만성 질환에 시달리고 있거나 쇠약하기 때문에, 폐결핵으로 발전될 위험이 높다.

(2) 증상

임상적 증상과 징후는 피로, 식욕 부진, 체중 감소, 혈흔이 섞인 객담(가끔씩), 야간 발한, 미열이 나타나며, 노인에게는 노화에 따른 발한 감소로 인하여 야간의 발한은 대부분 없다. 진단과 치료가 시작되기 전에 타인에게 감염력이 가장 높으므로 진단과 더불어 가능한 빠른 시기에 치료가 시작되어야 한다.

(3) 간호

처방대로 약물 요법을 실시하면서 약의 부작용과 황달, 발열, 식욕 부진, 짙은 소변 등으로 나타나는 간염의 증상을 관찰한다. 타인에게 전파를 막기 위하여 재채기나 기침 시 주의를 요하고 손 씻기를 철저히 하도록 교육한다. 영양분을 충분히 섭취하도록 하고 정상적인 일상생활 동작을 권장하며, 주위 환경을 깨끗하게 유지하고 환기가 잘 되도록 한다. 시설이나 집단생활을 하는 노인들은 해마다 검진하도록 한다.

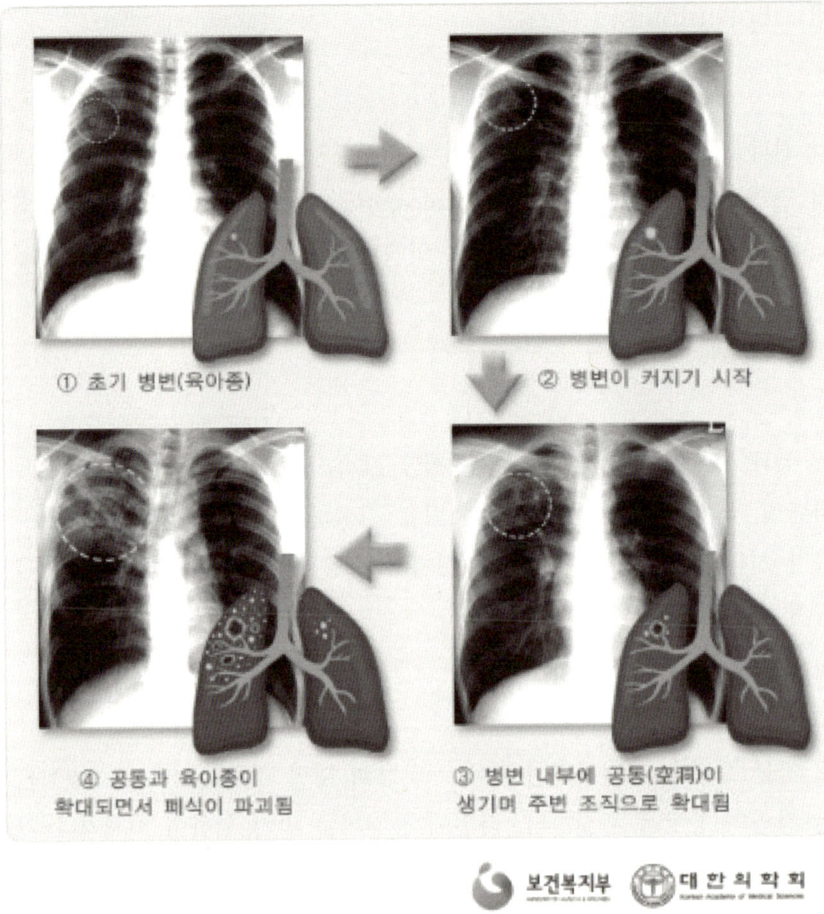

▲ 결핵의 진행 정도에 따른 흉부 방사선 사진의 변화

3) 만성 폐쇄성 폐질환(chronic obstructive pulmonary disease)

만성 폐쇄성 폐질환이란 기관지의 지속적인 폐쇄성 증상을 주 호소로 하는 호흡기 질환을 묶어 통칭하는 개념으로 만성적으로 증상이 조금 악화되기도 하고 호전되기도 하면서 강한 자극 물질이나 감염에 노출될 때는 입원을 요하기도 한다. 특히 노화에 따른 폐 조직의 탄력 감소와 폐기능의 효율성 감소, 환기 조절 능력의 장애, 기침 반사 감소, 혈관 변화 등도 기인하는 것으로 알려져 있다.

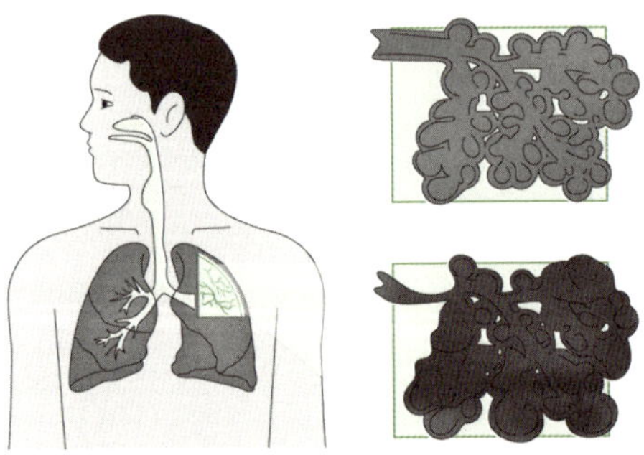

▲ 만성 폐쇄성 폐질환

(1) 만성 기관지염(chronic bronchitis)

① 원인

만성 기관지염은 중년 이후 노년기 남성에게 대부분 도시의 공해나 흡연이 원인으로, 호흡기 감염이 반복되어 기관지를 자극함으로써 나타난다. 흡연을 하는 동안 증상이 점차적으로 진행되어 결국에는 치명적인 폐인성심질환이나 폐기종이 되기도 한다.

② 증상

기도의 염증으로 점막 부종이 생기고 객담의 양이 늘어 기도를 폐쇄하는 원인이 되고 호기 시 공기 흐름이 차단되게 된다. 지속적인 객담의 배출은 서서히 심각하게 되며 활동 내구성을 저하시킨다. 해부학적으로는 점액선의 비대가 있고, 기관지 벽이 두꺼워지며 결과적으로 기관지 내경이 줄어들어 공기 흐름이 줄어든다. 특히 호기 시에 심해진다.

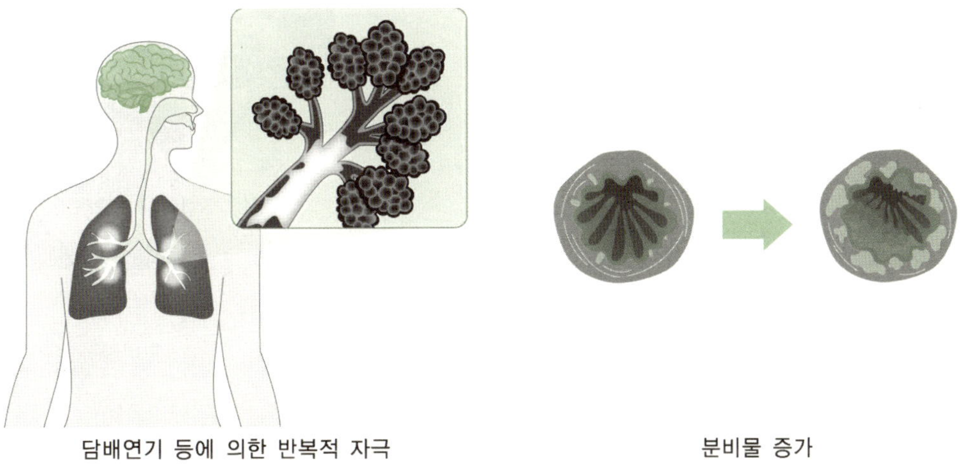

▲ 만성 기관지염으로 인한 기도 변화

③ 간호

흡연 노인에게는 금연하도록 권장하고 가급적 담배 연기나 오염된 공기에 접촉되지 않도록 한다. 또한 노인의 주변 환경에서 기침을 자극할 수 있는 집 먼지나 애완동물 등의 자극 물질을 확인하고 이를 제거하도록 한다. 필요시에는 의사의 지시에 의해 항생제나 기관지 확장제, 스테로이드 약물을 복용해야 한다.

(2) 천식(asthma)

① 원인

기관지 천식의 원인으로는 집 먼지, 꽃가루, 동물 비듬, 깃털 등과 같은 알러지성 물질, 오염 물질, 흡연, 스트레스, 감염 등이 있다. 천식이 있는 노인은 다른 노인에 비하여 사망률이 높은데 특히 겨울철이 높다.

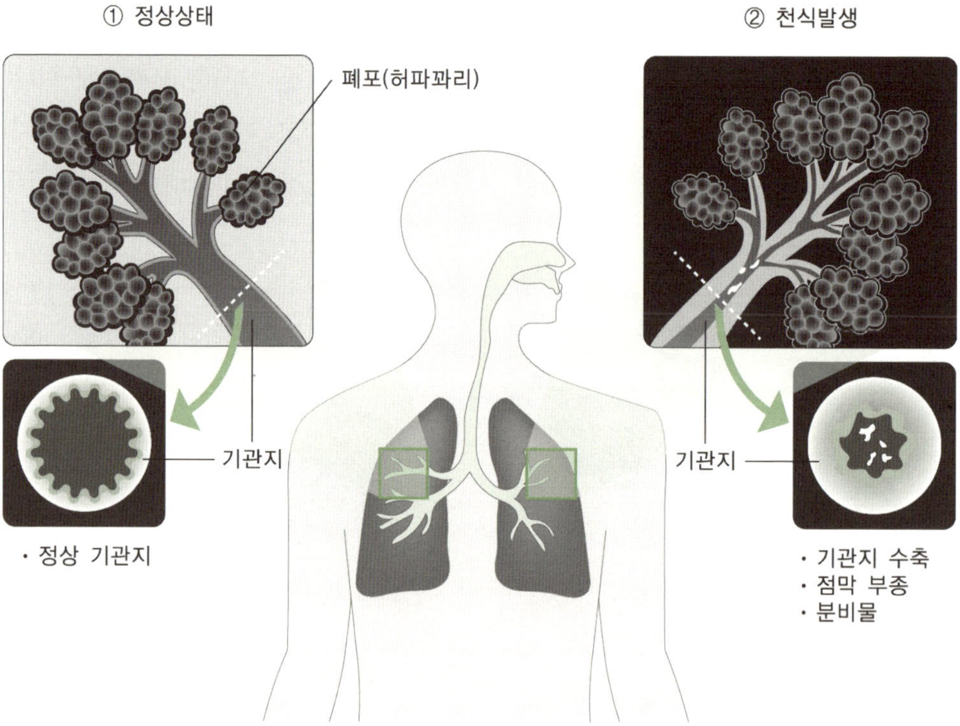

▲ 천식의 발생기전

② 증상

갑작스럽게 기도가 좁아지면서 약간의 기침과 호기 시에 중증의 호흡 곤란이 경련성으로 나타나며, 점막부종, 과다한 점액 분비, 세기관지 폐쇄로 인한 발작성 기침 및 호흡 곤란, 천명음이 특징이다. 점액 분비선이 과잉 활동하고, 기관지가 점도가 높은 끈적거리는 점액에 의하여 막히고, 기관지 벽이 수축되고 비후되며, 폐포와 세기관지가 과잉 팽창된다. 발작이 없을 때는 폐기능이 정상이나, 천식 발작 중에는 기도 저항이 증가하고, 폐의 잔기량이 증가하며, 기도 폐쇄의 결과로 호흡성 산독증이 일어난다.

③ 간호

천식 발작을 방지하기 위한 예방 교육이 가장 우선적인 중재이다. 발작의 원인이 되는 감염이나 알러지원에 대한 치료, 스트레스 관리, 금연을 하도록 한다. 추운 기후나 안개 및 연기 등을 피하고 점막의 건조와 탈수를 피하기 위해 하루 3000~4000ml의 충분한 수분을 섭취해야 한다.

급성 천식 발작 중에는 기도 경련을 완화하고 분비물의 배출을 쉽게 하기 위해 기관지 확장제, 스테로이드, 거담제, 항생제 등을 투여하며 기침 반사나 호흡을 억제하는 마약류와 진정제 사용은 금지해야 한다. 또한 산소 요법을 시행하고, 감염의 징후를 관찰하고, 체액 및 전해질 불균형을 방지한다. 천식이 있는 노인은 정서적 요인에 민감하므로 편안하게 휴식할 수 있는 환경을 유지하고 안심시켜 주어야 한다.

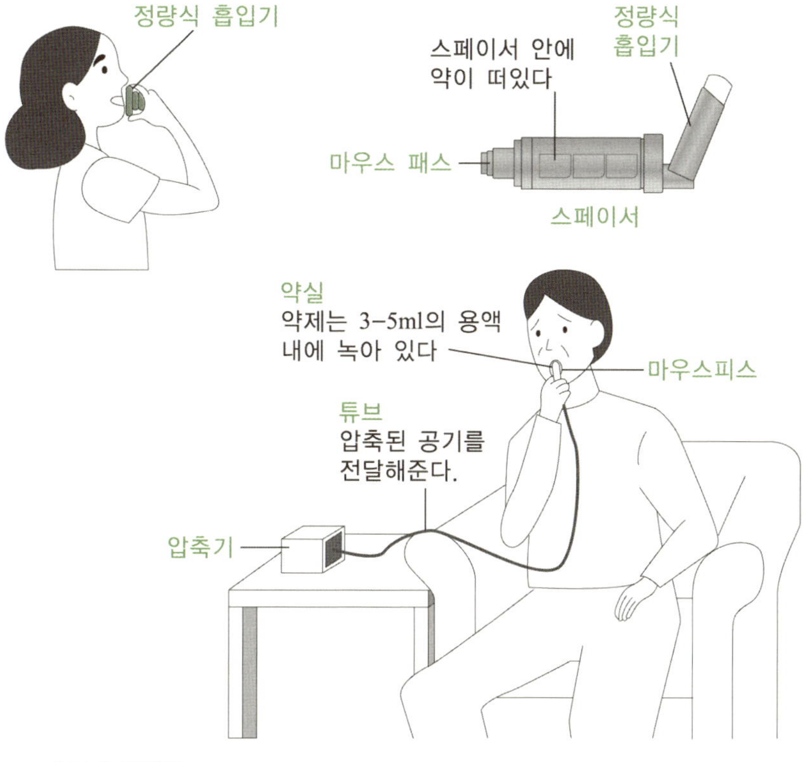

▲ 흡입제 사용법

(3) 폐기종(emphysema)

① 원인

폐기종이란 뚜렷한 섬유성 변성 없이, 폐포 벽이 파괴되고 세기관지의 비정상적인 과잉 폐포 팽창이 특징인 비가역적인 폐의 상태이다. 춥고 습한 지역의 70~80세의 노년기 남자에게 발생하며 천식, 만성 기관지염을 앓는 사람에게 발병률이 높다.

② 증상

폐기종이 있는 노인의 가장 흔한 증상으로는 조금만 움직여도 호흡 곤란을 느끼고 숨을 내쉴 때 더욱 힘들어진다. 호기 중에 경정맥이 팽창되고 폐의 과잉 팽대와 공기 포획으로 인해 흉곽의 모양과 크기가 점차 변하여 술통 모양의 흉곽이 된다. 손가락은 곤봉 모양으로 변하는 고상지두가 특징이다.

③ 간호

폐기종은 폐포의 파괴가 주요 문제가 되므로 감염이나 악화, 혹은 재발 시에는 즉시 치료가 되어야 하며, 평상시에 이완 요법, 입술을 오므린 호흡, 횡경막 호흡 등의 운동 요법을 하도록 한다. 급성 호흡 부전이 나타나면 기관지 확장제를 정맥이나 흡입으로 신속히 투여하고, 산소 공급, 수분 공급, 감염 치료, 흉부 물리 요법에 대한 간호를 한다. 특히 산소 요법을 할 경우 낮은 동맥혈 가스 분압 상태를 유지시키고 가능한 한 기계적 환기를 피하여 호흡 근육이 퇴화되는 것을 방지해야 한다.

Memo

3장

근골격계 변화

골격, 관절, 근육으로 구성되는 근골격계는 체내의 다른 조직과 마찬가지로 노화에 따른 다양한 변화를 보이게 된다. 근골격계 질환은 노인에게 나타나는 만성 질환의 가장 흔한 요인이나, 근골격계 조직의 기능 저하도 규칙적인 운동을 통해 지연, 또는 예방, 호전될 수 있다.

1 노화에 따른 변화

1) 외모와 골격의 변화

근골격계의 노화 과정에서 가장 눈에 띄는 변화는 키와 자세이다. 연령에 따라 추간판이 얇아지고 간격이 좁아지며, 척추는 서서히 압박을 받아 척추 길이가 줄어든다. 허리가 굽어 측면증이 초래되고, 머리가 앞으로 숙여진다. 이로 인해 흉추와 경추의 만곡이 두드러져 자세가 앞을 굽으며 70세가 되면 약 5cm가 줄어든다.

뼈의 구성 성분도 변화하여 나이에 따라 무기질의 구성이 증가하여 70% 이상을 차지하게 된다. 탄성을 부여하는 유기질이 감소하여 외부의 힘이 가해졌을 때 쉽게 파괴된다.

골 대사의 변화로 뼈의 밀도와 중량이 줄어드는데, 30세 이후에는 조골보다는 골흡수가 빠르게 일어난다. 특히 여성의 경우 폐경으로 골흡수를 억제하는 에스트로겐 분비가 감소하여 노인 남성에 비해 골 흡수율이 빠르게 진행된다. 35세부터 여성은 골밀도가 매년 2%씩 감소하고, 남성은 50세부터 매년 0.5%씩 감소한다.

2) 근육의 변화

(1) 근육의 긴장도와 근육의 질량의 변화

근육 긴장도는 20~24세에 최대에 이르고, 이후로 서서히 감소하다가 60세 이후부터는 급격히 감소한다. 노인은 전반적으로 근섬유의 수가 감소하고 신체 조직과 기관이 위축되어 근육이 소모된다. 근육의 질량은 근섬유의 수와 크기의 감소로 25세 때 20~25% 줄어든다. 남성의 경우 테스토스테론 분비 저하로 근육 질량이 감소한다.

(2) 근력의 감소

근력 중에서도 하지 근력이 상지 근력보다 더 저하된다. 근섬유의 수적 감소뿐 아니라 근섬유 위축도 동반되므로 근육 모양의 변화가 두드러진다. 근조직의 재생력이 감소되어 위축된 조직이 섬유 조직으로 대치되므로 근육 질량이 줄어들고, 근육의 탄력성도 줄어든다. 근육에 lipofusin과 지방이 침착되어 근육 주사 약물의 흡수율이 떨어진다. 또한 근육의 글리코겐 저장 기능이 저하되어 근수축 시 활용할 수 있는 에너지원이 줄어들게 된다. 운동 근육의 단위당 모세 혈관의 밀도는 감소하는 반면 근조직 단위당 산소 소모량은 불변하므로 근육 활동 시 쉽게 피로를 느낀다.

3) 운동 기능의 변화

빈혈이나 호흡기 문제 등으로 산소 이용률이 제한되면 젖산이나 이산화탄소가 과잉 축적되어, 가벼운 운동에도 근육 피로가 초래되고 근경련이 자주 일어난다. 이러한 근육의 노화는 근육 기능을 변화시킨다. 노화와 더불어 신경 근육 섭합부에서 신경 전달 물질 방출이 감소하고, 중추 신경의 효율성도 떨어진다. 이로 인하여 근육 세포 내의 운동 단위의 수축 시간이 지연되고, 잠재기와 이완기 역시 지연된다. 결과적으로 자극에 대한 반응 속도가 10~15% 느려진다.

2 건강 문제와 간호

1) 골다공증(osteoporosis)

골다공증은 골량의 감소와 미세 구조의 이상을 특징으로 하는 전신적인 골격계 질환으로, 결과적으로 뼈가 약해져서 부러지기 쉬운 상태가 되는 질환이다. 최근 전 세계적인 고령화 추세와 함께 골다공증의 유병률은 지속적으로 증가하여 미국과 유렵에서는 폐경 후 여성의 30% 정도가 골다공증을 갖고 있을 것으로 추정되며, 우리나라에서는 50세 이상 여성의 35.5%, 50세 이상 남성의 7.5%가 골다공증을 중요하게 여겨지는 이유는 다양한 부위에 취약 골절이 발생하기 때문이다.

(1) 증상

골다공증으로 인한 주된 골절 부위는 척추, 고관절, 손목 등이 포함되며, 각 부위의 골절 빈도는 나이에 따라 차이를 보인다. 50대에서는 손목 골절이 가장 흔하고, 나이가 증가함에 따라 척추와 대퇴골 골절의 발생률이 증가한다. 특히 고관절 골절의 빈도는 70세 이후 매 5년마다 2배씩 증가한다. 골다공증성 골절은 심각한 장애를 유발하여 삶의 질을 떨어뜨리고 심한 경우 사망에 이르게 하는데, 고관절 골절 발생 시 20－30%의 환자가 1년 이내에 사망하게 되고 40%는 독립적으로 보행할 수 없게 되며 60%는 최소 한 가지 이상의 일상생활에 어려움을 겪는다. 골밀도와 별개로 나이는 골절에 대한 독립적인 위험 인자이다. 따라서 동일한 골밀도라 할지라도 나이가 많을수록 골절의 발생 위험도는 더욱 증가한다. 고령 환자에서는 칼슘 섭취 부족, 비타민D(25－hydroxyvitamin D) 결핍, 낙상 위험 등으로 골절의 발생이 더욱 증가하기 때문에 노인에게서의 골다공증 관리와 골절 예방은 매우 중요하다.

(2) 진단

① **골밀도에 따른 골다공증**

정상	T － score	－1이내
골저하증	T － score	－1～－2.5
골다공증	T － score	－2.5이하

② **골밀도 측정 부위:** 척추, 근위 대퇴골, 원위부요골

(3) 골다공증의 위험 요인

① 여성
② 연령 증가
③ 백인종
④ 마른 체격
⑤ 양측 난소 절제술

⑥ 알코올 중독

⑦ 흡연

⑧ 운동 부족 및 칼슘 섭취 부족

(4) 치료 및 관리

골다공증 예방을 위해서는 청소년기 또는 젊은 성인기에 최대 골량을 충분히 형성시켜야 하며, 노년기의 골소실을 지연시키는 것이 중요하다. 최대 골량의 형성이나 골소실은 일생 동안 매우 서서히 일어나는 현상으로 골다공증의 예방을 위해서는 평상시 생활 관리가 중요하다. 골절 예방을 위한 비약물 요법에는 칼슘과 비타민D의 적절한 섭취, 낙상 예방, 규칙적인 운동, 금연과 과도한 음주의 회피 등이 포함된다. 특히 노인의 골다공증 관리에 있어 칼슘 섭취 부족, 비타민D 결핍, 낙상 위험 증가는 매우 중요한 요소이다.

① 칼슘

골건강을 위한 충분한 칼슘 섭취는 필수적이다. 칼슘을 필요량보다 적게 섭취할 경우 골량이 감소하지만 과다 섭취한다고 골건강에 더 큰 도움이 되는 것은 아니므로 적절한 양의 칼슘 섭취가 중요하다.

우리나라의 국민 건강 영양 조사 자료에 의하면 한국인의 하루 평균 칼슘 섭취량은 476mg으로 권장 섭취량의 65% 정도에 불과하며, 특히 60세 이상에서는 60% 이상이 하루 400mg 이하의 칼슘을 섭취하는 것으로 나타났다.

칼슘은 일차적으로 음식을 통한 섭취가 권장된다. 유제품, 어류, 해조류, 채소, 두부 등 주요 칼슘 급원 식품을 통한 섭취가 가능하다. 특히 우유는 유당과 카세인을 포함하고 있어 칼슘 흡수에 도움이 된다. 음식을 통한 섭취가 용이하지 않은 경우 칼슘 보충제를 사용할 수 있다. 칼슘 보충제로는 탄산 칼슘과 구연산 칼슘 등이 있으며, 칼슘 원소량은 탄산 칼슘의 경우 40%, 구연산 칼슘의 경우 24%이다.

최근 칼슘 보충제 사용이 심혈관 질환 또는 요로 결석의 발생을 증가시킬 수 있다는 연구 결과들이 발표되면서 논란이 있었다. 특히 고령이거나 신장 기능이 손상된 환자의 경우 과다한 칼슘 보충제가 심혈관 질환의 위험을 증가시킬 수 있으므로 주의해야 한다. 대한골대사학회에서는 폐경 후 여성과 50세 이상 남성에게서 하루 800-1,000mg의 칼슘 섭취를 권장한다.

② 비타민D

체내에 적절한 비타민D 농도를 유지하는 것은 건강한 뼈를 만들고 골다공증을 예방하기 위한 필수 요건이다. 대한골대사학회 권고안에 따르면 50세 이상 남성과 폐경 후 여성에서 일반적으로 골다공증 예방을 위한 혈중 비타민D 농도는 20 ng/mL 이상이 권장되며, 골다공증 환자의 치료나 골절 및 낙상의 예방을 위해서는 30 ng/mL 이상이 바람직한 것으로 제안되었다.

국민 건강 영양 조사를 통해 보고된 한국인의 비타민D 수준은 매우 심각한 상황으로, 평균 비타민D 농도는 남성에서 18.3 ng/mL, 여성에서 16.4 ng/mL였으며, 20 ng/mL 미만으로 정의한 비타민D 결핍의 유병률은 남성에서 65.7%, 여성에서 76.7%였다.

최근 상승 추세를 보이는 미국 등 서양과는 반대로 한국인의 비타민D 수준은 여전히 감소하는 추세를 보이고 있다. 비타민D는 음식을 통해 섭취할 수도 있으나, 햇빛의 자외선에 의해 피부에서도 합성된다.

거주지의 위도, 계절, 노출 정도에 따라 차이는 있으나 여름철 낮 시간에 팔다리를 노출한 상태로 10－15분 정도 햇빛을 쬐는 것이 필요하다. 하지만 여름철 이외의 계절에는 훨씬 많은 시간의 햇빛 노출이 필요하며, 특히 노인의 경우 피부에서의 비타민D 생성 능력이 훨씬 떨어지는 것으로 알려져 있다. 따라서 음식이나 보충제를 통한 비타민D 섭취가 최근 강조된다.

비타민D가 많은 음식으로는 연어, 고등어, 참치, 정어리 등 생선과 우유, 치즈, 오렌지주스, 마가린, 씨리얼 등 비타민D 강화식품이 있다. 비타민D 보충제의 경우 일반적으로 하루 800－1,000 IU의 경구제가 우선 권고된다. 주사제를 포함한 간헐적 고용량 비타민D의 경우 혈중 비타민D 농도를 효과적으로 올릴 수 있으나, 골절 또는 낙상의 위험도와 관련된 상충적인 보고들이 있어 주의가 필요하며, 흡수 장애가 있거나 경구 투여가 어려운 경우 권장된다.

③ 낙상 예방

골절의 발생에 가장 중요한 요인 중 하나는 낙상이다. 노인의 경우 균형감, 시력 및 근력의 저하로 인해 낙상의 위험성은 더욱 높다고 할 수 있다. 낙상을 유발시키는 위험 요인은 매우 다양하며, 낙상 예방을 위해서는 다각적 접근을 통해 이러한 위험 요인을 제거해야 한다. 비타민D 결핍은 낙상의 위험 요인으로도 알려져 있으며, 700－1,000 IU 이상 복용 시 낙상의 위험을 낮출 수 있다는 연구 결과가 있다.

낙상의 예방을 위해서 근력, 균형감, 유연성, 지구력을 개선시킬 수 있는 운동 프로그램이 필요하며, 시력, 기립 저혈압, 족부 건강 등 낙상과 관련된 건강 문제를 교정하고, 향정신 의약품 같은 낙상을 일으킬 수 있는 약제를 중단하거나 감량해야 한다.

환경적으로도 낙상의 위험 요인을 찾아 제거하고 안전시설을 강화하는 등의 노력이 필요하다. 또한 규칙적인 체중 부하 및 근력 강화 운동은 낙상의 위험을 감소시키고 골밀도도 증가시킬 수 있다.

④ 금연과 과도한 음주의 회피

흡연은 골흡수를 증가시키고 성호르몬을 감소시키는 등뼈에 악영향을 주기 때문에 골건강을 위해서 금연은 강력히 권고된다. 또한 하루 3잔 이상의 알코올 섭취는 골건강에 악영향을 주며, 낙상의 위험도 증가시킬 수 있으므로 과도한 음주는 피해야 한다.

⑤ 약물 요법

일반적으로 20～30대에 일생 중 최대 골량을 갖게 되며, 이후 50세까지는 골재 형성 과정인 골흡수와 골형성이 균형을 이루면서 골량이 대체로 유지되거나 약간의 감소만 보인다. 그러나 여성의 경우 폐경 후부터 5년 이상 동안 1년에 2～3%씩 급격히 골량이 소실되는데, 이는 주로 여성 호르몬의 결핍으로 인해 골흡수가 증가하기 때문이고 이후 노화와 함께 골형성이 점차 감소되면서 골량 소실이 지속된다.

따라서 골다공증을 예방하고 치료하기 위한 약제는 골흡수를 저하시키는 골흡수 억제제와 골형성을 증가시키는 골형성 촉진제로 크게 나눌 수 있다.

골흡수 억제제로는 선택적에스트로겐 수용체조절제, 비스포스포네이트, receptor activator of nuclear factor－kappa B ligand(RANKL)에 대한 인간 단클론 항체인 데노수맙 등이 사용되고 있으며, 골형성 촉진제로는 부갑상선호르몬제인 테리파라타이드가 대표적이다(최한석. 2019).

2) 골관절염(osteoathritis)

노인에서의 관절염은 증상의 발현이 서서히 이루어지고, 동반 질환이 많고, 치료에 반응이 늦고, 치료 결과가 좋지 않고, 치료 약물에 의한 부작용이 많다. 관절 연골이 닳아 없어지면서 국소적인 퇴행성 변화가 나타나는 질환으로 윤활 관절(synovial joint)에 연골 결손이 있으면서 관절 주위의 골반응을 동반하며 무릎이나 엉덩이 관절 등 주로 체중을 많이 받는 관절에 발생한다. 또한 심한 통증과 관절의 변형이 나타날 수 있다. 류마티스 관절염처럼 염증 반응이나 전신적 질병을 동반하지 않으므로 비염증성 관절염과 염증 반응은 적으나 골반응을 동반(관절 주변에 골의 과잉 형성)하므로 비후성 관절염이 있다.

(1) 유병률

우리나라 65세 이상 노인의 골관절염 유병률은 2017년 기준 30.9%로 노인기 질환 유병률 2위에 해당하며, 50대 9.9%, 60대 22.3%, 70세 이상에서 33.0%로 나타나 연령이 증가함에 따라 유병률이 급증하는 전형적인 노인성 질환이다. 우리나라 노인 인구 비율은 2020년 6월 기준 16.0%로 노인 인구의 빠른 증가 및 기대 수명의 증가로 골관절염 유병율과 유병 기간에 따른 질병 부담은 더욱 커질 것으로 예측되며 노인기 건강 관련 삶의 질에 큰 위협이 되고 있다.

(2) 영향 요인

골관절염 노인의 건강 관련 삶의 질에 관련한 변수 성별, 연령, 소득 수준, 교육 수준의 인구 사회학적 변인과 주관적 건강 상태, 일상 활동 제한, 만성 질환 유병개수, 신체 증상 등의 건강 상태, 그리고 신체 활동, 식이, 흡연, 음주를 포함한 건강 행위 등이 보고되고 있다. 골관절염 발생은 여성 노인이 남성 노인보다 3배가량 높을 뿐 아니라 증상이 더 심하게 나타나 성별에 따른 건강 관련 삶의 질에 차이가 있으며, 소득이나 교육 수준은 건강 불평등을 유발하는 대표적인 요인으로서 노인 및 골관절염 노인의 건강 관련 삶의 질에 주요하게 작용하고 있다.

골관절염은 통증, 부종, 관절 강직의 증상으로 인해 기능적 활동 제한을 동반하는 대표적 질환으로, 이에 따라 자신의 건강 상태를 부정적으로 평가하게 되거나 우울과 같은 정서적 증상을 유발하여 삶의 질에 영향을 주게 되며, 특히 보행과 같이 일차적인 일상생활에서의 활동 제한은 건강 관련 삶의 질을 저하시키는 중요한 요인이 된다. 이에 골관절염을 포함한 근골격계 질환은 노인의 기능적 건강을 포함한 건강 상태 및 삶의 질을 저하시키는 대표 질병 유형으로 보고되고 있다.

또한 신체 활동, 식이, 체중 조절, 흡연과 음주 등 건강한 생활 습관을 유지하는 것이 증상 조절과 건강 관련 삶의 질에 중요한 영향 요인이 된다. 특히, 중강도의 신체 활동 실천과 유지는 골관절염 관리의 핵심 요소로서, 유산소 운동을 중심으로 근력 운동과 유연성 운동의 접목은 증상 조절과 건강 관련 삶의 질 향상에 중요하다. 또한 골관절염의 원인이자 증상을 악화시키는 과체중과 비만에 대한 체중 조절과 이를 돕는 식이 조절 역시 중요하며, 골관절염 증상을 악화시키는 위험 요인으로 흡연 및 음주 역시 삶의 질 개선 측면에서 조절되어야 한다(최혜영. 2020).

(3) 치료 및 간호

① 신체 검진

신체 검진 시에는 촉진, 타진 등을 통하여 관절의 민감성을 검사한다. 압력을 주어서 누를 때 발적이나 부은 관절에 대한 환자의 호소 정도를 관찰하면서 감각 정도를 함께 사정한다. 각 관절의 유연성, 부종, 피부 온도, 골절 유무, 근력 등을 체계적으로 사정한다. 모든 관절의 유연성, 부종, 피부 온도, 골절 유무, 근력 등을 체계적으로 사정한다. 모든 관절의 능동적인 관절 운동 범위와 수동적 관절 운동 범위의 체크는 신체 검진 시 필수적으로 점검해야 한다.

② 약물 중재

치료적인 약물 중재로 비스테로이드성 소염제는 골관절염의 통증을 위한 약물 요법으로 일반적으로 이용되어 왔으나 노인에서는 위장 출혈, 신부전증 등의 부작용의 발현 유무를 관찰하는 것이 중요하다. 통증 완화를 위하여 acetaminophen 4,000mg/일 혹은 ibuprofen 1,200mg/일이 많이 사용된다. 염증이 있는 경우 corticosteroid의 골관절 내 주사가 효과가 있다.

③ 운동 프로그램

골관절염 환자의 운동 프로그램의 목표는 관절 통증을 감소시키고 기능을 강화시키는 것이다. 통증이 완화된 후에, 단계적인 운동 프로그램을 시작할 수 있다. 통증이 심하면 휴식을 취하게 하지만 단계적 운동 프로그램이 통증의 원인이 되지 않으며 통증을 촉진하지 않는다는 것을 인식시켜야 한다. 이러한 프로그램은 근육 긴장을 개선하고 근육의 강도를 증가시켜, 근육 경련과 구축을 예방하여 환자의 삶의 질을 개선할 수 있다.

3) 류마티스성 관절염(rheumatoid arthritis)

(1) 정의

류마티스 관절염은 체내 면역 체계의 오류로 자신의 몸을 공격하여 관절 내에 염증이 발생하고 지속되어 점차 관절이 파괴되는 증상이다. 주로 관절에 염증과 통증을 일으키는 만성 염증성 질환으로, 피부, 눈, 폐, 혈관 등에도 다양한 손상을 줄 수 있다.

65세 이상의 노년층에서 발생하는 류마티스 관절염은 종종 갑자기 발생하고, 발열, 체중 감소와 같은 전신적인 증상을 동반한다. 작은 관절 보다 주로 큰 관절들에 손상이 오고, 압통과 부종을 보이는 관절 수가 증가하여 질병 활성도가 높다. 또한, 조조강직의 시간과 유병

기간이 길고, 삶의 질에 큰 변화를 초래하는 특징이 있다.

(2) 증상

손가락, 손목, 팔꿈치, 무릎, 발목 등 관절이 붓거나 쑤시고 아프며 아침에 일어났을 때 관절이 아프고 뻣뻣해서 잘 움직이지 못하는 것이 1시간 이상 지속되기도 한다. 류마티스 관절염은 수 년 동안 지속되며 신체의 여러 관절을 침범하여 결국에는 연골, 뼈, 힘줄, 인대 등에도 손상을 가져올 수 있다. 류마티스 관절염의 특징은 좌우 관절이 대칭적으로 침범 되는데, 관절염이 진행되면 관절이 변형 되는 데 이러한 변형은 주로 손과 같은 작은 관절에서 잘 일어나며, 처음에는 관절 운동에 제한이 생기지만 시간이 지나면서 관절이 굳어져 구부러지는 관절 구축이 발생한다.

류마티스 관절염이 심하면 입맛이 없어지고 체중이 줄며, 열이 나기도 하고 온몸이 안 아픈데 없이 쑤시기도 하며 기운이 하나도 없는 전신 증상이 나타나며 일부 환자에서는 류마티스 결절이 나타나며 때로 심장이나 폐를 싸고 있는 막, 폐 자체에 염증이 생기기도 한다. 또 일부 환자에서는 침샘과 눈물샘에 염증이 생겨 입이 마르고 눈이 뻑뻑한 증상이 나타난다.

(3) 치료 및 간호

① 휴식과 운동

류마티스성 관절염 환자는 휴식과 운동이 필요하다. 초기 류마티스성 관절염이 있는 노인 환자는 기능 유지를 위하여 매일 운동을 계속하고자 하는 동기가 유발되도록 지지해야 한다. 신장 운동, 관절 가동력 운동, 지구력 훈련을 포함하여 개별적인 운동 요법도 효과가 있다. 피로는 노인의 최적의 독립적 기능 수준을 유지하는 데 장애가 되므로 활동과 휴식의 균형을 유지하고 작업 시간을 짧게 하며 이완 요법으로 훈련하는 것도 도움이 된다.

② 약물 요법

노인은 골관절염, 류마티스성 관절염, 그리고 신경 근육 골격 질환에 의한 염증 관련 통증 치료에 NSAID를 자주 사용한다. 나이가 듦에 따라 매일 복용하는 약의 수도 증가한다. 그러므로, 약물 상호작용이 더욱 빈번하고, 특히 NSAID와 많은 약들을 복용하게 된다. NSAID 사용으로 위장관 장애는 노인에게서 4배 이상 빈번하여 입원이 빈번해진다. COX-2 억제제(2-세대 NSAIDs) 도입으로 NSAID와 관련된 위장관 문제 발생이 줄어들었으나 부종이 유발된다. 신장 기능이 평가되어야하고 노인은 적절한 수분 공급이 이루어지도록 섭취를 증가해야 한다. 가능한 합병증을 줄이기 위해, NSAID 용량을 낮추어야 한다.

4) 골절

(1) 노인 골절의 원인

노인은 근골격계의 힘과 기능이 저하되어 있고, 보행 능력과 시력도 감소한다. 또한, 배뇨 장애에 의한 잦은 화장실 출입으로 낙상할 위험이 크다. 특히 겨울철에는 눈이나 미끄러운 노면에서 쉽게 미끄러질 수 있으며, 활동량이 감소하고 두꺼운 옷을 입어 민첩성이 떨어질 수 있다. 추운 날씨로 인해 몸을 움츠리기 때문에 근골격계가 경직되어 있어 낙상 시 골절의 위험성은 더욱 증가한다. 이러한 낙상에 의한 골절은 초기에 적절하고 적극적인 치료가 우선되어야 한다.

(2) 노인 골절의 종류

노인에게 가장 많이 발생하는 골절은 넘어지면서 손목을 바닥에 강하게 짚으면서 발생하는 손목 골절, 넘어지는 과정에서 척추에 압박을 받으면서 발생하는 척추 압박 골절, 엉덩방아를 찧으면서 발생하는 고관절 골절이 있다. 그 외에도 발목 골절, 어깨 관절, 주관절 부위의 골절이 발생한다. 척추에 발생하는 압박 골절은 골 조직만 붕괴하고 인대의 손상은 별로 없으며 신경 증상이 동반되는 경우는 드물다. 임상적으로 요통과 하부 흉통 또는 옆구리 통증이 보일 수 있는데 골절의 정도가 심하지 않은 경우에는 일주일 이내에 통증이 많이 가라앉는다. 이러한 골절은 대부분 안정형이기 때문에 통증이 보행에 지장을 줄 정도가 아니면 가능한 한 빠른 시기에 보조기를 착용하여 보행하는 것이 좋다.

고관절 골절이 발생하게 되면 심한 통증과 기능 장애로 장기간 침상 생활을 해야 하고 이 경우 합병증으로 폐렴, 욕창, 기능 저하 등으로 사망에 이를 수가 있다.

(3) 노인 골절의 심각성

① 다른 만성 질환보다 높은 발생률

50대 이상 여성 골다공증성 골절의 위험은 관상동맥성 심장 질환의 위험과 같으며 골다공증성 골절 발생 건수는 심장 발작, 뇌졸중, 유방암보다 훨씬 높다.

② 추가 골절 위험 증가

골절이 반복할수록 위험이 급증되며 골절의 중증도가 심할수록 위험이 급증한다.

③ 높은 사망률

척추/고관절 골절이 한번이라도 발생한 사람은 일반인보다 사망률이 8배가 증가하고 척추 골절 개수가 늘수록 사망률이 급증한다.

④ 노인의 삶의 질 저하, 의료비 증가

고관절이 골절이 되면 50%의 환자에게서 영구 장애가 발생하고 25% 환자는 장기 요양이 필요하다. 또한 다음과 같이 다차원적으로 삶의 질이 저하된다.

- 극심한 만성 요통
- 보행 장애 및 타인 의존성 증가
- 욕창, 위장 관계 질환, 호흡기 질환과 같은 내과적 합병증 증가
- 노인 사망의 주요 원인이 됨
- 직간접 의료비 증가, 사회 경제적 기회비용 증가

(4) 치료 및 간호

① 보조기 및 수술 적용

손목 골절의 치료는 골절의 정도에 따라 부목 고정에 의한 보전적인 치료를 하기도 하지만 심한 골절로 관절 기능에 장애가 예상될 경우에는 수술이 필요한 경우가 있다. 척추의 압박 골절은 가능한 한 빠른 시기에 보조기를 착용하여 보행하는 것이 좋다. 골절의 정도가 심해 불안정에 의한 지속적인 통증이 있는 경우나 장기간의 보존적인 치료가 환자의 전신 상태를 악화시킬 경우에는 수술이 고려된다.

고관절 골절이 발생하게 되면 심한 통증과 기능 장애로 장기간 침상 생활을 해야 하고 이 경우 합병증으로 폐렴, 욕창, 기능 저하 등으로 사망에 이를 수가 있다. 따라서 고관절 골절은 환자의 통증을 줄이고 기능을 회복하고 합병증을 줄이기 위하여 될 수 있으면 조기에 수술해서 빨리 재활을 유도하는 것이 바람직하다.

② 낙상 예방법

낙상에 의한 골절은 넘어지면서 발생하는 것이기 때문에 골절 예방은 넘어지는 것을 최소화하고, 넘어지더라고 골절이 최소화 될 수 있도록 하는 것이 바람직하다. 겨울철에는 집에만 있지 말고 평소 걷기나 러닝머신, 고정된 실내 자전거 타기, 가벼운 유산소 운동, 스트레칭을 시행하여 근력, 관절 기능, 균형감, 민첩성 및 유연성을 기르는 것이 필요하다. 실내에서는 미끄럼 방지 양말을 착용하는 것이 좋다. 방, 마루, 욕실을 이동할 때 조심하고 발이 걸려 넘어질 수 있는 문턱 같은 위험 요소를 제거하며 화장실에 노인에게 맞는 안전 난간과 손잡이, 적절한 야간 조명 등을 설치하는 것도 좋다.

4장

소화기계 변화

1 노화에 따른 변화

1) 구강

노화에 의한 구강 내 변화는 치주가 오그라들며 섬유화가 일어나고, 잇몸이 위축되면서 치아가 마모된다. 구강 점막의 변화는 주로 점막하 탄력 섬유의 소실 때문이며 혀는 유두가 없어지면서 갈라지고 65세 이상의 50%가 혀 밑의 혈관이 늘어난다. 또한 흔히 치아가 빠져 침을 흘리며, 치아가 틀어져 모습이 변하게 되고 음식을 씹거나 맛을 보는 기능이 떨어져 영양 부족이 되기 쉽다. 하지만 구강 내의 변화는 정상적인 노화에 의한 현상이기 때문에 치아 건강을 잘 유지하게 되면 자연적인 치아를 더 많이 갖게 된다.

2) 위, 식도

식도 기능은 노화에 의해 변하지 않는다. 노인성 식도(presbyesophagus)는 연동 수축이 없이 비정상적인 주기로 움직이고, 식도 하부 괄약근의 비정상적인 이완을 보이며, 식도 운동을 감소시킨다는 주장이 있었으나 당뇨병이나 신경 장애를 가진 경우를 제외한 노인에서의 식도 운동의 이상은 없는 것으로 연구 결과 알려져 있다.

노인의 위에 생기는 중요한 변화는 위 점막과 위산 분비와 관련된다. 위산 분비가 증가하며 프로스타글란딘의 생성이 유의하게 감소하여 위 점막이 외부 손상에 취약해진다. 60세 이상에서 위축성 위염의 빈도가 증가하며, gastrin을 분비하는 세포와 somatostatin을 분비하는 세포와의 비율이 변화된다. 최근 연구에 의하면 위 축염 위염과 저산증이 정상적인 노화의 과정이 아님이 입증되었고 조직적인 변화와 위산 분비의 변화를 초래하는 원인이 되는 것의 중요한 원인은 Helicobacter pylori의 감염이라고 본다.

3) 소장 및 대장

노인의 대장은 혈관의 뒤틀림이 심해져 대장으로의 혈류 장애가 초래되는 것으로 본다. 운동도 감소되지만 배변 습관이 생각처럼 크게 변하지는 않으며 운동력이 줄어서라기보다는 직장의 구경이 커지면서 변비가 생길 가능성이 높아진다. 소장은 조직과 소장 내 음식물 통과 시간은 노화에도 불구하고 변하지 않는다.

4) 췌장 및 간, 담도계

50세 이후가 되면 간의 크기가 줄고 무게가 감소하는데 간세포가 줄면서 크기가 감소함에 따라 간 혈류가 저하되어 약물 배설이 감소하게 된다. 간세포 내 핵이 차지하는 비율이 커지며 간 내 섬유 조직이 증가하고, 간 내 단백질 합성이 줄어들며 콜레스테롤 합성과 효소 활성의 감퇴와 같은 대사 과정에 관여하는 효소에 변화가 나타난다.

60세 이상의 노인 중 8%에서 췌관이 늘어난다. 분비샘의 이탈이 잦아지고 혈관에 석회화가 일어난다. 또한 탄산기, amylase, trypsin의 분비는 정상적으로 이루어지나 lipase의 생산이 감소되어 지방의 흡수력이 떨어진다.

2 건강 문제와 간호

1) 연하 곤란(dysphagia)

(1) 임상적 특성

연하 곤란은 음식을 삼키거나 음식이 식도를 통과할 때 어려움이 있는 상태로 한때 정상적인 노화의 과정으로 생각했으나 '노인성 식도'는 병적인 원인이 있다고 알려져 있다. 혈관성 연하 곤란은 대동맥 확장이나 대동맥류에 의해 생기며, 구조적 연하 곤란이나 신경성 연하 곤란은 식도 어디에서나 발생할 수 있다. 삼킬 때 심한 통증이 발생할 수 있으며 통증으로 인하여 자다가 깨기도 하며 협심증과 같은 증세를 경험할 수도 있다.

(2) 간호 중재

식전 15~20분 전에 nitroglycerin을 투여하거나 수술적 확장법, 식도근 절개술 등이 있다.

2) 열공 헤르니아(esophagial hiatus hernia)

(1) 임상적 특성

노화는 열공 헤르니아의 발생과 연관이 높은 요인이다. 열공 헤르니아는 열공을 통해 직접 식도와 위의 접합 부위가 식도 쪽으로 탈출하는 경우인 활주 헤르니아(sliding hernia)와 위의 상부가 열공을 통해 식도 옆으로 탈출하는 경우인 회전 헤르니아(rolling hernia)의 두 형태로 나뉜다. 회전 헤르니아는 식도 위 접합부가 횡격막 정상적인 각을 유지하는 경우로 발생빈도가 낮다.

증상은 위액이 하부 식도로 역류해 식도를 자극하면 역류성 식도염이 생긴다. 가슴앓이, 간헐적인 역류, 위산 구토, 더부룩함과 같은 증상을 보이며 웅크리거나, 눕게 되면 증상이 악화된다. 역류성 식도염이 심해지면 소화성 궤양이나 협착이 생기며, 간헐적인 출혈로 인해 철부족성 빈혈이 올 수 있다.

(2) 간호 중재

- 열공 헤르니아가 있는 노인은 수술 후 6주 동안은 수술 절개 부위에 긴장을 피하도록 하며, 집에서도 며칠 동안은 계단을 오르는 것을 삼가고 무거운 물건을 들어 올리지 않도록 해야 한다.
- 꽉 조이는 옷을 입거나 힘을 써서 복압을 높이지 말고, 누워 있을 때는 머리를 4~6인치 높이는 것이 좋다.
- 체중을 조절하고 조금씩 자주 먹으며 자기 전에 음식 섭취를 피해야 한다.
- 제산제의 투여는 가능하나 항콜린제는 금기이다.

3) 위염과 위궤양(gastritis and gastric ulcer)

(1) 임상적 특징

노인에게서 나타나는 소화성 궤양에 의한 통증은 젊은 사람들에게서 나타나는 전형적인 상복부 통증과는 다르다. 궤양을 앓고 있는 노인들은 전반적인 통증, 감소된 활동과 식욕, 체중 감소 등을 호소한다. 만약 위궤양이 진행되어 위 천공 상태에 이르게 되면 심각한 출혈이 발생한다. 또한 간헐적 출혈에 의해 이미 약해진 상태에 이르렀다면 그 결과로 사망할 수도 있다.

(2) 간호 중재

- 스트레스를 줄인다.
- 위산의 분비를 증가시키는 흡연을 피한다.
- 위의 산도를 감소시키는 제산제를 복용한다.
- 술, 카페인과 같이 위산 분비를 증가시키는 음식을 피한다.
- 히스타민 차단제인 시메티딘, 라니티딘을 복용하여 궤양 형성을 막고 궤양의 치료를 촉진한다.

4) 위암(gastric cancer)

(1) 임상적 특성

위암은 노인에게 발생하는 흔한 암 중의 하나이다. 특히 70대 및 80대에 잘 생긴다. 남자에서 발생률이 더 높으며 대부분 진행성 암으로 진전된 뒤에 발견되는 경우가 많다. 초기 증상도 체중 감소, 식욕 부진, 권태감, 빈혈, 설사 등 배변 습관의 변화로 거의 특이성이 없다. 좀 더 진행되면 소화 불량, 오심, 구토, 토혈 등이 있다.

(2) 간호 중재

위암은 노인의 경우 통증으로 수면과 구강 섭취가 어렵고 신체적·정신적인 악화를 초래하기 때문에 통증 조절은 매우 중요하다. 영양 관리를 위해서 TPN이나 공장루술에 의한 위장관 영양이 사용될 수 있다.

5) 게실/게실염(diverticulitis)

(1) 임상적 특징

60대 이상의 노인 중 30~40%가 게실을 가지고 있으며 게실염으로 발전할 가능성은 나이가 들면서 증가한다. 게실염은 한 개 또는 그 이상의 게실에 염증이 생긴 것을 말한다. 대장 게실은 벽이 약해지거나 장내 압력이 높아지는 경우 점막이 대장벽을 통과해 탈출하는 것으로, 섬유질 성분이 적은 식사가 게실 질환의 주원인이다. 염증으로 장폐색, 천공이 생기거나 곪을 수 있다.

(2) 간호 중재

게실을 가진 환자는 적절한 수분을 섭취하고 부드러운 음식을 먹는 것이 좋다. 만약 항문 출혈이 있다면 원인을 찾기 위해 진단적 검사를 하는 것이 필요하다. 심한 게실염이 걸렸을 경우에는 입원이 필요하며 장을 쉬게 해주기 위해 구강 섭취를 제한하고 정맥을 통한 영양 공급을 시행한다. 게실이 진단된 경우라면 고섬유질 식이를 줄이고 연식 및 저잔류 식이를 섭취하도록 한다. 장 절제나 장루 설치를 포함한 외과적 수술은 내과적 치료가 실패했을 때 시행한다.

6) 췌장염(pancreatitis)

(1) 임상적 특성

급성 췌장염의 주 증상은 등과 가슴으로 방사되는 복통으로 앉은 자세를 취하면 완화되기도 하지만, 때로는 쇼크에 빠질 정도로 통증이 심할 수도 있다. 노인의 경우 증상이 전형적이지 않아 하복부에 통증이 있거나, 통증이 없기도 하며 의식 소실이 올 수도 있어 증상 없이 진행된 경우에는 사망에 이를 수 있다. 혈액 검사에서 백혈구, amylase, lipase가 증가한다.

만성 췌장염은 복통이 주 증상이며 영양 부족, 지용성 비타민 부족, 골연화증의 증상이 나타날 수 있다.

(2) 간호 중재

급성 췌장염은 경정맥 수액 요법, 진통제, 비위관 배액술, 전해질 및 항생제 투여 등이 있고 만성 췌장염은 알코올이 없는 식품, 비타민B 복합제, 지용성 비타민과 췌장 효소 등으로 치료한다. 영양 부족을 나타내는 대상자의 경우 질환의 심한 정도에 따라 비경구적으로 고단위 영양액과 지질유액으로 영양을 공급한다.

7) 췌장암(pancreatic cancer)

(1) 임상적 특성

췌장암은 50세 이상에서 일반적으로 나타나며 90대에 최고에 이른다. 초기 증상은 뚜렷하지 않아 진행이 되고 난 이후에 진단되는 경우가 흔하다. 진단 당시 수술이 불가능한 경우가 많고 예후도 좋지 않다. 체중 감소, 식욕 부진, 상복부 통증, 황달, 우울증, 불안이 나타난다.

(2) 간호 중재

췌장암은 췌장염과 감별하고 진단하기 매우 어렵기 때문에 간호사는 통증, 메스꺼움, 구토와 같은 위장계 증상, 현저한 체중 감소, 과거 췌장염 과거력 등을 주의 깊게 사정해야 한다. 통증 경감을 위해 이완 호흡 요법, 점진적인 근육 이완법, 심상 요법 등을 교육하고 체위 변경, 편안한 체위를 유지한다. 적절한 영양을 제공하기 위해 고단백, 고당질, 고비타민, 저지방, 무자극 식이를 소량씩 자주 섭취하도록 하고 췌장 효소를 투여하여 영양소를 흡수하도록 한다.

8) 대장암 및 직장암(colon cancer and rectal cancer)

(1) 임상적 특징

대장암 및 직장암은 70세 이상의 노인에게 잘 생기는 악성 종양의 하나로 가족력, 육류 섭취, 용종이나 염증성 장 질환이 있을 경우 위험이 높아진다. 배변 습관이 변하고 점액질이 흘러나오거나 혈변, 장폐색 등의 증상이 나타난다. 초기 진단의 경우 성공적인 치료가 가능하기 때문에 초기 진단을 위해서 대변 잠혈 검사와 대장 내시경 검사가 필수적이다.

(2) 간호 중재

간호사는 대장암에 대한 가족력, 궤양성 대장염 또는 가족성 용종과 같은 중요한 위험 요인들에 대한 사정 뿐 아니라 통증이나 팽만이 있는지, 체중 감소, 배변 습관의 변화를 반드시 살펴봐야 한다. 대장암의 우선적인 치료는 외과적 절제를 하고 화학 요법이나 방사선 요법을 병행한다.

인공 항문에 대한 폭넓은 교육을 제공하여 장루 관리 및 기구 착용에 관한 것, 외출 시 일어날 수 있는 실수, 타인에 대한 걱정, 부부 관계의 단절 등이 일어날 수 있다는 것을 알려준다. 즉, 느낌과 행동을 잘 관찰하고 표현하도록 도와주며 적극적으로 경청하고 변화된 신체상과 기능에 대해 대처할 수 있도록 도와주어야 한다.

Memo

5장

비뇨생식기계 질환

1 노화에 따른 변화

1) 신장의 변화

연령이 증가함에 따라 조직 성장의 저하, 네프론 수의 감소와 혈관의 경화로 인해 신의 질량이 감소하게 되며 신장 위축이 촉진된다. 또한 신수질보다는 신피질에서의 질량 감소로 인해 신기능 변화에 중요한 영향을 미친다. 노인이 되면서 신장의 혈류와 사구체 여과율이 약 50% 감소한다. 소변 중 크레아티닌 배설량과 크레아티닌 청소율의 감소로 신기능이 저하되었다는 것을 알 수 있으며 혈중 요질소 수치가 높아진다. 또한 세뇨관의 기능 저하로 인해 포도당 재흡수 능력이 떨어지게 되어 단백뇨와 당뇨가 약간씩 검출될 수 있다.

2) 방광(bladder) 기능 변화

방광 근육 비대해지고 방광벽 두꺼워져서 방광의 확장 능력 감소가 일어난다. 방광용적 감소(방광 내 저장할 수 있는 소변량 350~400ml에서 250~300ml로 감소)가 되어 배뇨 반사 지연을 초래하여 빈뇨, 절박뇨, 야뇨의 문제가 발생한다. 또한 방광의 잔뇨량이 증가한다. 폐경기 여성들은 골반격막의 약화 때문에 요실금이 일어난다.

3) 전립선(prostate) 변화

전립선 비대는 대부분의 노인 남성에게서 흔히 발생하며 주간 및 야간에 빈뇨를 호소하게 된다. 전립선의 위치가 방광 아래의 요도 부위를 둘러싸고 있는 까닭에 커진 전립선으로 인해 요도가 압박되어 좁아지게 되어 요류 저하, 잔뇨 증가한다. 대부분의 전립선 비대는 양성이지만 악성의 가능성도 있으므로 정기적인 검진이 필요하다.

2 건강 문제와 간호

1) 요실금(urinary incontinence)

요실금(urinary incontinence)은 다량의 소변이 자주 불수의적으로 배설되어 사회적 문제나 위생 문제가 되는 것을 말한다. 요실금은 노화로 인한 정상적인 과정이 아니라 노인 인구에서 나타나는 주요 문제이다. 여성은 남성보다 2배 정도 더 많이 요실금을 경험한다. 요실금은 노인의 의학적, 정서적, 사회적, 경제적 문제를 가져온다. 또한 값비싼 속옷을 구매하고 좀 더 빈번하게 옷을 세탁해야 하므로 비용이 많이 들 수 있다.

여성은 나이가 들수록 여성 호르몬(에스트로겐)의 감소, 출산이나 수술에 따른 골반 구조의 탄력 저하, 근육 약화 등의 이유로 방광 출구와 요도의 압력이 감소하여 복압성 요실금의 발생 가능성이 높다. 에스트로겐의 감소는 위축성 질염이나 요도염의 발생 위험을 높이기 때문에 배뇨 시 통증이나 소변을 참지 못하는 증상을 유발하게 되어 요실금의 원인이 된다. 남성에서는 전립선 비대증이 요도를 막아 일류성 요실금이나 배뇨근의 운동 부전으로 절박성 요실금을 초래하기도 한다.

+ 요실금 원인이 되는 노화 변화

여성	남성
에스트로겐 결핍	전립샘 크기 증가
골반 저부와 방광 출구 허약	소변 배출 장애
배뇨근 강도 감소	요정체
질위축	배뇨근 불안정

(1) 종류

① **복압성 요실금**(stress urinary incontinence)

복압성 요실금은 운동, 무거운 물건을 들어 올리는 것, 웃음, 기침 또는 재채기와 같이 복부 내 압력을 높이는 상태 동안 소변이 배출되는 것이다. 팽만된 방광이 약해진 요괄약근에 대항해 압력이 가해질 때 실금이 발생한다. 이 문제는 대개 여성에게 흔히 관찰되고 특히 노화와 출산으로 인해 회음부 근육이 약해진 여성 노인에게 흔하다.

② 절박성 요실금(urgency incontinence)

절박성 요실금은 방광의 배뇨근이 불수의적으로 수축함으로써 야기된다. 이것은 갑자기 배뇨하고자 하는 욕구가 특징적이다. 절박성 요실금은 종종 방광으로 가는 신경 전달에 영향을 미치는 질환(예 파킨슨병, 다발성 경화증, 뇌졸중, 치매)을 앓고 있는 노인에게서 나타난다.

③ 역류성 요실금(overflow incontinenece)

과도 팽창된 방광, 즉 무긴장성 방광의 기계적인 힘이 작용하여 요가 흘러나오는 것으로 방광은 생성되는 소변을 저장할 수 없고 소변은 흘러내린다. 전립샘에 의한 폐쇄 혹은 무긴장성 방광과 같은 신경 장애로 인해 발생한다. 당뇨병 환자, 자궁 탈출, 방광 헤르니아, 다발성 경하증 등의 신경학적 문제가 있는 사람에게 흔하다.

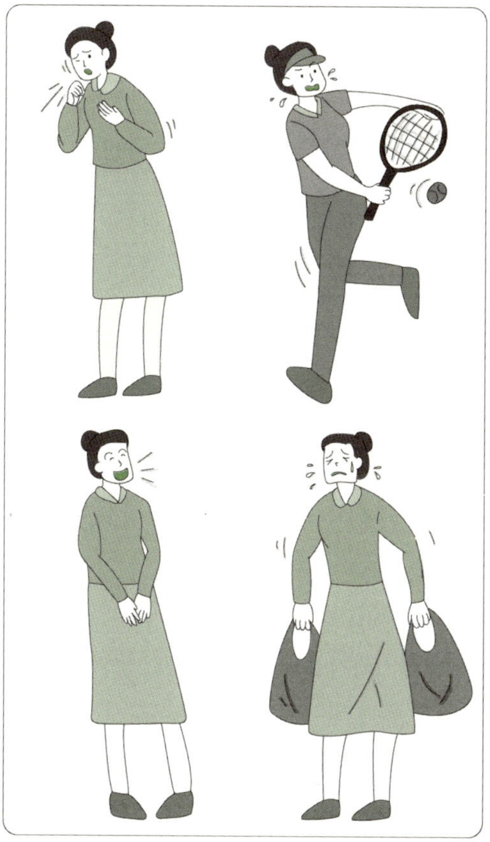

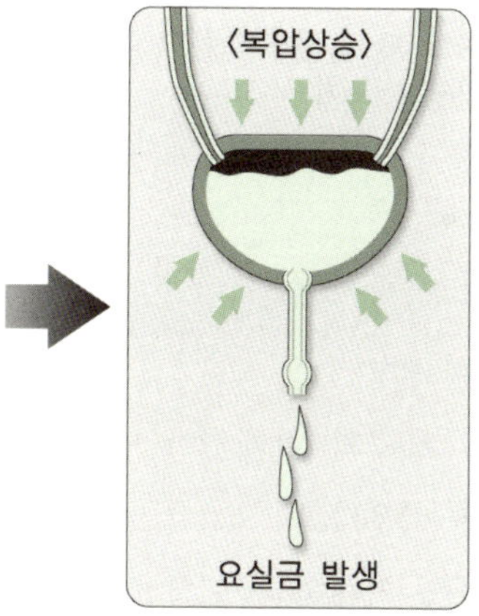

▲ 복압성 요실금

④ 기능성 요실금(functional incontinence)

기능성 요실금은 정상적인 요관 기능과 방광 기능을 가진 노인에게서 보인다. 이것은 노인의 능력과 환경 간의 불충분한 관계에 의해 야기된다. 기능적 능력의 변화는 원래 인지적이거나 생리학적인 것이다. 화장실을 인식하거나 지퍼 사용 또는 속옷을 내리는 것 등에 대한 능력이 되지 않으면 기능적 요실금이 발생할 수 있다. 기능적 요실금은 화장실이 충분히 없을 때, 화장실에 위치나 높이 때문에 접근하기 어려울 때, 필요한 도움을 줄 간호 제공자가 충분치 않을 때, 옷을 조작하는 능력의 감소가 이러한 문제에 기여한다.

(2) 요실금의 영향

정서적인 측면	사회적인 측면
1. 냄새로 인한 불안과 긴장 2. 수치감 3. 자기 존중감 저하 4. 우울 5. 소외감	1. 사회 활동 감소 2. 남편과 가족 관계에 영향을 미침
신체적인 측면	**경제적인 측면**
1. 패드 착용에 따른 피부자극과 불쾌감 2. 욕창의 발생률 증가	1. 패드 사용으로 인한 경제적 소실 2. 의복 세탁과 목욕 시 자신과 가족의 노력 증가와 시간 낭비

(3) 치료 및 간호 중재

① 방광 훈련 방법

가. 배뇨 욕구와 관계없이 방광 일정표의 정해진 시간에 따라 화장실에 가서 방광을 최대한 비운다.

나. 요의를 최대한 참도록 하며, 정해진 시간이 아닌데 소변이 마려우면 이완 요법과 전환 요법을 이용하여 배뇨를 하고자 하는 생각을 다른 것으로 돌리며, 그래도 도저히 참을 수 없을 때 배뇨를 한다.

다. 조금씩 소변보는 간격을 늘려본다. 점진적으로 30분씩 증가시켜본다.

라. 처음에 배뇨 간격은 2.5시간에서 3시간으로 하는 것을 목표로 한다.

마. 2시간 간격의 시간표에 따라 배뇨하는 것을 성공하면(요실금 없이 화장실에서 소변을 보면) 최대 3~4시간의 배뇨 간격으로 증가시킨다.

바. 2시간 간격의 시간표에서 요실금이 지속된다면 요실금이 없을 때까지 배뇨 간격으로 줄인 후 점진적으로 증가시킨다.

사. 배뇨 일지에 배뇨 시간과 배뇨량을 정확히 기록해 본다. 하루에 몇 회의 소변을 보는지 소변량은 얼마나 되는지, 배뇨 간격은 적당한지 알 수 있으며, 이것을 통해 다시 계획을 세울 수 있다.

② 골반저근육 방법

가. 1단계

소변 흐름을 멈추는 근육 수축으로 치골미골근을 확인한다. 소변볼 때 이것을 연습하고 다른 때 시행한다. 다른 방법은 질의 위쪽 3/4 정도 질벽을 따라 손가락을 넣고 질벽을 꽉 죄어 괄약근의 수축을 느껴 본다.

나. 2단계

이 근육을 단단히 하고 넷을 셀 동안 유지한다. 다리, 엉덩이나 배의 근육은 단단하게 하지 않는다.

다. 3단계

근육을 이완한다.

라. 4단계

수축을 반복하고 열을 셀 때까지 수축 길이를 점차 증가시킨다.

③ 골반저근육 운동 시 유의점

가. 골반저근육 운동 시 복부, 대퇴, 엉덩이의 근육은 이완된 상태로 있어야 하며 골반저근육만을 수축해야 한다.

나. 숨을 참으며 배에 힘을 주는 것이 아니라 자연스러운 호흡을 하며 소변을 멈춘다고 상상을 한다.

다. 더 이상 수축할 수 없다고 느낄 때 다시 수축하면 안 된다. 운동 중 근육에 피로가 오면 잠시 휴식을 취하고 다시 운동을 시작한다.

④ 케겔 운동(Kegel Exercise)

케겔 운동을 하기 위해서는 정확한 질 내의 골반저근을 인지하여 운동해야만 하지만, 여성 환자의 절반 이상이 골반저근을 정확하게 인지하지 못하여 엉뚱한 근육을 사용하여 치료의 효과를 얻지 못하거나 또 다른 고통을 호소하기도 한다.

가. 1단계

소변을 참을 때를 연상하며 질을 1초 동안 수축했다가 긴장을 푸는 것을 반복한다.

나. 2단계

1단계가 익숙해지면 질을 5~10초 동안 수축했다가 긴장을 푸는 것을 반복한다.

다. 3단계

질의 근육을 마치 질이 물을 빨아올리듯이 뒤에서 앞으로 수축하고 다시 물을 내뱉듯이 풀어버린다. 한번에 10회씩 하루 다섯 번 반복한다.

라. 케겔 운동은 쉽게 말해 소변을 참을 때를 연상하며 질을 조였다 풀기를 반복하는 것이다. 이때, 질 근육만을 수축하고 다리 엉덩이 근육은 움직이지 않는 것이 요령이다. 하루에 20회 정도로 시작해서 점차 400회 정도까지 늘려나간다.

2) 신경인성 방광(neurogenic incontinence)

신경인성 방광이란 신경이나 근골격계 손상, 혹은 기능 이상으로 배뇨와 관계된 방광이나 요도 기능에 이상이 발생하는 일종의 배뇨증상군이다. 이 증상은 주로 노인층에서 많이 발병한다. 특히 고령층으로 갈수록 남성들은 전립선 비대증, 방광 수축력 저하로 인한 과도한 잔뇨량 증가가 원인이며 여성의 경우에도 말초 신경 혹은 중추 신경 장애 등으로 배뇨 증상을 호소하는 경우가 늘어나기 때문이다.

신경인성 방광 질환을 치료하지 않고 방치할 경우 요폐나 배뇨 후 다량의 잔뇨 등이 남는 저수축성 방광 형태일 경우에는 지속적, 재발성 요로 감염으로 인한 신부전이나 요로계 결석 질환이 빈번할 수 있다. 이로 인한 대인 기피증, 우울증 등의 정신의학적 합병증도 빈번히 발생할 수 있다.

(1) 원인

척수 손상, 파킨슨병, 뇌졸중, 허혈성 혹은 출혈성 뇌병변, 치매, 뇌성마비, 다발성경화증, 다계통위축증, 오래 지속된 당뇨병 등 여러 원인으로 유발될 수 있다.

(2) 분포

국민건강보험공단은 건강보험 빅데이터를 분석한 결과, 2011년~2016년 '신경인성 방광' 질환으로 진료 받은 진료 인원은 2011년 30만 1천 명에서 2016년 41만 5천 명으로 연평균 6.6% 증가하였다. 남성은 2011년 11만 명에서 2016년 14만 8천 명으로 연평균 6.1% 증가하였고, 여성은 2011년 19만 명에서 2016년 26만 6천 명으로 연평균 6.9% 증가하였다.

2016년 기준 연령대별 진료 현황을 살펴보면, 남성은 70대 이상(3만 9천 명, 26.0%)이 가장 많았고, 60대(2만 6천 명, 17.7%), 50대(2만 3천 명, 15.2%) 순이며, 여성은 70대 이상(10만 3천 명, 38.7%)이 가장 많았고, 60대(5만 4천명, 20.3%), 50대(4만 9천 명, 18.6%) 순으로 나타났다.

✚ 연도별 '신경인성 방광' 질환 건강 보험 진료 환자 현황

(단위: 명)

구분	2011년	2012년	2013년	2014년	2015년	2016년	연평균 증가율(%)
계	301,195	325,137	335,032	349,803	371,508	414,647	6.6
남성	110,361	106,275	114,920	122,634	130,133	148,327	6.1
여성	190,834	218,862	220,112	227,169	241,375	266,320	6.9

출처: 국민건강보험공단. 2019

✚ 2016년 '신경인성 방광' 연령대별/성별 진료 인원

(단위: 명, %)

구분	전체	9세 이하	10대	20대	30대	40대	50대	60대	70대 이상
계	414,647 (100%)	9,941 (2.4%)	7,050 (1.7%)	21,024 (5.1%)	32,900 (7.9%)	49,804 (12.0%)	71,992 (17.4%)	80,359 (19.4%)	141,577 (34.1%)
남성	148,327 (100%)	5,998 (4.0%)	4,476 (3.0%)	11,716 (7.9%)	18,230 (12.3%)	20,487 (13.8%)	22,540 (15.2%)	26,321 (17.7%)	38,559 (26.0%)
여성	266,320 (100%)	3,943 (1.5%)	2,574 (1.0%)	9,308 (3.5%)	14,670 (5.5%)	29,317 (11.0%)	49,452 (18.6%)	54,038 (20.3%)	103,018 (38.7%)

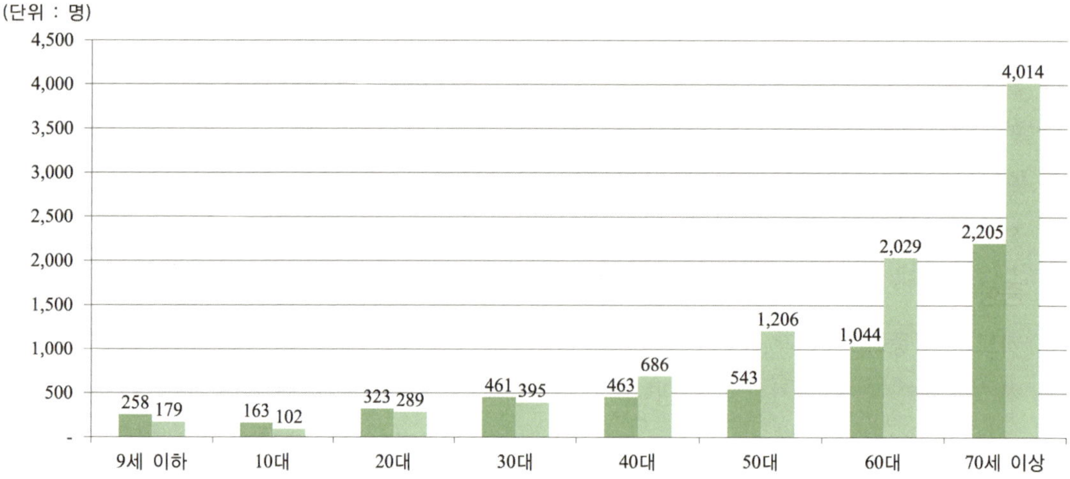

▲ 16년 '신경인성 방광' 연령대별/성별 인구 10만 명당 진료인원〉
출처: 국민건강보험공단. 2019

2011년부터 2016년까지 '신경인성 방광' 질환의 진료비 추이를 살펴보면, 2011년 511억 원에서 2016년 844억 원으로 334억 원이 증가하여, 연평균 10.6% 증가한 것으로 나타났다. 동일 기간에 입원 진료비는 48억 원에서 99억 원으로 연평균 15.7% 증가하였고, 외래의 진료비는 463억 원에서 746억 원으로 연평균 10.0%증가하였다.

✚ 연도별 진료 형태별 '신경인성 방광' 진료비 추이 (단위: 백만 원)

구분	2011년	2012년	2013년	2014년	2015년	2016년	연평균 증가율 (%)
계	51,065	54,536	57,550	62,880	69,886	84,442	10.6
입원	4,757	5,617	6,734	6,822	8,151	9,867	15.7
외래	46,308	48,919	50,816	56,058	61,735	74,575	10.0

주) 수진기준(실제 진료 받은 일자기준), 약국 진료비는 외래에 포함됨.
출처: 국민건강보험공단. 2019

(3) 증상

다양한 배뇨 증상을 유발할 수 있는데 요폐, 요의 소실, 진성 요실금, 빈뇨, 야간뇨, 불수의적 배뇨근 수축으로 인한 절박뇨 및 절박성 요실금 등이 있을 수 있고 다량의 잔뇨나 요폐로 인해 상부요로 기능 저하 혹은 신부전, 요로 감염증으로 인한 패혈증까지 유발할 수 있다.

(4) 치료 및 간호 중재

- 증상 호전, 기능적 능력 회복, 삶의 질 향상, 이차적인 부작용 발생 방지, 상부 요로 악화 예방 등이 있다. 그 외에 청결 간헐적 도뇨법이나 치골상부 요도 카테터 삽입술, 약물 치료, 전기 자극이나 신경 조정 요법, 방광 내 약물 주입이나 보톡스 주입술, 인공요 삽입술 등이 있다.
- 신경인성 방광의 증상은 워낙 다양하기 때문에 요폐 등으로 인한 하부 요로 폐색 증상이 오래 방치될 경우는 신장 등의 상부 요로 기능 저하로 인한 신부전으로 혈액 투석 가능성이 높아질 수 있고 진성 요실금 등은 지속적인 요로 감염증이나 방광 용적 저하로 인한 방광 요관 역류 등이 발생할 수 있다.
- 이외에도 요로계 결석 질환이나 발기 부전증 등도 유발될 가능성이 높기 때문에 이런 증상이 있을 경우는 요로 감염에 대한 조기 치료를 병행하면서 지속적인 잔뇨량 증가가 있을 경우 효과적으로 줄여야하며 주기적인 상부 요로 기능 검사를 진행해야 한다.
- 특히 뇌병변으로 인한 경우는 재활 치료도 중요하다.
- 배뇨근 과반사 형태가 많은 경우는 자극적인 식습관이나 과도한 카페인 섭취는 반드시 제한하여야하고 지속적인 약물 치료로 배뇨근의 과압을 저하시켜야 한다.
- 저수축성 방광이나 배뇨근 무반사 형태인 경우에는 청결 간헐적 도뇨법이나 카테터의 청결을 유지해야하고 요로 감염에 대한 지속적인 예방과 함께 꾸준한 수분 섭취도 중요하다.

3) 전립선 비대증(prostic hypertrophy)

전립선은 남성의 방광 하부에 존재하는 밤톨 크기의 성선기관으로 나이가 먹어감에 따라 점차 크기가 증가하면서 방광 하부 폐색 증상이나 방광 자극 증상을 유발하게 된다. 물리적으로 비대해지면서 소변 세기가 약해지거나 지연뇨, 단속뇨, 배뇨 후 잔뇨감 등이 있게 되거나 빈뇨, 야간뇨, 절박뇨 등의 방광 자극 증상을 호소하게 된다. 소변이 약해지면 전립선 비대증을 의심해야 하며 50대 이상 남성 환자가 전체 환자의 92.1%를 차지하고 있다.

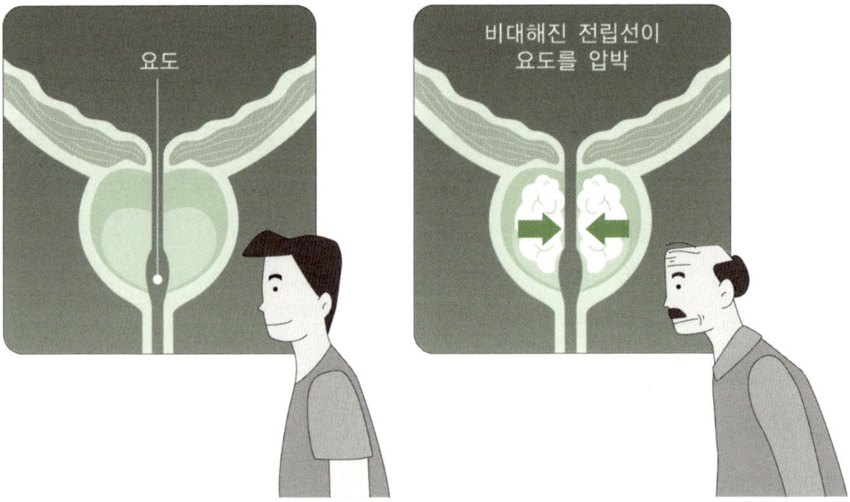

▲ 전립선비대증

(1) 원인

노화 현상으로 인한 호르몬 변화로 인해 전립선의 크기가 증가하여 발생하며 비대해진 전립선이 배뇨 시 소변의 흐름을 방해하여, 방광 기능을 악화시켜 증상이 발생한다.

(2) 분포

우리나라는 2017년 기준, '전립선 비대증' 질환으로 진료 받은 인원은 119만 5천명(건강보험 전체 진료인원의 5.1%)으로 나타났으며 연령대별 진료 인원은 노인 70대 이상이 49만 7천 명(41.6%)으로 가장 큰 비중을 차지하였고, 60대 37만 1천 명(31.1%), 50대 23만 2천 명 (19.4%) 순으로 나타났다.

2017년 연령대별 '전립선 비대증' 진료실인원 현황

구 분	계	19세 이하	20대	30대	40대	50대	60대	70대 이상
진료실인원	1,195,299	124	2,213	11,038	81,014	232,217	371,227	497,466
	(100%)	(0.0%)	(0.2%)	(0.9%)	(6.8%)	(19.4%)	(31.1%)	(41.6%)
인구 10만 명 당 진료인원	4,675	5	61	284	1,844	5,562	13,919	26,682

출처: 국민건강보험공단. 2018

50대 이상 남성 환자가 가장 많은 이유는 40대 이후에 서서히 발병하기 시작 하는데, 초기에는 그 불편함이 크지 않다가, 나이를 먹으며 전립선이 점점 더 커지는 반면 방광 기능은 점점 감퇴하게 되어 배뇨 증상이 악화되게 된다. 그러므로 병원에 가야겠다는 불편감을 느끼는 시기가 대략 50대 후반이나 60대 정도에 시작된다.

✚ 연도별 진료형태별 '전립선 비대증' 진료비 현황

(단위: 백만 원, %)

구 분	2012년	2013년	2014년	2015년	2016년	2017년	연평균 증가율
계	309,954	331,260	359,441	382,126	422,450	448,540	7.7
입원	22,879	23,543	25,223	26,429	30,918	33,141	7.7
외래	287,075	307,717	334,218	355,697	391,532	415,399	7.7

주) 수진기준(실제 진료 받은 일자기준), 약국 진료비는 외래에 포함됨.
출처: 국민건강보험공단. 2018

✚ 전립선 비대증 건강 보험 연령대별 인구 10만 명당 진료 인원 현황

(단위: 명)

구분	2012년	2013년	2014년	2015년	2016년	2017년
계	3,599	3,880	4,029	4,190	4,449	4,675
19세 이하	3	3	4	4	4	5
20대	35	37	45	47	57	61
30대	198	211	224	238	259	284
40대	1,429	1,570	1,626	1,640	1,749	1,844
50대	5,372	5,557	5,470	5,368	5,460	5,562
60대	14,245	14,653	14,321	14,008	14,128	13,919
70대	22,099	23,124	23,630	24,428	25,189	25,484
80대 이상	27,435	28,540	28,812	29,617	30,182	30,219

주 1) 수진기준(실제 진료 받은 일자기준), 주상병 기준(부상병 제외), 한의분류 및 약국제외
2017년은 2018년 5월 청구분까지 반영하며, 미청구분 자료 있을 수 있음.
2) 건강보험 급여실적(의료급여 제외)이며, 비급여는 제외)
3) 진단명이 확정되지 않은 상태에서의 호소, 증세 등에 따라 1차진단명을 부여하고 청구한 내역중 주진단명 기준으로 발췌한 것이므로 최종 확정 된 질병과는 다를 수 있음
4) 반올림 관계로 총합과 내용의 합이 다를 수 있음

전립선 비대증 건강보험 연령대별 진료비 현황 (단위: 백만 원)

구분	2012년	2013년	2014년	2015년	2016년	2017년
계	309,954	331,260	359,441	382,126	422,450	448,540
19세 이하	5	7	12	9	14	15
20대	111	121	161	193	249	302
30대	1,014	1,027	1,144	1,209	1,402	1,614
40대	10,156	10,992	11,836	12,354	13,766	14,968
50대	49,012	51,064	53,188	53,878	58,594	60,486
60대	102,608	107,438	114,851	121,703	134,797	140,996
70대	111,559	120,039	130,937	138,387	151,365	161,898
80대 이상	35,487	40,571	47,312	54,392	62,263	68,261

주 1) 수진기준(실제 진료 받은 일자기준), 주상병 기준(부상병 제외), 한의분류 제외, 진료비는 약국포함이며, 2017년은 2018년 5월 청구분까지 반영하며, 미청구분 자료 있을 수 있음.
2) 건강보험 급여실적(의료급여 제외)이며, 비급여는 제외)
3) 진단명이 확정되지 않은 상태에서의 호소, 증세 등에 따라 1차진단명을 부여하고 청구한 내역중 주진단명 기준으로 발췌한 것이므로 최종 확정 된 질병과는 다를 수 있음
4) 반올림 관계로 총합과 내용의 합이 다를 수 있음

진료 형태별로 진료비 추이를 비교해보면, 2012년 3,100억 원에서 2017년 4,485억 원으로 1,386억 원이 증가하여, 연평균 7.7% 증가한 것으로 나타났다. 입원의 진료비는 2012년 229억 원에서 2017년 331억 원으로 연평균 7.7% 증가하였고, 외래의 진료비는 2012년 2,871억 원에서 2017년 4,154억 원으로 연평균 7.7% 증가하였다.

(3) 증상

배뇨 횟수의 증가, 배뇨를 시작하고 중단하는데 어려움, 요 줄기가 약하고 잔뇨감, 요정체, 배뇨 시 통증이 있다.

(4) 치료 및 간호 중재

① 약물 치료

전립선의 조임이나 긴장을 완화시키는 교감 신경 차단제(알파 차단제)를 사용하면 소변 배출을 용이하게 하여 즉각적 효과를 거두거나 전립선 크기를 줄이는 항남성 호르몬제를 투여하게 장기적으로 전립선의 물리적 비대를 억제하는 치료 방법이 있다.

② 수술

약물 요법을 시행하더라도 반복적 요폐, 방광 결석, 재발성 요로 감염이나 혈뇨 등이 발생하는 경우, 서서히 진행되는 신기능 저하증이 보일 경우 수술적 교정을 하게 된다.

③ 전립선 비대증 질환의 예방법

배뇨 증상에 대한 자가 체크 및 주기적인 검사와 적절한 치료를 하는 것이 중요하며, 비만 등 대사증후군의 적절한 관리와 지속적인 운동이 도움이 된다. 또한 과도한 음주는 증상을 급격히 악화시킬 수 있어 자제하는 것이 좋으며 증상이 있을 경우 광고에 나오는 검증되지 않은 치료나 건강식품을 복용하는 것 보다는, 현재 상태를 파악하기 위한 적절한 검사와 검증된 치료를 꾸준히 받는 것이 중요하다.

6장

감각 기계 변화

1 노화로 인한 변화

1) 시력 변화

(1) 구조적 변화

- 각막: 두께가 증가, 굴곡 감소, 부분적 투명성 손실, 색소와 지질 침착(노인환), 상피 세포 손상, 상피 재생 감소
- 전안방: 안방수의 양과 흐름 감소
- 홍체: 색소 감소, 활동 감소, 지지적인 콜라겐 섬유 두께 증가
- 수정체: 크기와 전후 직경의 증가, 굴곡 감소, 색소 침착 증가(황색), 혼탁 증가, 상피 세포 수 감소, 새로운 섬유 형성과 항산화 수준 감소, 수정체 결정성과 콜라겐 낭 증가로 교차, 수정핵과 수정낭의 경도 증가
- 초자체: 함유물 증가, 수분 감소, 망막과 안구의 지지력 감소
- 모양체와 근: 근육량 감소, 모양 섬유와 물질 감소, 모양체 상피 세포 수 감소
- 망막: 말초 두께 감소, 간상체의 외측 손실 원판과 로돕신의 재생, 황반 변성
- 색소 상피·색소 감소, 지방갈색소 과립 증가

(2) 기능적 변화

- 각막과 수정체 기능: 조절 능력 감소(노안), 조절 반사 잠복기의 증가, 근거리 시야점 증가, 렌즈 및 산란 증가, 굴절 감소, 렌즈 탄력성 감소
- 망막기능: 깜박거림 빈도 감소, 광감각 감소(암순응 전후 광역치 증가)
- 색감각 감소(초기에는 노란색에서 푸른 계열 이후에는 녹색 계열)
- 일반적인 시각 기능: 유두 수축의 증가(노인성 축동): 시력 감소, 노안

(3) 주요한 병리적 변화

- 수정체: 백내장, 딱딱해지고 탄력성 잃음
- 망막: 노인성 황반변성, 녹내장, 당뇨성 망막 질환

2) 청력 변화

(1) 구조적 변화

- 신경 세포의 퇴화: 와우기저 유모 세포의 신경절 손상, 청신경, 섬유 수초의 소실
- 유모 세포의 퇴화: 감각성 난청의 주요 원인

(2) 위축성 변화

- 와우의 비신경 구조에서 일반적으로 발생하고 전도성 노인성 난청을 유도함
- 혈관조: 와우의 중간 부위 와첨부에서 빈번함

(3) 기능적 변화

- 고음 영역에서 청력 손실(노인성 난청): 연령에 따라 점차 손실이 커짐
- 남성에게 더욱 분명하게 나타남
- 소음의 노출은 상실을 증가시킴
- 울려 퍼지고 끊어지는 언어에 대한 감지 능력 감소

2 건강 문제와 간호

1) 노인성 난청(presbycusis)

귀는 소리를 모아 증폭함으로써 소리를 전달하는 외이와 중이, 전달받은 소리를 감지하고 분석해 뇌로 보내는 내이로 나누어지는데, 이러한 귀 구조 일부에 문제가 발생할 경우 난청이 발생한다. 난청(hearing impaiment)은 소리를 듣는 기관의 기능 장애로 인하여 잘 듣지 못하는 현상을 의미하며, 청각장애는 난청으로 인하여 의사소통을 포함한 일상생활이나 사회생활 또는 정서적 측면에서 지장을 초래하는 현상을 의미한다.

노인성 난청이란 연령이 증가함에 따라 달팽이관 내 유모 세포와 청신경의 퇴행성 변화에 의해 청력이 떨어지는 것을 의미한다. 즉, 듣는 기능과 관련한 신경 기관의 문제이다.

(1) 원인 및 분류

노인성 난청은 복합적 요소가 원인으로 작용한다. 노화 이외의 원인으로는 유전적 요인이 대표적이다. 정도의 차이가 있기 하지만 특히 부모가 노인성 난청을 앓은 경우 자식의 발병률도 높아지므로 더욱 주의가 필요하다. 또한 당뇨병, 신부전, 고혈압과 고지혈증, 동맥 경화증에 의한 혈류 감소 등 만성 질환도 2차적 청력 손실의 원인이 된다.

또한 담배 연기의 독성 물질이 미세 혈관을 좁아지게 해 혈관 질환을 유발하고, 청력을 담당하는 달팽이관의 혈액 순환을 방해한다. 유해 물질을 발생시켜 2차적으로 청각 장애를 일으키는 요인이 될 수 있다.

노인성 난청은 크게 두 가지로 분류된다.

① 감각성 노인성 난청

와우 내의 청각 세포, 특히 노화와 더불어 증가하는 외유모 세포의 전반적인 소실에 의한 것으로 와우의 기저부 말단에서 발생한다. 청력도상 저음역에서는 비교적 정상이나, 고음역에서 급격한 청력 감소를 보이는 급하강형을 보인다.

② 신경성 노인성 난청

와우의 신경원이나 중추 신경계 세포의 소실로 와우 신경 세포수가 정상 신생아의 50% 이하로 감소할 때 발생한다. 고음역의 소실이 뚜렷한 하강형 청력도를 보인다.

(2) 분포

국민건강보험공단에 의하면 2012년~2017년 '난청'(H90) 질환으로 진료 받은 인원은 2012년 27만 7천 명에서 2017년 34만 9천 명으로 연평균 4.8%씩 증가하였다. 같은 기간 남성은 2012년 12만 9천 명에서 2017년 16만 4천 명으로 증가해 연평균 증가율은 4.9%로 나타났고, 여성 또한 2012년 14만 8천 명에서 2017년 18만 6천 명으로 연평균 증가율은 4.6%로 나타냈다. 건강 보험 적용 인구 10만 명당 진료 인원은 2012명 557명에서 2017년 686명으로 연평균 4.3%씩 증가하였다.

연도별 '난청' 질환 건강보험 진료 환자 현황

구분		2012년	2013년	2014년	2015년	2016년	2017년	연평균 증가율(%)
진료 실인원 (명)	계	276,773	282,487	280,693	300,179	340,261	349,476	4.8
	남성	128,981	131,978	130,599	139,657	159,948	163,982	4.9
	여성	147,792	150,509	150,094	160,522	180,313	185,494	4.6
인구 10만 명 당(명)	계	557	565	558	595	670	686	4.3
	남성	516	525	516	550	627	641	4.4
	여성	599	606	600	639	714	731	4.1

출처: 국민건강보험공단. 2018

2017년 기준 연령대별 진료 현황을 살펴보면, 70대 이상(12만 2천 명, 34.9%)이 가장 많았고, 그 다음 60대(6만 5천 명, 18.7%), 50대(5만 2천 명, 14.9%) 순으로 나타났다. 남성은 70대 이상(5만 5천명, 33.7%)이 가장 많았고, 60대(3만 3천 명, 20.1%), 50대(2만 4명, 14.9%) 순이며, 여성은 70대 이상(6만 7천 명, 36.0%)이 가장 많았고, 60대(3만 2천 명, 17.4%), 50대(2만 8천 명, 15.0%) 순으로 나타났다.

2017년 '난청' 연령대별/성별 진료 인원 (단위: 명)

구분	전체	9세 이하	10대	20대	30대	40대	50대	60대	70대 이상
계	349,476	8,746	15,242	24,424	27,270	34,257	52,244	65,272	122,021
	(100%)	(2.5%)	(4.4%)	(7.0%)	(7.8%)	(9.8%)	(14.9%)	(18.7%)	(34.9%)
남성	163,982	4,858	7,646	10,633	12,174	16,049	24,396	32,969	55,257
	(100%)	(3.0%)	(4.7%)	(6.5%)	(7.4%)	(9.8%)	(14.9%)	(20.1%)	(33.7%)
여성	185,494	3,888	7,596	13,791	15,096	18,208	27,848	32,303	66,764
	(100%)	(2.1%)	(4.1%)	(7.4%)	(8.1%)	(9.8%)	(15.0%)	(17.4%)	(36.0%)

출처: 국민건강보험공단. 2018

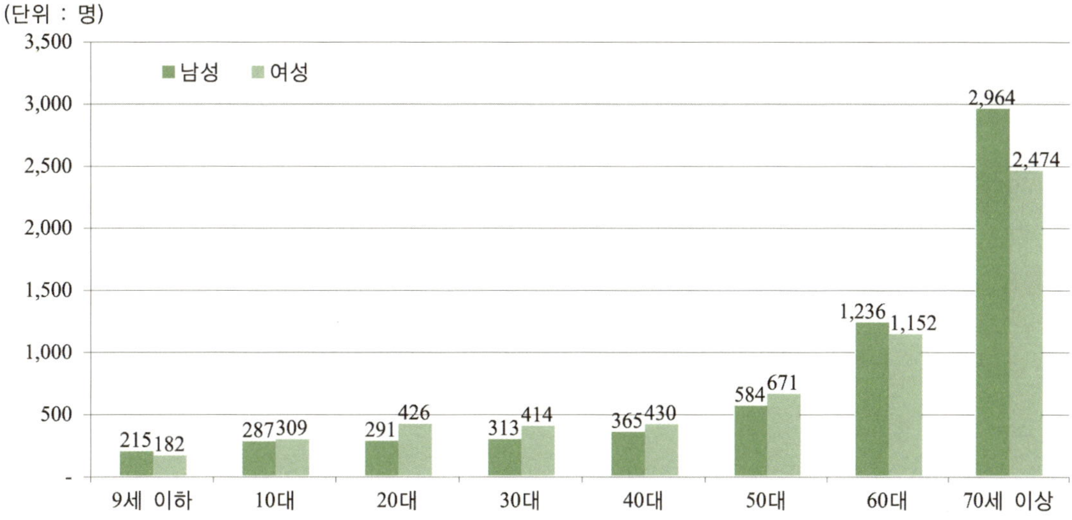

2012년부터 2017년까지 '난청' 질환의 진료비 추이를 살펴보면, 2012년309억 원에서 2017년 445억 원으로 136억 원이 증가하여, 연평균 7.6% 증가한 것으로 나타났다. 동일 기간에 입원의 진료비는 115억 원에서 139억 원으로 연평균 3.9% 증가하였고, 외래의 진료비는 194억 원에서 306억 원으로 연평균 9.5% 증가하였다.

연도별 진료형태별 '난청'질환 진료비 추이 (단위: 백만 원)

구분	2012년	2013년	2014년	2015년	2016년	2017년	연평균 증가율 (%)
계	30,898	32,507	34,388	37,675	44,494	44,474	7.6
입원	11,510	12,074	12,903	13,199	15,973	13,911	3.9
외래	19,388	20,433	21,485	24,476	28,522	30,563	9.5

주) 수진기준(실제 진료 받은 일자기준), 약국 진료비는 외래에 포함됨.
출처: 국민건강보험공단. 2018

(3) 증상

난청으로 인해서 말소리를 듣지 못하면 의사소통, 학업, 직업, 문화생활을 하는데 큰 제약이 따르게 된다. 노인성 난청 증상은 갑자기 발생하기 보다는 양쪽 귀가 점차적으로 서서히 안 들리게 된다. 종류에 따라 다소 차이가 있지만 노인성 난청의 초기에는 고음을 듣는 힘이 떨어지고 진행함에 따라 저음 영역으로 확대된다. 고음 영역은 자음과 모음 중, 자음을 알아

듣는데 주로 관여를 하기 때문에, 난청의 초기 고음 영역의 청음 장애가 발생하게 되면 '밥', '밤'과 같은 비슷한 말을 구별하기 어렵다.

음정이 높은 여자의 목소리보다 남자의 목소리가 더 알아듣기 편하고, 소리의 방향을 감지하기가 어렵게 된다. 다른 사람이 하는 말이 웅얼거리거나 얼버무리는 것 같아, 경우에 따라서는 자신이 잘 듣지 못하는 것을 받아들이지 않고 다른 사람의 발음이 정확하지 못하다고 탓 할 수도 있다.

(4) 치료 및 간호 중재

노인성 난청의 경우 대개 청력이 갑자기 떨어지는 것이 아니고 천천히 진행된다. 그래서 별로 불편함을 느끼지 않거나 자신이 듣지 못한다는 사실을 받아들이지 않는 경우가 많아 재활을 위한 상담을 하는 경우가 적다. 청력 감소가 있는 나이든 사람 중 보청기를 착용하고 있는 사람이 18% 정도 밖에 안 되며, 이 중 75%가 60세 이상이다.

보청기 착용률이 낮은 것은 귀가 잘 들리지 않는 것을 나이가 들면서 생기는 어쩔 수 없는 노화 현상으로 체념하는 경우가 많기 때문이다. 젊은 시절만큼 다시 들을 수는 없지만 노인성 난청의 경우도 조기에 발견하여 적절한 치료와 재활을 통해 노후의 적응을 높이는 것이 반드시 필요하다

① 보청기

난청의 재활 수단은 일차적으로 보청기 착용이다. 보청기를 착용한다는 것은 부족한 청각을 개선하여 잘 듣게 하는 것 뿐 아니라 노후의 전반적인 생활 적응력을 개선하는데 크게 기여한다. 보청기 착용의 정확한 시기는 없지만 통상 청각 역치가 50데시벨을 넘어가면 조용한 실내 공간에서의 대화에 조금씩 지장을 받기 때문에 보청기를 착용하는 것이 좋다.

② 대화의 방법

대화란 일방적인 과정이라기보다 양방향으로 이루어지는 상호 작용에 의한 것이기 때문에 올바른 대화를 하기 위해서는 말하는 사람과 듣는 사람의 역할이 모두 중요하다. 대화 예절을 지켜주는 것만으로도 의사소통을 하는데 큰 도움을 얻을 수 있으므로 난청이 있는 사람과 그 주변인들이 다음과 같은 예절을 지킬 수 있도록 교육하고 노력하는 것이 필요하다.

가. 말하는 사람

- 말하는 사람은 듣는 사람과 직접 얼굴을 마주보고 이야기를 해야 한다.
- 분명하고 또박또박 천천히 이야기해야 한다.
- 대화에 방해가 되는 텔레비전이나 라디오는 끄도록 한다.
- 듣는 사람이 잘 이해했는지 확인한다.

나. 듣는 사람

- 듣는 사람은 대화를 할 때 대화에 집중해야 한다.
- 들은 것을 따라해 자신이 잘못 이해한 부분은 없는지 확인해야 한다.

③ 예방

나이가 들어감에 따라 어느 정도의 청력 저하는 피할 수 없다. 그러나 알려진 위험 요인들을 최소한 한다면 난청의 정도를 최소화 할 수 있다. 물론 위험 요인 중에 가족력, 유전 등과 같이 바꿀 수 없는 요소들도 있으나 흡연 등과 같이 피할 수 있는 요소들도 있다. 특히 누적된 소음 노출이 가장 중요한 요인 중의 하나이므로 이를 최소화해야 한다. 또한 소음의 노출을 줄이고 불가피한 경우에는 귀마개 등의 적절한 보호 장구의 착용이 필수적이다.

또한 심혈관 질환과 그 관련 위험 인자도 관련이 있기 때문에 건강을 유지하는 것도 노인성 난청을 예방하는 한 방법이다. 뇌출혈, 심근 경색, 고혈압, 고지혈증, 당뇨 등의 병이 과다한 청력 저하와 관련이 있기 때문이다.

3) 백내장(cataract)

사람의 눈은 카메라와 유사하다. 외부에서 들어온 빛이 카메라의 렌즈에 해당하는 수정체를 통과하면서 굴절돼 필름에 해당하는 망막에 상을 맺어 사물을 볼 수 있게 된다. 백내장이란 이 눈 속의 수정체(렌즈)가 어떤 원인에 의해 뿌옇게 혼탁해져 눈앞에 안개가 낀 것처럼 사물이 뿌옇게 보이게 되는 질환이다. 백내장은 녹내장, 당뇨성 망막병증과 함께 3대 실명 질환으로 꼽히는 대표적인 고령층 안과 질환이다. 카메라로 치면 렌즈에 해당하는 수정체에 단백질의 구조적인 변화로 혼탁이 생겨 시력이 감소한다. 주로 노화에 의해 발생하지만, 최근에는 환경적 요인도 크게 작용한다. 자외선 또한 백내장의 가장 큰 원인 중 하나다.

(1) 원인

유전이나 임신 초기의 풍진 등 태내 감염, 대사 이상에 의해 선천적으로 발생하는 경우도 있으나 백내장의 대부분은 노화나 외상, 전신 질환, 눈 속 염증, 독소 등에 의해 발생하는 후천 백내장이다. 후천 백내장에서도 나이가 들면서 노화의 일부로 발생하는 노년 백내장이 대부분이며 매우 흔한 질환이다. 수정체에 자외선이 닿으면 활성 산소를 발생시켜 세포를 손상시키고, 눈의 노화를 촉진한다. 수정체를 이루는 단백질이 혼탁해지며 빛이 통과하지 못해 안개가 낀 것처럼 뿌옇게 보이는 것이 백내장의 주요 증상이다. 혼탁의 정도는 나이가 들수록 심해지는데 백내장이 생긴 수정체를 복구하는 방법은 없다.

(2) 분포

2019년도 수술 인원(상위 3위) 중 1위가 백내장 수술(45만9천명)로 인구 10만 명당 백내장 수술이 868.1명으로 집계되었다.

(3) 증상

백내장의 대표적인 증상은 시력 저하이며 물체가 겹쳐 보이거나 빛 번짐, 눈부심을 호소할 수 있다. 백내장 환자는 수정체가 뿌옇게 혼탁해져 있어 마치 흐린 유리창을 통해 외부를 바라보는 것처럼 흐리거나 왜곡되어 보일 수 있다. 수정체의 혼탁 정도, 위치와 범위에 따라 증상과 시력 감소의 정도가 다르게 나타난다. 혼탁이 수정체 중앙에 발생한 경우에는 밝은 곳에서는 동공이 축소돼 시력 저하가 심해지고 어두운 곳에서는 동공이 확장돼 시력이 좋아지는 것으로 느낄 수 있다. 백내장이 진행돼 전체가 혼탁해진 경우에는 밝고 어두움에 관계없이 항상 시력 저하가 나타난다. 이때 수정체의 굴절률이 증가하면서 근거리 시력이 일시적으로 호전되는 증상이 나타나기도 한다.

(4) 치료 및 간호 중재

백내장 치료는 크게 약물 요법과 수술 요법으로 나뉜다. 약물 치료로는 백내장 초기에 점안약이나 내복약을 사용해 백내장 진행 속도를 지연시키는 효과를 기대할 수 있다. 약물 치료는 큰 부작용은 없지만 아직까지 치료보다는 예방의 목적이 크며 백내장의 진행을 완전히 억제하지 못한다. 또한 약물 치료만으로 이미 혼탁이 발생한 수정체를 원래의 투명한 상태로 만드는 것은 불가능하다. 따라서 진행된 백내장의 가장 확실한 치료 방법은 수술 요법이라 할 수 있다.

수술 치료는 진행된 백내장에 대한 가장 효과적이며 확실한 치료 방법이다. 일반적인 수술 방법은 각막의 작은 절개창을 통해 초음파 기구로 혼탁해진 수정체를 제거하고 개개인의 시력 도수에 맞는 인공 수정체를 삽입하게 된다. 예전보다 수술 방법이 발달함에 따라 수술 시간이나 회복 시간이 단축됐고 특별한 경우가 아닌 경우 당일에 퇴원이 가능하다.

백내장이 양쪽 눈 모두에 있는 경우 한쪽 눈을 먼저 수술해 회복시킨 후 반대쪽 눈을 수술하는 경우가 대부분이다. 정기 검진으로 미리 발견하는 것이 중요하다. 백내장은 일반적으로 수개월에서 수년에 걸쳐 천천히 진행하는 경우가 많으며, 초기에는 특별한 이상을 느끼지 못하는 경우가 많다. 따라서 초기 백내장의 경우 위험 인자들을 조절하며 경과를 관찰해야 한다. 원하는 경우 백내장의 진행 속도를 늦추는 안약이나 복용약을 사용할 수 있다.

이러한 약물 치료는 효과가 확실하게 입증된 것은 아니며 안약을 넣지 않았다고 백내장이 급격하게 진행되거나 문제가 생기는 경우는 거의 없으므로 약물 치료를 놓쳤다고 걱정할 필요는 없다. 정기적인 안과 검진과 함께 백내장 진행 상태를 관찰하며 적절한 수술 시기를 결정하는 것이 중요하다. 백내장의 수술 시기는 환자의 시력과 기능적 시력 요구 정도, 환경을 고려해 정하게 된다. 증상이 진행돼 일상생활에 지장을 줄 정도로 나빠진 경우, 백내장이 원인이 되어 포도막염이나 녹내장 등 합병증 위험이 있는 경우 주로 수술을 고려하게 된다. 하지만 시신경 질환, 약시, 회복되지 않은 다른 안과 질환이 동반되는 등 백내장 수술 후에도 시력 개선 가능성이 없다고 판단되는 경우는 수술을 시행하지 않는다. 합병증을 동반한 외상성 백내장이나 수정체 부종으로 인한 급성 녹내장 발작과 같은 특수한 경우는 빠른 수술이 필요하다.

진행된 백내장을 방치할 경우 수정체 혼탁이 심하게 진행돼 과숙 백내장이 될 수 있다. 이 경우 수술 중 합병증 발생이 높고 안내 구조물 관찰이 어려워 수술 후 시력 예후를 예측하기 어렵다. 또한 백내장이 진행돼 방수(房水, 눈 속을 순환하는 물)의 이동을 막아 수정체성 녹내장이 생기거나 수정체 용해로 인한 이차성 급성 녹내장이 생기는 경우도 드물게 있어 정기적인 안과 검진을 통해 적절한 치료 시기를 결정하는 것이 중요하다.

백내장 예방법은?

1. 자외선 차단을 위해 선글라스 착용하기
2. 과도한 음주를 피하고 금연하기
3. 비타민E, 비타민C, 베타카로틴과 같은 항산화 비타민과 무기질 섭취하기
4. 토마토, 시금치, 베리류, 견과류 등 항산화 음식 섭취하기
5. 당뇨병이 있는 경우 당 조절하기
6. 정기적으로 안과 검진받기

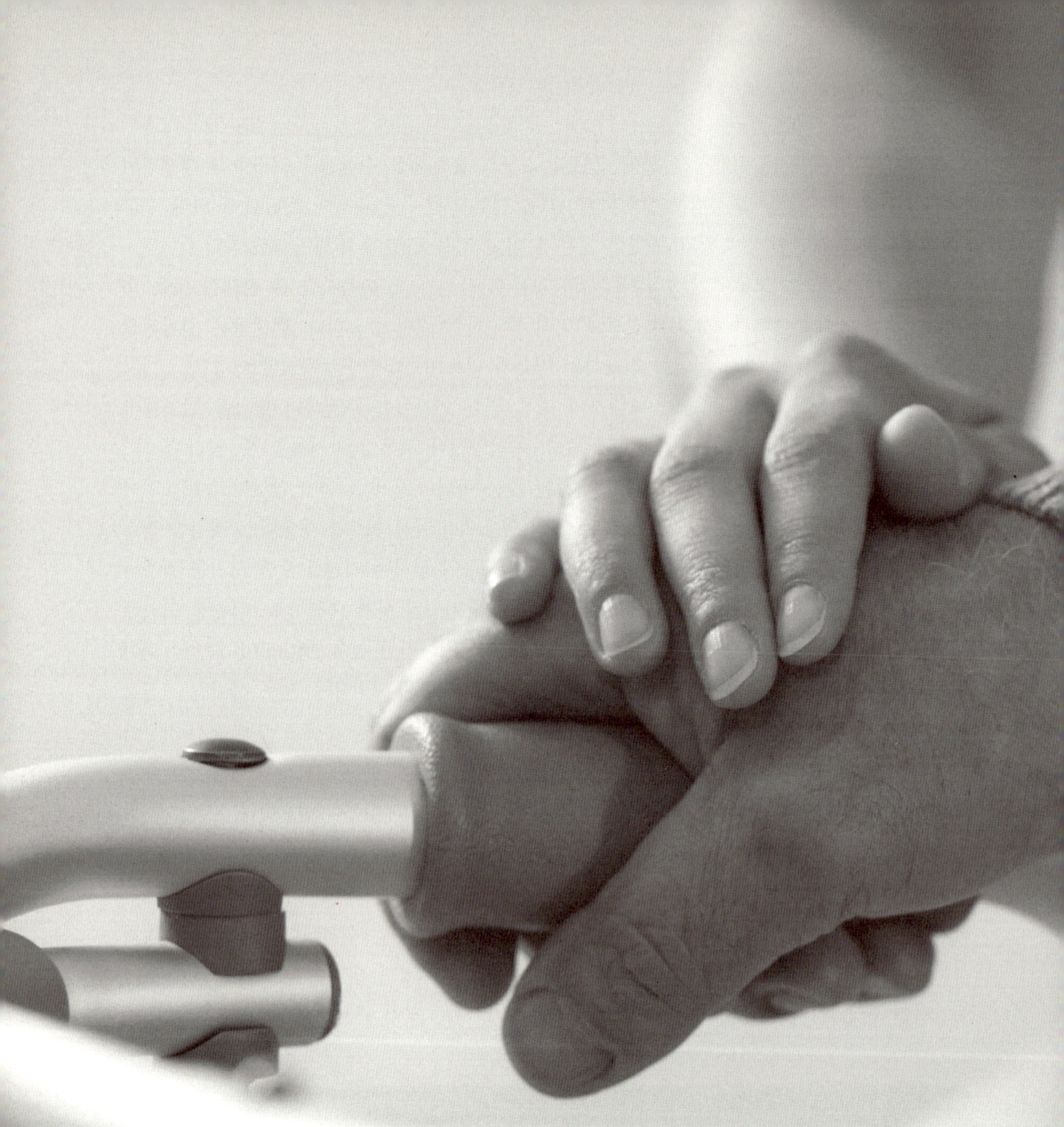

III

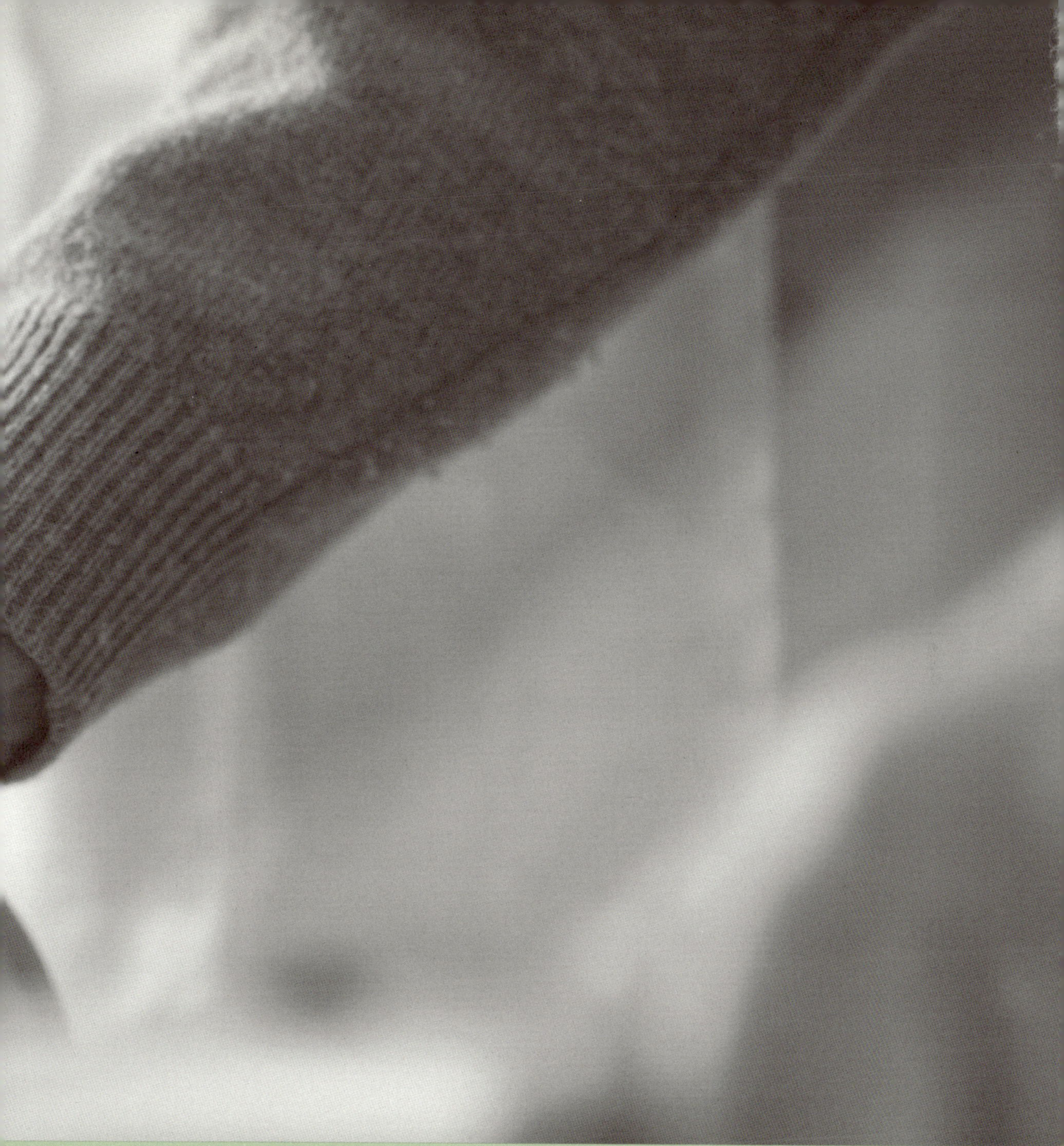

노년기 정신 건강

1장

노인 자살

1 노인 자살의 이해

노인 자살은 최근 전 세계적으로 관심이 되는 공중 보건 문제로 특히 우리나라는 매우 심각한 수준에 있다. 2020년도 보건복지부와 중앙자살예방센터의 보고에 따르면 65세 이상 노인 자살률은 인구 10만 명 당 53.3명으로 OECD 회원국 중 가장 높고, OECD 평균인 18.4명보다 2.9배 높은 것으로 보고되었다.

노인 자살이 심각한 이유는 평상시 자살 계획에 대해 주위에 표현하지 않고, 자살에 대한 행동이 예고 없이 이루어지며, 위험하고 극단적인 방법을 사용하여 자살의 성공률 또한 높기 때문이다. 노인의 자살은 개인적인 문제일 뿐만 아니라 사회 경제적으로 많은 손실을 야기하며, 동시에 주변 노인에게도 영향을 미쳐 연쇄적으로 노인의 자살률을 높이는 요인이 된다(김선미 외 1인. 2020).

1) 노인 자살의 위험 요인

노인들은 일반적으로 자살에 대한 증상 표현이 모호하여 노화로 인한 다양한 신체, 기능적인 문제의 호소만으로 정서 상태를 판단하는데 한계가 있고 자살 생각까지 유추하기에는 현실적으로 어려움이 있다. 따라서 노인 자살 생각을 파악하기 위해서는 신체적·사회적·정서적 요인 등 노인이 경험하고 있는 다양한 문제들을 복합적으로 확인하여 자살 생각의 위험 요인을 다각도로 파악하고 이를 통해 자살을 예방할 수 있는 예방적 접근이 중요하다.

(1) 신체적 기능 장애

노인의 자살 생각에 영향을 미치는 요인 중 신체적, 기능 장애를 강한 위험 지표로 보는 견해가 강하다. 시력, 청력과 같은 감각 저하는 노인의 기능적 문제와 관련 있을 뿐만 아니라 심리 상태, 신경 질환에도 영향을 미쳐 자살 위험성을 높일 수 있다. 또한 씹기, 말하기와 같은 구강 문제는 음식 섭취뿐만 아니라 타인과의 관계 형성에도 영향을 미쳐 스트레스, 우울, 자살까지도 영향을 미칠 수 있는 중요한 변인에 포함된다.

기억력 장애는 노인에게 대표적인 질환인 우울이나 수면 장애에서 나타날 수 있는 증상으로, 노인의 기억력 저하는 결국 우울이 발현되었을 가능성을 높이기 때문에 자살 위험성을 높일 수 있다.

+ 성별 및 연령 집단별 자살률

(단위: 인구 십만 명당)

		2008	2009	2010	2011	2012	2013	2014	2015	2016	2017	2018	2019
전체		26.0	31.0	31.2	31.7	28.1	28.5	27.3	26.5	25.6	24.3	26.6	26.9
성	남자	33.4	39.9	41.4	43.3	38.2	39.8	38.4	37.5	36.2	34.9	38.5	38.0
	여자	18.7	22.1	21.0	20.1	18.0	17.3	16.1	15.5	15.0	13.8	14.8	15.8
연령 집단	10~19세	4.6	6.5	5.2	5.5	5.1	4.9	4.5	4.2	4.9	4.7	5.8	5.9
	20~29세	22.6	25.3	24.4	24.3	19.5	18.0	17.8	16.4	16.4	16.4	17.6	19.2
	30~39세	24.7	31.4	29.6	30.5	27.3	28.4	27.9	25.1	24.6	24.5	27.5	26.9
	40~49세	28.4	32.8	34.1	34.0	30.9	32.7	32.4	29.9	29.6	27.9	31.5	31.0
	50~59세	32.9	41.1	40.1	41.2	35.3	38.1	36.4	34.3	32.5	30.8	33.4	33.3
	60~69세	47.2	51.8	52.7	50.1	42.4	40.7	37.5	36.9	34.6	30.2	32.9	33.7
	70~79세	72.0	79.0	83.5	84.4	73.1	66.9	57.6	62.5	54.0	48.8	48.9	46.2
	80세 이상	112.9	127.7	123.3	116.9	104.5	94.7	78.6	83.7	78.1	70.0	69.8	67.4

신체적 건강은 노인에게 곧 독립적인 생활을 의미하며, 주관적 건강 상태가 좋을수록 자살 위험도가 낮다. 그러나 노인이 경험하는 노화와 만성 질환은 와상 상태를 오래 유지하게 하고 이는 화장실이나 가까운 거리 이동 과정에서도 타인의 도움을 필요로 하며 이러한 활동 기능의 제한은 노인의 자살 생각을 높이게 된다.

특히 노화 과정에서 신진대사가 느려지면서 생기는 만성 질환이나 구강 문제 등은 통증·불편감을 유발하여 일상생활에서 스스로 독립적인 활동이 제한되고 도움을 필요하게 한다. 이러한 신체적, 기능적 요인의 저하는 대인 관계의 불안이나 낮은 자존감을 유발하여 사회적 고립과 우울증의 원인이 된다. 이런 노인의 특성을 고려할 때, 노인들은 신체적, 기능적인 문제로 인한 고통과 사회적 고립에서 벗어나는 수단으로 자살을 선택할 수 있다.

(2) 경제적 요인

대부분의 노인들은 노후 소득의 상실 혹은 급격한 저하를 경험함으로써 이전 소득(income transfer)에 의존하는 상황에 직면하고 있다. 따라서 공적 사회 지출 중 전 국민을 대상으로 하는 보건 의료 지출을 제외하고는 노인 소득 보장 분야에 대한 지출이 가장 큰 비중을 차지하고 있다.

하지만 우리나라는 급격한 산업화 과정에서 가족 간 연대(효 문화)에 의존했던 노후 소득

보장을 사회적 연대(공적 노후 소득 보장 제도)로 치환하지 못한 결과, 경제협력개발기구(OECD) 회원국 중에서도 가장 높은 수준의 노인 빈곤율을 기록하고 있다.

대부분의 OECD 회원국들에서 근로 연령층의 빈곤율과 퇴직 연령층의 빈곤율 간 차이가 크지 않고, 상당수 국가는 오히려 노인 빈곤율이 청장년 빈곤율에 비해 낮은 수준인 데 비해, 한국은 둘 간의 상대 배율이 5.4배에 이른다. 즉, 노인 빈곤율이 청장년 빈곤율에 비해 5.4배 더 높다는 의미이다(여유진. 2019).

(3) 사회적 요인

2016년 현재 우리나라의 독거노인은 144만명으로 '00년(54만명)에 비해 약 2.7배 증가, '35년에는 현재 독거노인의 약 2.4배(343만명) 증가할 전망이다.

한국의 가족 형태는 이미 핵가족을 넘어 1인 가족의 형태로 빠르게 진입하고 있다. 이런 가운데 홀로 있는 독거노인은 고독사 자살 위험군에 속할 수 있다. 독거노인은 절대 빈곤 상태에 놓여있음과 동시에 고독, 빈곤, 질병의 문제나 가사 서비스 원조 및 재가 보호의 필요에 대응할 수 있는 인적 자원을 세대 속에 포함하지 못하고 있고, 가족의 경제적 지원이나 간병, 정서적인 유대감 형성 등의 부양 기능을 제대로 제공받지 못하는 취약한 상태에 있는 계층으로 특정되고 있다.

독거노인의 삶의 수준은 일반 노인에 비해 더 열악하고, 이로 인해 정서적으로 매우 취약한 상태에 놓여 있는 것으로 알려져 있다. 독거노인의 삶의 질이나 정신 건강 수준이 부부 가구 노인이나 자녀 동거 가구 노인에 비해 더 열악하며, 독거노인의 정신 건강의 문제가 부부 가구나 자녀 동거 가구 노인에 비해 더욱 심각하다.

✚ 독거노인 수(추계)

(단위: 천명, %)

구 분	2000	2010	2016	2025	2035
노인인구 수 (총인구 중 비율)	3,395 (7.2)	5,452 (11.4)	6,863 (13.5)	10,331 (19.9)	14,751 (28.4)
독거노인 수 (전체 노인 중 비율)	544 (16.0)	1,056 (19.4)	1,442 (21.0)	2,248 (21.8)	3,430 (23.3)

출처: 장래가구추계 2012, 통계청, 장래가구추계 2010~2035년 통계청

2 노인 자살에 대한 국가 및 사회적 정책

우리나라는 노인 자살의 현황과 경향성, 자살의 방법과 동기에 관한 정보나 노인 자살자의 개인적 특성 및 사회구조적 요인에 대한 정보가 매우 부족한 실정이다. 여러 가지 이유가 있을 수 있지만 가장 중요한 원인은 자살에 대한 연구 자료를 얻는 데 있어서 여러 제약점과 선행 연구의 결여가 가장 크다고 할 수 있다.

노인 자살을 예방하기 위해서는 개인 및 가족의 문제 해결을 통해서 노인 자살 문제에 접근해야 한다. 노인들을 위한 자살 예방 사업은 신체, 정신 건강의 통합적 접근이 필요하다는 것에 공감하며, 특히 노인들에게는 어떤 개입 이전에 친밀감과 공감이 전제되어야 하며, 큰 전제는 관계를 강화하는 공동체를 세우려는 지역 사회 차원의 노력이 병행되어야 한다.

먼저 자살 문제나 자살 충동으로 힘들어하고 있는 자살 고위험자에게 위기 개입 및 상담 서비스를 제공하거나 예방 프로그램, 자살 징후 관찰 등 즉각적인 개입으로 위기 상황을 막아야 한다. 이 외에도 세대적 격차를 줄여나가고, 노년 인구의 자립성과 자기 효능감을 확보할 수 있는 국가 및 사회적 정책이 우선되어야 한다.

노인 자살의 징후(예시)

※ 부모님의 이런 행동에 주목하라

- ▶ 직접적인 표현
  - "죽고 싶다"는 표현을 자주 함
- ▶ 당부의 말하기
  - 자녀들에게 "어머니/아버지 잘 모셔라"
  - 배우자에게 "혼자되어도 잘 살아"
- ▶ 다른 특이한 행동
  - 자신의 소식을 아무에게도 알리지 않음
  - 혼자 있는 시간이 많아지고 대화를 피함
  - 다량의 수면제 모으기
  - 주변 사람들에게 호의를 베풂
- ▶ 생소한 주변 정리
  - 이불 빨기
  - 가족을 위해 무언가를 사 놓기
  - 아끼던 물건을 다른 사람에게 선물

▶ 짐이 된다는 의식
- 가족에게 자신의 존재가 부담이 된다고 느낌

▶ 두려움과 불안감
- 주변인의 죽음에 우울해 함
- 실직 등으로 경제력과 사회적 지위 상실
- 신체적 질병 등 건강 상 위협

2021년 현재 우리나라가 노인 자살을 예방하기 위해 실시하고 있는 정책 중 대표적인 것을 몇 가지 소개하면 다음과 같다.

1) 지역 맞춤형 자살 예방 사업(출처: 보건복지부. 2021)

지역 맞춤형 자살 예방 사업은 지역의 특성과 자원을 고려하여 지자체가 주도적인 자살 예방 정책을 추진하는 성공 모델을 개발하기 위해 2013년부터 추진되어온 사업이다. 사업 유형은 크게 지자체와 지역 자살 예방 센터 중심으로 기획·추진되는 지자체 주도형과 지자체와 민간 기관 등으로 구성된 협의체 주도로 사업이 기획·운영되는 민관 협력형으로 구분된다.

2021년 현재 우리나라는 지역 맞춤형 자살 예방 사업을 선정하여 실시할 예정이다. 지역사회 중심의 맞춤형 자살 예각 지자체는 5월부터 제출한 사업 계획에 따라 순차적으로 사업을 시작하며, 선정된 기관에 대해서는 국고 지원과 함께 지역별 현황 및 사업 계획에 대한 분석·진단 결과를 바탕으로 실효적인 사업 추진을 위한 현장 방문 컨설팅이 지원된다.

울산광역시는 경제적 문제로 우울감을 호소하는 소상공인을 대상으로 찾아가는 정신 건강, 자살 예방 네트워크 구축 등 집중 서비스를 제공할 계획이다. 경북 의성군은 지역 주민이 자주 방문하는 미용실 등을 '햇빛가게'로 지정해 점주를 대상으로 생명지킴이 교육을 실시하고, 자살 예방 센터 등 전문 기관으로의 연계를 지원하는 등 지역 사회 소상공인과 함께하는 예방 사업을 실시한다.

민관 협력형으로 선정된 지자체의 주요 사례를 보면 충남 금산군은 한국외식업협회 등 민간단체와 협의체를 구성, 지역 내 마음 나눔 가게를 선정해 온라인 우울 검사를 위한 QR코드를 비치하고, 고위험군 의뢰 체계를 마련하는 등 예방 사업을 실시한다. 경기도 고양시는 자살 빈발 지역 및 취약 계층 거주 지역을 분석해 해당 지역의 아파트와 업무 협약을 맺고 자살 예방 시설 설치, 특화 상담 및 심리 지원 키트 등을 지원할 계획이다.

전북 완주군은 지역사회보장협의체 내 생명사랑분과를 통해 민관 협력 기반을 마련하고, 음독자살 취약 지역을 중심으로 인식 개선 교육, 정서지원 프로그램, 농약 안전 보관함 설치 등 맞춤형 사업을 추진한다. 인천 계양구는 2022년 지역사회보장협의체 내 생명 존중 분과 신설을 목표로, 실무분과추진단 TF를 구성해 고위험군 사례 관리를 위한 정례 회의를 운영하고 주민의 정신 건강 및 인식도 조사를 통한 지역 맞춤형 위기 대응 매뉴얼을 마련한다.

2) 독거노인 친구 만들기(출처: 보건복지부, 2016)

독거노인 친구 만들기 사업이란, 가족·이웃과의 관계가 단절된 채 혼자 살아가며 우울감과 자살 충동 등이 있는 독거노인을 발굴하여 노인 복지관 등에서 사회관계 활성화 프로그램, 심리 상담·치료 등을 제공하고, 비슷한 연령대의 독거노인과 함께 지내면서 "상호 돌봄 관계망"을 형성하도록 도와주는 사업이다. 그동안, 보호가 필요한 독거노인에게 어르신의 안부·안전을 확인 등 다양한 복지 서비스를 지속적으로 제공해 왔는데, 친구 만들기 사업은 사회로부터 고립된 어르신을 사회 밖으로 이끌어 내어 지역 사회 복지 프로그램을 이용할 수 있도록 도와주어 "홀로 사는 어르신들이 서로 의지할 수 있는 친구가 되도록 도와주는 것"이 다른 복지 사업과의 차이점이라고 할 수 있다. 사업 참여 전·후의 고독감·우울감·자살 생각·친구 수 등을 비교한 결과, 사업 참여 후에 고독감·우울감·자살 생각은 감소하고 친구 수는 증가한 것으로 나타났다.

! 사례 1: 다른 이에게 누군가와 함께 밥 먹는 즐거움을 안겨주고 싶은 꿈이 생겼습니다!

경기 시흥 대야종합사회복지관의 A어르신(74세, 여)

남편이 죽고 3년 동안 은둔 생활을 하며 지냈다. 그 누구와의 접촉도 피했고, 자식들의 무관심까지 더해져 삶의 의미를 잃고, 자살 생각을 자주 했었다.

마음에 담을 쌓고 지내던 중 독거노인 친구 만들기 사업에 참여하게 되었다. 담당 사회복지사의 수차례 안부 확인 전화 및 방문 노력에 점점 마음이 열렸고, 프로그램 참여를 결정하게 되었다.

앞으로는 경험하지 못할 것으로 생각했던 누군가와 함께 식사하는 것부터 시작하였고, 이것저것 만들어보고, 나들이도 떠나는 과정에서 다시 행복해질 수 있다는 사실을 깨닫게 되었다. 내가 제일 힘들다고 생각했는데 더 우울하고 어렵게 사는 사람이 많다는 것을 알게 되었다. 그들에게 내가 먼저 다가가 위로를 해줄 수 있다는 사실이 뿌듯하고, 감사했다. 그리고 나와 같은 어려움을 갖고 생활하고 있는 또 다른 은둔형 독거노인에게 누군가와 함께 밥 먹는 즐거움을 안겨주고 싶은 꿈이 생겼다.

사례 2: 은둔 생활은 이제 그만! 밝은 바깥세상으로 나와

서울 강북노인종합복지관의 B어르신(68세, 여)

두 번의 결혼 생활 실패로 혼자 힘겹게 살아가고 있었다. 3년 전 믿고 의지하던 친오빠가 먼저 죽고, 1년 전 어머니마저 세상을 떠나신 후 삶의 의욕이 하나도 없었다. 디스크 수술로 인하여 오래 걷기도 힘들었고, 목을 매달아 자살시도까지 해봤다. 희망 없이 살아가던 나를 복지관에서 찾아와 독거노인 친구 만들기 프로그램에 참여하게 되었다. 2014년부터 2년 동안 참여한 결과, 이제는 사람들과 잘 어울리고 복지관 내 자원봉사 활동까지 하기 시작했다. 또한 새로운 활동을 배우고 싶은 마음에 컴퓨터 기초 수업반도 신청하였다. 프로그램 참여를 통해 어두컴컴한 은둔 생활을 접고 바깥세상으로 나올 수 있었던 것에 대해 친구 만들기 프로그램에 감사한다는 말씀을 전하고 싶다.

3) 보건소 생명 존중 사업

2021년 현재 우리나라 시 군 구에 위치하고 있는 보건소에서 전문적이고 통합적인 정신보건을 위해 정신 건강 센터, 치매 지원 센터, 중독 관리 통합 지원 센터(알코올 상담 센터), 정신 사회 복귀 시설 등을 설치·운영하여 지역구민의 정신 건강 증진에 기여하고 있다. 노인 우울증 스크리닝을 통한 우울 및 자살 고위험군 발굴, 지속적인 상담과 치료 연계를 통한 노인 우울증의 만성화 예방, 대인 관계를 형성할 기회를 제공하여 노년기 삶의 질 향상, 지지 체계가 부족한 우울 및 자살 고위험 독거노인에 대한 정서적 지원 제공 등 다양하게 접근하고 있다.

보건소의 노인 자살 예방 프로그램

1. 행복청춘학당(남원시 보건소)
   노인 자살 예방을 위해 행복청춘학당을 시작으로 하반기에 찾아가는 우울증 및 자살 예방 교육과 국악 힐링 교실, 시니어 마음 튼튼 프로그램을 운영해 노인 자살률을 낮추고 자존감을 향상시켜 평화로운 노년을 즐길 수 있도록 꾸준히 노력해 가고 있다. (출처: 전북일보, 2017)
2. 긍정 강화 프로그램(구리시 보건소)
   매주 목요일 구리시 정신건강복지센터 프로그램실에서 센터 등록된 60세 이상 우울 및 자살 고위험군 10명 내외를 대상으로 토탈 공예 치료, 체조, 점심 식사를 제공한다. (출처: 구리정신건강복지센터, 2021)

2장

인지 변화

1 섬망(Delirium)

1) 정의

섬망은 폐렴, 요로 감염, 심근 경색 등과 같이 급성기적 의학적 문제가 원인이 되어 뇌의 전반적인 기능의 장애가 나타나는 상태를 말한다. 섬망은 노인에게서 매우 흔하게 발생하며, 특히 입원 중이거나 장기 요양 시설에 거주 중인 노인들에게서 더욱 빈번하게 발생한다.

섬망은 주의력, 각성, 전반적인 인지 기능이 저하되어 갑자기 가족들을 못 알아보거나 헛소리를 하고, 헛것을 보는 등의 증상으로 나타난다. 이러한 증상이 대개 몇 시간에서 며칠 정도로 일시적으로 나타나게 되고, 하루 중에도 증상의 정도가 변하는 특징이 있다.

2) 원인

섬망은 다른 신체적 질환이나 약, 물질 중독 혹은 금단 등과 같은 다양한 인자들 중에서 한 가지 원인에 의해 발생하기도 하고, 여러 가지 원인이 복합적으로 작용하여 발생하기도 한다. 섬망의 원인은 신체 질환(감염, 콩팥 질환, 뇌전증, 두부 외상, 심부전 등), 물질 유도(약물, 알코올, 마약 등), 기타(수면 박탈, 변비, 통증 등)로 나눌 수 있다. 이러한 원인으로 인해 신경 전달 물질인 아세틸콜린에 이상이 생기면 섬망에 보이는 임상 양상이 발생한다는 연구 결과가 있다.

섬망의 증상은 공통적이지만 정신 의학에서는 다음과 같이 섬망을 분류하고 있다.

- 일반적 내과 질환으로 인한 섬망
- 물질 섭취로 인한 섬망
- 물질 중독으로 인한 섬망
- 물질 중단으로 인한 섬망
- 기타 여러 원인으로 인한 섬망

섬망이 잘 생기는 사람

고령, 경도 인지 장애나 치매가 있는 경우, 우울증이 있는 경우, 영양 상태가 불량인 경우, 감각 기능이 저하된 경우, 알코올 남용, 동반 질환이 많은 경우, 빈혈, 탈수, 영양 상태가 좋지 않은 경우, 요폐색, 변비가 있는 경우, 유치도뇨관을 하고 있는 경우, 큰 수술을 받은 경우, 복용중인 약물이 많은 경우

+ 치매와 섬망의 감별 진단

치 매	섬 망
• 서서히 발병 • 일반적으로 비가역적 • 지남력 장애가 후기에 나타남 • 하루 내의 변화가 심하지 않다. • 의식의 장애는 말기에나 관찰됨	• 갑자기 발병 • 보통 가역적 • 발병 초기에 지남력의 장애가 나타남 • 하루 내에 변화가 심하다. • 의식의 장애가 두드러진다.

3) 증상

(1) 주의력 및 인지 기능 저하

섬망 환자는 주의력이 저하되어 반복해서 질문을 하기도 하고, 다양한 질문에 같은 대답을 하기도 한다. 기억력의 측면에서는 식사했는지를 기억하지 못하거나 자주 보던 가족이나 친척을 알아보지 못하기도 한다. 밤에 헛것을 보는 경우가 많고 방에 누가 와 있다거나 천장에 벌레가 기어 다닌다고 하는 등의 표현을 한다. 때로는 다른 사람이 나를 해치려고 한다는 망상적인 사고를 보일 수 있으며, 대화를 할 때 횡설수설한다는 느낌을 받을 수 있다.

비록 섬망 대상자는 인지 능력에 변화를 갖게 되지만, 간호사가 이러한 변화들을 정확하고 완전하게 사정하기는 어렵다. 주의 집중 능력 유지 불능은 이러한 사고 과정과 내용을 사정하는 것을 어렵게 한다. 섬망에서 사고 내용은 당시의 상황과는 관련되지 않으며, 언어는 비논리적이고 이해하기 어렵다. 간호사가 대상자에게 느낌이 어떤지 물어본다면 대상자는 명확하지 않게 날씨에 대해 대답할 수도 있다.

(2) 수면 각성 주기의 변화 및 감정, 행동 변화

낮과 밤이 완전히 바뀌는 경우가 매우 흔하고, 때로는 밤에 불면을 보이면서 낮에도 피곤해하지 않는 각성 상태가 지속되기도 한다. 또한 감정이 잘 조절되지 않아 소리를 지르거나

중얼거리기도 한다. 과도하게 활동을 하는(과활동형, hyperactivity) 유형과 행동이나 반응이 급격히 줄어드는(저활동형, hypoactivity)유형이 있다. 섬망 환자에게서 나타나는 이러한 증상들은 일중 변동이 큰 편으로, 밤이 되면 증상이 악화된다.

섬망을 가진 대상자는 빠르고 예측하기 힘든 기분 변화를 갖는다. 넓은 범위의 정서 반응이 있을 수 있는데, 불안, 공포, 초조, 화, 다행증, 그리고 무감동증을 보인다. 이러한 기분 및 정서 변화는 일반적으로 대상자의 환경과는 관련성이 없다. 이렇게 다양한 감정으로 인해 대상자는 울거나 도움을 요청하고, 저주를 하거나 중얼거리고 신음 소리를 내고 자해 행동을 하거나, 다른 사람이 위협을 하는 것으로 잘못 인식하여 도망치려 하거나 공격하기도 한다. 자율 신경계 증상, 즉 빈맥, 발한, 홍조, 동공 확장, 혈압 상승 등이 흔하다.

(3) 신체적 자가 간호

대상자들은 때때로 신체 내부의 욕구, 즉 배고픔, 갈증, 요의 또는 변의를 무시하거나 인식하지 못하기도 한다.

(4) 판단력과 통찰력

판단력이 손상되어 잠재적으로 유해한 상황을 인식하지 못하거나 관심사에 의해 행동하지 못한다. 예를 들면, 대상자들은 정맥 주사 튜브 또는 소변줄을 반복적으로 잡아당겨 통증을 유발하고 필요한 치료를 방해하기도 한다. 통찰력은 섬망의 중증도에 따라 다르다. 경증의 섬망을 가진 대상자는 그들이 혼돈스럽다는 것을 인식하고 치료를 받으면 향상되는 경우가 많은 반면, 중증의 섬망 대상자는 상황에 대한 통찰력이 없다.

4) 진단

섬망은 이 환자의 증상이 섬망이 맞는지와 섬망의 원인을 찾는 과정이 포함되어야 한다. 섬망의 진단을 위해서는 착란 평가 방법(Confusion Assessment Method: CAM)이라는 평가도구를 가장 많이 사용하고 있으나 무엇보다도 하루 동안의 경과 변화에 대한 병력 청취가 중요하다. 섬망은 치매와 달리 원인이 되는 신체적 질환을 치료하거나 약물을 중단하였을 경우 호전된다는 점 등으로 치매와 구별된다.

치매와 섬망이 혼재되어 있을 가능성도 염두에 두어야 한다. 경도 인지 장애나 치매가 있는 경우 섬망이 발생하는 경우가 많기 때문에 섬망이 치료된 후에도 지속적으로 인지 장애가 진행될 경우 기저에 치매가 진행되고 있었을 것으로 추정할 수 있다.

5) 치료 및 간호 중재

(1) 발생 전 예방하기

가장 중요한 것은 섬망이 발생하기 전에 예방하는 것으로 만성 질환 관리, 지남력 확인 및 재교육, 안경/보청기 보조, 탈수 교정, 섬망 유발 약제 제거 등의 방법을 통해 예방 가능하다.

(2) 원인 질환 치료

섬망의 원인이 되는 상태를 치료하고 원인이 되는 약물을 중단하면 대개는 1주일 안에 섬망은 호전된다. 섬망의 원인을 치료하는 것만으로도 섬망은 완전히 회복될 수 있으며, 조기에 발견하고 개입하게 되면 섬망으로 힘들어 하는 기간을 단축시킬 수 있다. 실제로 이전에 치매 진단이 없는 섬망 노인 환자에게서 섬망이 해소된 후 27%, 2년 이후에는 57%가 각각 새로운 치매 진단을 받은 사례도 있다.

(3) 환경적 지지

가능한 낮에는 햇빛이 잘 드는 곳에 있게 하고, 계속 말을 걸어 깨어 있을 수 있도록 하고, 도움 하에 적절한 보행을 하거나 휠체어를 이용하여 활동량을 늘리는 것이 좋다. 그 외에도 위험한 물건을 치우고, 낙상 위험을 줄일 수 있도록 침대의 안전 난간을 세워 침대에서 낙상하지 않도록 안전한 환경을 조성해야 한다.

노인 환자의 경우 주로 야간에 섬망이 발생하기 쉽기 때문에 되도록 가족이 야간에 환자를 보살피는 것이 필요하다. 강한 불빛, 소음을 피하고 은은한 조명을 설치해 밤낮을 구분할 수 있도록 규칙적으로 밝기를 맞추어야 한다. 만약 대상자가 공격적이거나 정맥 주사 튜브 또는 카테터를 뽑으려고 한다면 신체적 억제대가 필요할 수도 있다. 그러나 억제대의 사용은 대상자의 공포 또는 위협 받는 느낌을 증가시킬 수 있으므로 될 수 있으면 사용하지 않도록 하며 가족들에게 대상자를 안심시키도록 하는 것이 좋다.

(4) 수면과 적절한 영양

간호사는 대상자의 수면과 배설 양상, 음식과 음료 섭취를 감시해야 한다. 대상자는 적절한 음식 및 음료 섭취를 위해 간호사의 도움을 필요로 하는데 식사 시간에 대상자와 함께 앉거나 자주 음료를 권하도록 한다. 낮 시간의 수면을 제한하는 것이 야간 수면을 향상시키는데 도움이 될 수 있다. 낮에 운동을 하는 것 또한 도움이 된다.

2 치매(Dementia)

1) 정의

치매는 정상적으로 성숙한 뇌가 후천적인 외상이나 질병 등 외인에 의해서 기질적으로 손상 내지는 파괴되어 전반적으로 지능, 학습, 언어 등의 인지 기능과 고등 정신 기능이 감퇴되고 이로 인해 사회적, 직업적 기능 또는 타인과의 관계를 유지하는 능력을 상실하는 복합적인 임상 증후군을 일괄하여 지칭하는 것이다. 치매는 지능이 완전히 발달한 후에 후천적으로 발생한다는 점에서 정신 지체와 구별되고 발생한 장애가 일정 기간 이상 지속된다는 점에서 섬망과 구별된다.

2) 분포

국립의료원 중앙치매센터는 전국의 치매 유병률 및 치매 환자의 의료·장기 요양 관련 서비스 현황을 조사한 '대한민국 치매 현황 2019' 보고서를 발간하였다. 보고서에 따르면 2018년 현재 우리나라 65세 이상 노인 인구 중 치매 환자 수는 75만 488명으로 추정되며, 치매 유병율은 10.16%로 나타났다. 65세 이상 노인 10명 중 1명꼴로 치매를 앓고 있는 셈이다. 치매 환자 수는 지속적으로 증가하여, 2024년에는 1백만 명, 2039년에 2백만 명, 2050년에 3백만 명을 넘어설 것으로 예상되고 있다(보건복지부. 국립의료원 중앙치매센터. 2020)

치매 비용은 65세 이상 치매 환자 1인당 연간 약 2,042만원으로 추정되었으며, 국가 치매 관리 비용은 약 15조 3천억 원으로 GDP의 약 0.8%를 차지하는 것으로 추정되었다. 65세 이상 치매 환자 전체 연간 진료비는 약 2조 5천억이며, 치매 환자 1인당 연간 진료비는 약 337만 원 수준이다. 노인 장기 요양 보험을 이용하는 치매 환자는 약 30만 명이며, 총 요양 비용은 약 4조원이다.

치매 서비스를 보면 국민건강보험공단 국가 건강 검진 인지 기능 검사 수검자 비율은 62.6%이며, 60세 이상 치매안심센터 전체 등록 인원은 약 176만 명이다. 전체 노인 장기 요양 서비스 이용자 중 치매상병자 비율은 46.7%이고, 인지 지원 서비스를 이용 중인 치매상병자 비율이 85.3%로 가장 높다. 치매상병자 중 노인 장기 요양 재가 급여 이용자는 약 17만 명이다.

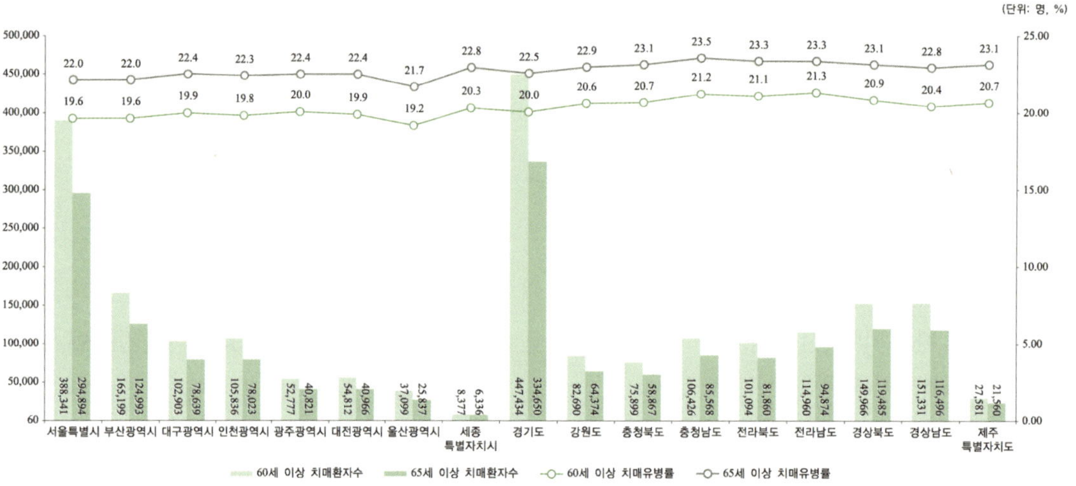

출처: 보건복지부 중앙치매센터. 2020

3) 원인

원발성 치매 발생의 주요 병리적 요인은 나이가 드는 것이다. 대부분의 치매 원인이 확실히 밝혀지지 않았지만, 중추 신경계 질환, 신경계 질환, 감염, 약물, 대사 이상, 독성 화학 물질, 혈관성 장애 등이 있다. 이중에서도 알츠하이머가 전체 치매 원인의 약 50~60%를 차지하는 것으로 보고되고 있으며, 혈관성 치매가 약 20~30%로 보고되었다.

특히 최근 연구에서 보고된 아밀로이드 플라크(Amyloid plaque)가 알츠하이머병 등의 퇴행성 뇌질환의 원인으로 지목되고 있다. 이 물질은 아밀로이드 전구단백질이 뇌에서 분해되는 과정에서 발생하는 펩타이드로, 비정상적으로 과다 생성되고 분해되지 않으면 뇌의 신경 세포 주변이 응집되어 올리고머를 형성하고 신경 세포에 독성을 나타낸다.

4) 관련 질환

(1) 알츠하이머병(Alzheimer's disease)

알츠하이머병은 점진적인 진행을 보이는 대뇌 장애로서 언어, 운동 기능 저하 및 심각한 성격 변화와 편집증, 환각, 환상, 개인위생 소홀, 적대적 행동 등과 같은 행동 변화를 보이며 치매의 원인 중 50~60%를 차지한다. 이는 대뇌 뉴론의 위축, 노인성 반점의 축적, 그리고 제3, 제4 뇌실의 확장과 같은 특징을 나타낸다. 연령이 증가할수록 알츠하이머병에 대한 위험성도 증가되며, 증상의 발병부터 사망까지 걸리는 시간은 약 8~10년이다.

(2) 전측두엽 치매와 피크병(Fronto-temporal dementia, Pick's disease)

전측두엽 치매는 알츠하이머병과 구별하기 힘들었으나 최근 감별될 수 있는 임상적 특징과 검사 소견 등이 보고되고 있다.

이 병은 전두엽과 측두엽에 주로 퇴행성 변화가 일어나 발생하는 치매를 말하며 여러 가지 다양한 병리적 원인을 가지고 있는 질환에 의하여 일어난다. 비교적 젊은 나이에 발병하며 초기에 기억력 장애 보다는 인격 변화나 행동 장애가 두드러지는 특징을 보인다. 이와 같은 임상적 특징 때문에 다른 기능적 정신병으로 오인되기도 한다.

치매가 진행되면서 무감동증이나 심한 안절부절못함이 동반된다. 언어, 집중력, 또는 행동에 있어서 심한 문제가 유발될 수 있고, 따라서 인지 장애의 정도를 평가하기가 힘들어질 수도 있다. 임상적으로는 피크병은 알츠하이머병의 비전형적 사례나 전두엽에 영향을 미치는 다른 치매와 확실하게 감별될 수 없다.

(3) 루이소체병(Lewy body dementia)

루이소체병은 호산성 세포질 봉입체인 로이소체가 대뇌 세포에 미만성으로 발견되는 뇌의 퇴행성 병변에 의해 일어나는 질환이다. 임상적으로는 파킨슨병에서 잘 나타나는 경직과 같은 운동 장애가 나타나고 섬망이나 환시와 같은 정신병 증상이 잘 일어난다. 또한 항정신병 약에 대해 추체외로 부작용이 잘 나타나 치료에 있어 고전전인 항정신병 약의 사용을 어렵게 한다.

(4) 파킨슨병과 헌팅톤병(Parkinson's disease, Huntington's disease)

파킨슨병은 운동 완만, 근강직, 진전, 보행 장애 등의 운동 장애를 특징으로 하며 서서히 진행되는 퇴행성 질환으로서 중년기와 노년기에 주로 발생한다. 파킨슨병 환자의 약 20~30%에서 치매를 동반하며 발병 후기에 잘 나타난다. 파킨슨병은 치매뿐만 아니라 정신병 증상과 우울증을 잘 동반하므로 이에 대한 진단과 치료가 중요하게 여겨지고 있다.

헌팅톤병은 4번 염색체의 상염색체 우성으로 유전되는 질환으로 20~30대에 시작하는 무도증 등의 행동 장애 증상이 특징적이다. 헌팅톤병의 주요 병변 부위는 미상핵이며 약 20~30%에서 치매를 동반한다. 파킨슨병과 헌팅톤병은 피질하성 치매의 특징을 보여 운동 증상이 잘 동반되고 신인증 혹은 실어증 같은 피질성 치매의 특징적인 증상은 잘 나타나지 않는다.

(5) 혈관성 치매(Vascular dementia)

혈관성 치매는 알츠하이머병 다음으로 많은, 치매의 원인 질환이며 전체 치매의 약 20%를 차지한다. 다양한 원인의 뇌혈관 질환에 의해 발생하며 병리학적으로는 뇌경색에서부터 미만성 소혈관의 병변까지 다양하다. 또한 병리소견에 따라 다발성경색 치매, 빈스방거병, 열공성 뇌경색 등으로 분류한다. 혈관성 치매의 위험인자는 뇌졸중, 고지혈증, 고혈압, 당뇨병, 흡연 등이다.

이는 서서히 진행되는 알츠하이머형과는 달리, 갑자기 치매 현상을 보이거나 상당 기간에 걸쳐 호전과 악화를 보이는 것이 보통이다. 예를 들어, 고혈압을 가진 사람들의 뇌로 향하는 동맥이 막혔을 때 뇌혈관성 치매가 흔하게 일어날 수 있다. 뇌혈관성 치매의 경우 서서히 퇴화하는 알츠하이머형과 달리 갑작스러운 혼돈을 보여주거나 지적 기능이 급작스럽게 악화되는 것을 반복하는 계단식 악화 양상을 보이는 수가 많아서 경과 변화가 심한 편이다. 그리고 발음이 부정확해지고 글자를 제대로 적지 못하거나 한 쪽 신체, 손, 다리의 마비나 약화 등을 동반하기도 하는데, 이것은 손상을 입은 영역에 따라 신경 혹은 기능 장애 증상이 나타날 수 있기 때문이다. 따라서 혈관성 치매는 기초 질환 치료와 예방에 의해 증상을 막거나 지연시킬 수 있으므로 정기적 검진을 통해 사전에 예방하는 것이 중요하다.

(6) 크로이츠펠트－제콥병(Creuzfeldt－Jakob disease)

소위 광우병으로 알려진 크로이츠펠트－야콥병은 백만 명 중에 한 명 정도가 걸릴 정도로 아주 희귀한 병이다. 광우병에 걸린 소고기를 먹을 경우 프리온에 의해 뇌신경 세포가 죽어 마치 스펀지처럼 뇌에 구멍이 뚫려 뇌에 치명적인 손상을 입힌다. 초기 단계에서는 기억력의 이상이 생기거나 행동이 변하고 균형 감각이 부족해진다. 이 병이 진행되면 정신 증상이 나타나고, 마음대로 몸을 움직이지 못하고 실명을 할 수도 있으며, 손과 다리가 약화되어 사용할 수 없게 되며, 마지막에는 의식 불명이 된다.

(7) 후천성 면역 결핍 바이러스

Human Immunodeficency Virus type 1 감염은 HIV－1 관련 인지·운동 기능 복합체라 불리는 치매를 초래한다. 증상의 중증도는 대뇌에서 병리 현상의 침범 정도와 밀접한 상관관계를 보인다. HIV와 관련된 면역 기능 결핍으로 인해 다른 유기체 감염이 발생하고 HIV－1 또한 치매를 직접적으로 야기한다. 초기 단계에서 신경 정신 증상은 대상자의 정신적인 정신적 변화와 거의 구별되지 않는다. 후기 단계에서는 정신적 혼돈과 같은 심각한 인지 장애, 행동 변화, 때로 정신증이 빈번히 발생한다.

(8) 두부 손상

심각한 두부 손상은 치매 증후군과 관련된 증상을 초래할 수 있다. 단기 기억 상실증은 가장 흔한 두부 손상에 의한 이차적 신경 행동 증상이며, 어느 정도 영구적인 장애를 초래한다. 권투 선수들이 경험하는 반복적인 두부 손상은 권투 선수 치매(Dementia pugilistica) 즉, 감정적 장애, 구음 장애, 운동 실조증, 충동성 등을 초래한다.

5) 증상

(1) 인지적 변화

정상적인 노화 과정의 결과로 야기된 뇌의 변화의 몇 가지 병리적 상태 등이 노인들의 인지 능력에 영향을 미칠 수 있다. 인지 능력이란 어떤 사람의 건강 상태, 유전 정보, 과거 경험, 학력, 문화적 영향 및 신념, 현제의 생활 환경의 영향을 받는 것을 의미한다.

치매의 경우 초기에는 새로운 것은 기억하지 못하고 치매 중기가 되면 최근 기억이 현저히 감소한다. 지남력은 시간에 대한 장애가 먼저 나타나고 점차 진행되면 계절이나 밤낮의 구분도 못하게 된다.

(2) 정신 행동 증상(BPSD, behavioral and psychological symptoms of dementia)

정신 행동 증상은 임상적으로 아주 중요하다. BPSD는 치매 환자를 요양원이나 요양 병원에 조기에 입원시키는 가장 큰 원인이며, 환자와 가족들의 삶의 질을 떨어뜨리며, 간호 비용을 증가시키는 중요한 요인이다. 하지만 이러한 증상들은 인지 장애 증상에 비해 약물 치료나 비약물적 개입을 통하여 증상의 완화를 기대할 수 있기에 더욱 많은 관심을 가져야 한다.

BPSD의 발생 빈도는 보고자에 따라 다르지만 많게는 치매 환자의 90%에서 하나 이상의 증상을 나타낸다고 알려져 있다. 초기에는 우울감, 불안감, 무감동의 형태로 나타나고, 중고도 이상의 치매 환자에서는 의심, 망상, 환각, 착각, 초조, 배회, 공격성, 수면 장애, 반복 행동, 먹어서는 안 되는 것을 잘못 인식해서 먹으려고 하는 이식증을 포함한 부적절한 식사 행동, 돌봄에 대한 거부, 부적절한 대소변 및 위생 관리, 소리 지름 등의 다양한 형태로 나타난다.

이러한 BPSD의 발생 원인은 다양한 것으로 알려져 있다. 신경 전달 물질의 결핍, 인지 기능의 저하로 인해 나타나는 이차적인 증상, 환자의 건강 상태나 투약 중인 약물의 부작용, 주변 환경의 문제, 생리적 혹은 심리적인 문제, 돌보는 사람의 태도 등으로 나타날 수 있다.

6) 치료 및 간호 중재

(1) 약물 치료

약물 치료는 인지 기능 장애에 대한 약물 치료와 정신 행동 증상에 대한 약물 치료로 나뉜다. 인지 기능 장애에 대한 약물은 인지 기능 개선제라고 불리며, 기억력과 관련된 신경전달 물질인 아세틸콜린의 분해를 막고 그 양을 증가시킴으로써 치매의 경과를 6개월에서 2년 이상 늦출 수 있다.

알츠하이머병 환자는 사망 전 마지막 3~5년간 심각한 장애를 겪는다. 이 때 약물 치료를 통해 이런 심각한 장애를 앓는 기간을 1년 이내로 줄일 수 있다.

정신 행동 증상에 대한 약물 치료는 치매 환자가 기본적으로 보이는 기억력 등 인지 기능의 장애 외에, 공격적 행동이나, 의심이나 망상, 초조불안 등의 행동 증상이나, 우울감과 무기력 등의 증상을 호전시키는 것이 목표이다. 실제 치매 환자를 돌보는 가족들에게는 인지 기능 장애보다 난폭한 행동이나 의심 같은 증상들이 더욱 큰 스트레스가 된다. 약물 치료를 통해 우울한 환자는 덜 우울하게, 욕설이나 폭력 성향이 있는 사람은 충동을 스스로 조절하고 진정할 수 있게, 망상이나 환청을 경험하는 환자는 망상과 환청을 줄일 수 있도록 처방한다. 이는 환자와 돌보는 이 모두의 정신적·신체적 안녕을 위해 꼭 필요한 치료이다.

✚ 치매의 치료 약물 예시

	약물 이름	분류	용량	부작용
인지기능 장애	Donepezil (Aricept)	cholinesterase inhibitor	5~10mg po per day	오심, 설사, 불면증
	Rivastigmine (Exelon)	cholinesterase inhibitor	3~12mg po per day	오심, 구토, 복통, 식욕 부진, 피로
	Galantamine (Reminyl)	cholinesterase inhibitor	16~32mg po per day	오심, 구토, 식욕 부진, 현기증, 실신
	Memantine (Namenda)	NMDA receptor antagonist	10~20mg po per day	고혈압, 통증, 두통, 구토, 변비, 피로
문제 행동, 환각, 사고 장애, 배회	Risperidole (Risperidole)	Antipsychotic	1~4mg	긴장, 불면증, 두통, 추체외로 증상
	Olanzapine (Zyprex)	Antipsychotic	5mg	저혈압, 현기증, 기면, 변비, 체중 증가, 구강 건조

(2) 간호 중재

① 조직적인 간호 환경 제공

- 환경적 자극을 조절한다.
- 걸어 다닐 수 있는 한정된 공간을 제공한다.
- 환자의 출입을 확인할 수 있도록 출입문에 벨이나 알람을 설치한다.
- 환자의 방 및 환자의 소지품에 색칠을 입혀 구분한다.
- 노인들의 지적 기능의 한계를 고려하여 활동을 계획한다.

② 안전한 환경 제공

- 전기 콘센트에 커버를 씌운다.
- 온수의 온도는 50℃를 넘지 않도록 한다.
- 주위 환경은 항상 정돈된 상태를 유지한다.
- 환자가 접근할 수 있는 약물 및 인화 물질을 멀리 치운다.
- 침대 높이는 최대한 낮게 유지한다.
- 가구와 방 안의 다른 물건들을 대상자의 기능 장애를 고려하여 배치한다.
- 자주 사용하는 물건은 손닿는 곳에 두도록 한다.
- 보행 시 반드시 벽에 부착된 손잡이를 이용하도록 하고 도움을 요청하도록 교육한다.
- 장시간 이동 시는 휠체어를 이용한다.

③ 감정적 지지 제공

- 치매 환자를 인격적으로 대하는 것이 중요하다. 돌보는 사람의 눈높이의 기준을 이전의 건강하고 정상적인 가정, 사회생활을 하던 때로 두는 것이 아니라, 치매 환자이기에 인지 기능이 떨어진 상태라는 것을 인정하고 실수하거나 잘못한 부분을 받아들이고 격려해야 한다.
- 인지 기능이 떨어진 치매 환자라도 감정적인 경험은 잘 기억한다. 주변 사람들이 호감을 가지고 대하면 치매 환자들도 부드러워지고 반대의 경우 주변 사람들을 경계하고 공격적으로 된다.
- 돌보는 사람의 무시, 학대, 공포 등으로 환자가 불안, 두려움, 분노와 같은 부정적 감정을 느끼면 자기 보호를 위해 공격성도 강해지고 치매 자체도 악화될 수 있다.
- 칭찬과 격려 등 긍정적인 감정을 많이 느끼게 하여 감정을 관리하는 뇌의 변연계(limbic system)를 활성화 시켜야 한다.

- 환자가 호소하는 것을 무시하지 않는지도 생각해야 한다.
- 집에만 있기보다는 다른 사람들과 만나고 즐겁게 얘기하고 소통하는 것도 아주 중요하다.

장기 요양 시설에서 치매 노인을 돌보는 간호사의 도덕적 고뇌에 대한 경험

(김춘길, 이영희. 노인간호학회지(2020)에서 일부 발췌해서 정리함)

치매 진단은 시설 입소 가능성을 높이는 중요한 요소이며 간호사는 시설의 대상자인 치매 노인의 돌봄 업무 수행에서 중추적인 역할을 담당한다. 또한, 요양 시설의 치매 노인은 재가 치매 노인보다 인지 기능 및 신체 기능이 더 저하되어 기본적인 일상 생활과 의료적 차원에서 간호 의존도가 높아져 총체적인 돌봄을 필요로 하며, 요양 병원과는 달리 일차적인 돌봄 서비스를 주로 요양 보호사가 담당하고 의사가 상주하지 않는 장기 요양 시설에서의 돌봄 상황에서 간호사의 의사 결정이 매우 중요하다.

그러나 이러한 상황에서 치매 노인을 돌보는 간호사는 정서적, 신체적, 그리고 윤리적으로 도전을 받을 수 있다. 특히, 치매 노인들이 공격성, 배회, 망상 등의 정신 행동 장애가 있을 때 요양 시설 간호사들은 안전사고 예방을 위한 신체 억제나 정신 약물 요법을 선택할 수밖에 없는 실정에서 윤리적 문제와 갈등 상황에 직면하게 되고, 치매 노인의 자율성을 제한하게 될 때 도덕적 고뇌를 경험한다.

도덕적 고뇌란 윤리적인 문제를 내포하는 간호 상황에서 환자의 이익을 위해 어떻게 하는 것이 옳은지 알고 있으나 여러 가지 상황적 제약으로 행동에 옮기지 못할 때 경험하게 되는 고통스럽고 불편한 마음, 감정이나 관계이다.

치매 노인을 돌보는 상황에서 도덕적 고뇌를 유발하는 요인은 자원의 부족 같은 구조적 요인, 치매 노인들의 공격적 행동에 대한 대처 요인 등과 간호의 질이 보장되지 않은 부적절한 간호 행위와 관련된 상황, 치매 노인의 인권 문제와 관련된 상황, 부족한 인력과 관련된 상황, 조직 및 국가 차원의 지원 부족과 관련된 상황 등이다.

더욱이 치매 노인의 돌봄에 대한 정량적 평가를 기준으로 돌봄 인력의 구조를 이루고 있는 현 우리나라의 시설 현황 역시 이 돌봄을 관장하는 간호사들에게 도덕적 고뇌를 겪게 하고 있다. 따라서 요양 시설에서 치매 노인을 돌보는 간호사는 의사소통이 가능한 다른 질환자의 돌봄에서보다 더 자주 도덕적 고뇌를 직면하게 되며 치매 돌봄 연구에서 간호 인력은 매일 혹은 최소 주별로 도덕적 고뇌를 경험하는 것으로 보고되었다. 치매 노인을 돌보는 간호사의 이러한 도덕적 고뇌는 신체적 소진, 좌절감, 무력감, 우울감을 가져오고 흔히 그들의 퇴직과 이직의 요인이 된다(중략).

국내 치매 노인의 증가로 장기 요양 시설에 입소하여 돌봄을 받는 이들이 점차 많아지고 장기 요양 급여의 시설 급여 이용자 중 90.6%가 노인 요양 시설을 이용하고 있는 현시점에서 장기 요양 시설 거주 치매 노인을 돌보는 간호사의 도덕적 고뇌를 알아보는 것은 그들의 도덕적 고뇌의 중재 근거 마련과 간호의 질 보장을 더욱 확고히 할 수 있다는 점에서 시급하다고 본다.

7) 우리나라 치매 정책(출처: 중앙치매센터 홈페이지)

우리나라는 2021년 현재 보건복지부 산하 중앙치매센터에서 국가적으로 여러 가지 사업을 진행하고 있다. 예를 들면 실종 치매 노인 지원, 치매상담콜센터, 우리 동네 가족 모임, 치매공공후견 등이 있다. 그중에서 치매공공후견 제도에 대해서 소개한다.

(1) 치매 공공 후견 사업 목적

치매 공공 후견이란 의사 결정 능력이 저하된 치매 노인이 자력으로 후견인을 선임하기 어려운 경우 인간으로서의 존엄성 및 기본적인 일상생활의 영위를 보장하기 위해 성년 후견 제도를 이용할 수 있도록 지원하는 것이다.

법적 근거는 치매관리법 12조의 3(성년후견제 이용지원)으로 지방자치단체의 장은 치매 환자가 다음 각 호의 어느 하나에 해당하여 후견인을 선임할 필요가 있음에도 불구하고 자력으로 후견인을 선임하기 어렵다고 판단되는 경우에는 그를 위하여 「민법」에 따라 가정법원에 성년 후견 개시, 한정 후견 개시 또는 특정후견의 심판을 청구할 수 있다.

① 일상생활에서 의사를 결정할 능력이 충분하지 아니하거나 매우 부족하여 의사결정의 대리 또는 지원이 필요하다고 볼 만한 상당한 이유가 있는 경우
② 치매 환자의 권리를 적절하게 대변하여 줄 가족이 없는 경우
③ 별도의 조치가 없으면 권리 침해의 위험이 상당한 경우

(2) 지원 대상

치매 환자이면서 아래의 기준에 해당하는 자

- 기초생활수급자, 차상위자 등 저소득자 및 기초연금수급자
- 권리를 대변해 줄 가족이 없는 경우
- 후견인의 도움을 원하거나 의사결정 지원이 필요한 자

※ 단, 위 조건을 충족하지 못하여도 후견이 필요하다고 지자체장이 인정한 경우 지원 가능

(3) 지원 내용

- 후견 심판 청구 절차 및 비용 지원
- 공공 후견인 활동비 지원: 월 20만원(월 최대 40만원까지)

※ 본 사업은 특정 후견을 원칙으로 함.

(4) 신청 방법

- 치매 어르신 주소지 관할 치매안심센터 문의
  (치매상담콜센터 연락처: 1899-9988)

Memo

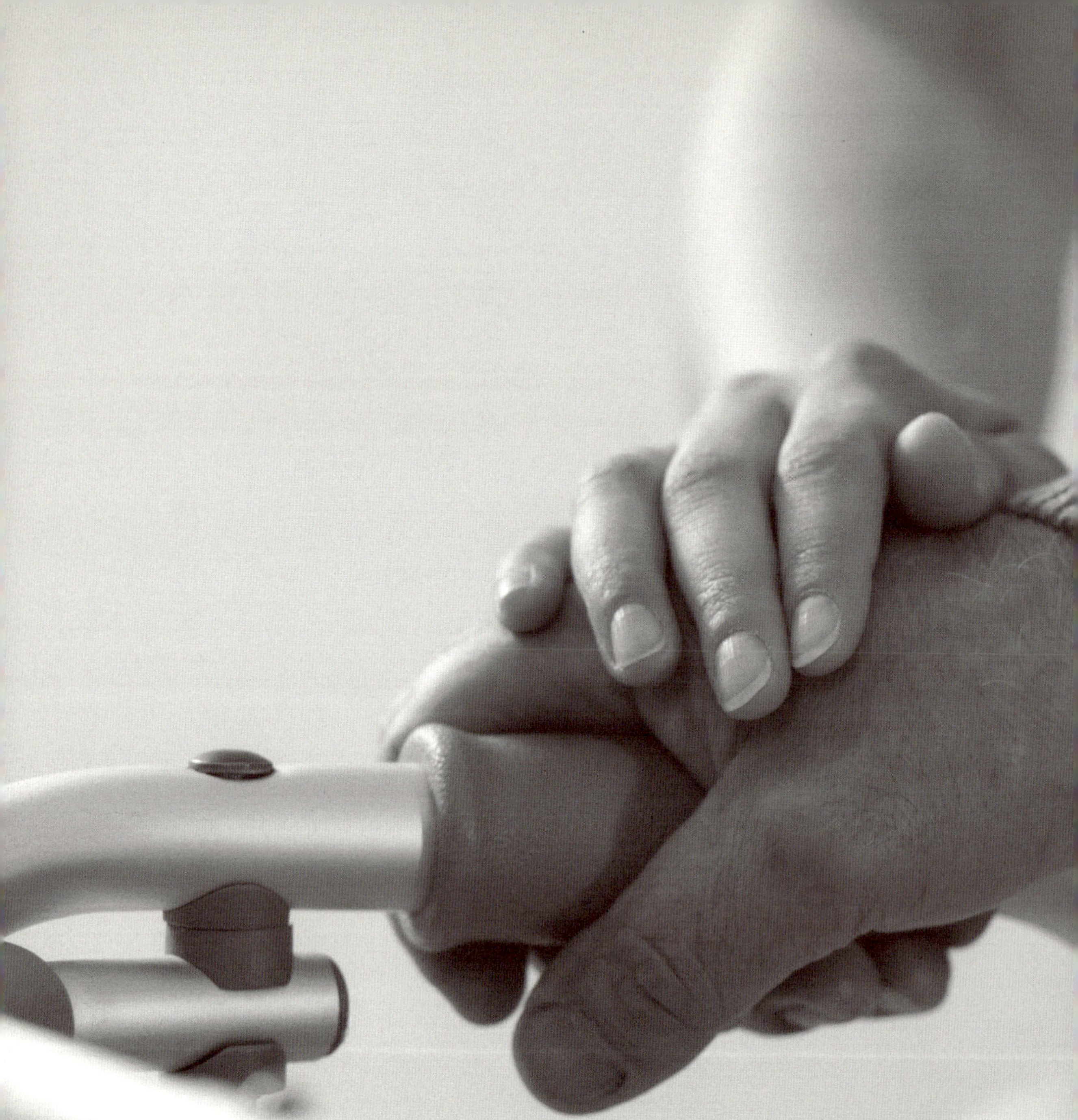

IV

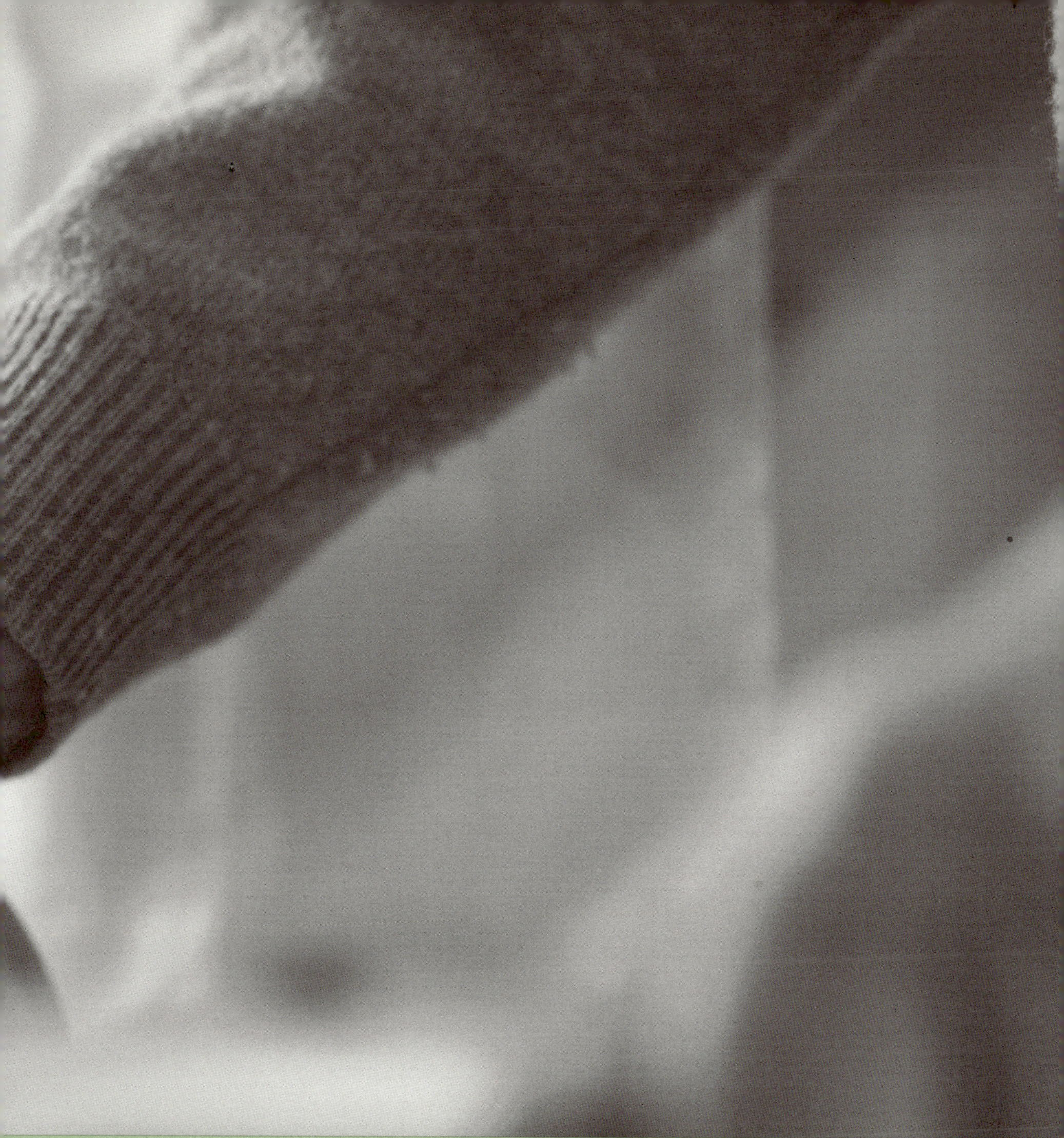

노인과 안녕

1장

노인과 약물 관리

1 노인의 약물 사용

노인은 복용할 약의 종류와 1일 복용 횟수가 많아지고 노인의 다양한 만성 질환으로 인하여 다양한 약물을 요구한다. 약물의 부작용 발현율이 커지며 약물 간의 상호 작용 발생 빈도가 증가한다. 또한 만성 질환이어서 일생 투약이 필요한 경우가 흔하므로 노인 환자의 자기관리 능력과 지적 능력 저하를 고려하여 복잡한 방법을 피하고 투여 빈도를 적게 하여 자칫 도중에 중단 할 위험을 줄일 수 있도록 하여야 하며 지시에 잘 따르도록 충분한 설명도 요구된다. 약물의 부작용으로 신기능의 저하, 간 기능 활성의 감소, 연령 증가에 따른 지방질의 증가, 혈청 알부민 감소 등에 의해 약물의 약동학 및 약력학이 달라지므로 같은 용량에서도 효과가 달라지며 노인 환자는 과거 직업, 영양 상태, 습성 등에 의한 개인차가 크므로 약의 용량 결정에 신중할 필요가 있다(이종경. 2011).

2 노인에서의 약동학적 변화

1) 흡수

약물 흡수는 약물이 혈행(bloodstream)으로 들어오는 것을 말하는데 노인에서는 여러 위장관 기능의 변화가 있으므로 당분, 무기질 및 비타민 등과 같이 장관을 능동적으로 통과하는 것들은 흡수가 지연된다. 대부분의 치료 약물들은 수동적으로 흡수되므로 흡수속도는 약간 지연되긴 하나 전체적으로는 약물 반응에는 영향을 미치지 않는다. 하지만 약물의 분해 및 흡수에 중요한 영향을 미치는 병적인 상태(예 무위산증, 췌장염 등)나 병용하는 약물(예 choestyramine과 penicilline, thiazides, digitalis 등; 제산제와 cimetidine, isoniazid 등)과의 이차적인 효과가 결부되면 신중한 약물의 투여가 필요하다.

2) 분포

약물이 흡수된 후에는 인체 내 다양한 조직과 장기로 분포된다. 장기 또는 다른 신체 부위에 도달하는 약물의 양을 좌우하는 몇 가지 요인이 있다. 그 중 주요한 것은 혈장 단백 결합, 특수한 조직 장벽의 존재 여부 등이 있다. 노인에서는 체내 총 수분량(total body water)의 감소, 마른 체중(lean body mass)의 감소로 인해 수용성 약물의 경우 분포 용적은 작아지므로 약물투여 후 초기의 혈장 농도는 증가한다. 이런 예는 ethanol, digoxin, antipyrine, cimetidine 등에서 특징적으로 나타난다.

또한 노인에서는 체지방(body fat)이 상대적으로 증가되어 지용성 약물의 분포 용적은 커지게 된다.

3) 대사

약물이나 이물질이 인체 내로 들어오게 되면 인체는 그것들을 제거하려고 한다. 이러한 과정은 정상적인 분비 경로(신장, 장관 또는 호흡기)를 통해 나타난다. 간은 약물 대사가 일어나는 주요 장기이다. 간의 세포내에는 약물을 대사하는 기능을 가진 특수한 효소의 그룹이 존재한다.

쇠약 노인에서는 알코올이나 바이러스성 간염 등에 의한 간 손상으로부터 회복하는 기능이 저하되어 있으므로 간에서 주로 대사 되는 약물을 투여할 때에는 특히 주의해야 한다. 노인에서 많이 발생하는 울혈성 심부전의 경우 간의 약물 대사 능력이 상당히 많이 변화되고, 간 혈류량도 감소되는 것을 볼 수 있다.

4) 배설

노화에 의한 가장 뚜렷한 약동학적 변화는 신장 배설 능력의 감소이다. 비록 신장 기능이 온전한 노인에서도 신혈류량, 사구체 여과율 및 세뇨관 분비율은 감소하고 대부분의 노인들은 20세의 연령군에 비해 사구체 여과율이 35% 정도 감소된다.

크레아티닌 청소율이 감소하면 혈청 크레아티닌 농도는 증가해야 하는데, 실제로 별로 증가하지 않는 것은 노인에서 근육질(muscle mass)이 감소하여 크레아티닌 생성이 적어지기 때문으로 보인다. 이런 변화로 인하여 결국 많은 약물들의 반감기는 상당히 길어지므로, 약물 투여의 용량과 횟수를 줄이지 않으면 약물의 체내 축적으로 인한 독작용을 유발할 위험이 높음을 알 수 있다. 그러므로 노인에서 약물 투여 용량의 결정은 감소된 신장 청소율을 고려하여 이루어져야 한다(손동렬. 2005).

3 약물의 상호 작용

약물 상호 작용은 한 약물이 다른 약물의 작용에 영향을 미치거나 방해할 경우 일어난다. 예를 들어 제산제(antacid)나 경구용 tetracycline을 함께 복용하면 tetracycline의 효능이 감소된다. 제산제는 tetracycline과 화학적으로 상호 작용하여 혈액 내로 흡수되는 것을 방해하므로 tetracycline의 효능을 감소시킨다. 노인에게 있어 이러한 약물 상호 작용이 일어나면 혼동, 사고 장애가 흔하며 그 외에도 낙상, 실금, 부동 등이 나타난다.

노인은 여러 장기의 질환이 동시에 발생하는 경우가 많아 약의 종류와 투여량의 증가가 불가피하며, 약물 상호 작용의 빈도가 증가해 혈중 유지 약물의 농도도 높아져 부작용을 초래하기 쉽다. 이뇨제, 강심제, 혈압강하제, 진통, 진경제, 항울제, 항혈액 응고제 등은 신중한 관리가 필요하다. 노인에게 흔한 약물의 상호 작용은 다음과 같다.

✚ 노인들에서 특정 약물과 질환 간의 상호 작용

질환	약물	부작용
양성 전립선 비대증	알파-촉진제, 항콜린제	요 저류
심전도 장애	베타-차단제, 디곡신, 딜티아젬, 삼환계 항우울제, 베라파밀	삼 차단
만성 폐쇄성 호흡기 질환	베타-차단제, 아편양 제제, 진정제	기관지 수축 호흡 저하
치매	항콜린제, 항발작제, 레보도파, 벤조디아제핀, 아편양 제제, 항우울제, 항정신병 제제	착란, 섬망
우울증	알코올, 벤조디아제핀, 베타-차단제, 중추신경계 작용 항고혈압제, 코르티코스테로이드	우울증의 초래나 악화

질환	약물	부작용
당뇨	크르티코스테로이드	고혈당
녹내장	항콜린제	녹내장의 악화
심부전	베타-차단제, 디소피라미드, 베라파밀	심부전의 악화
고혈압	비스테로이드 항증염제	혈압 상승
저칼륨혈증	디곡신	심부정맥
저나트륨혈증	경구 혈당강하제, 이뇨제, 카바마제핀	나트륨 농도의 저하
기립성 저혈압	이뇨제, 레보도파, 삼환계 항우울제, 정맥확장제	어지럼증, 낙상, 실신, 골반, 골절
골감소증	코르티코스테로이드	골절
Parkinson씨 병	항정신병제	행동 장애의 악화
소화성궤양	항응고제, 비스테로이드 항염증제	상부 위장관 출혈
말초혈관질환	베타-차단제	간헐적 파행
신장 손상	아미노글리코시드, 비스테로이드 항염증제, 조영제	급성 신부전

4 노인과 약물 중독

노인에서는 나이가 들어갈수록 신기능이 떨어지며, 급성 약물 중독과 관련되어 대부분의 약물이 신장과 간을 통해 대사되기 때문에 신기능과 간 기능은 노인 급성 약물 중독 환자의 중증도 및 예후와 밀접한 관계가 있다. 또한 노인은 사구체 여과율, 크레아티닌 청소율, 신혈류량의 감소와 노화로 인한 신체 근육량의 감소 등의 복합적인 상호 작용에 의해 혈청 크레아티닌이 정상 수준을 유지하는 경우에도 신기능이 떨어져 있을 가능성이 있다. 따라서 노인 중독 환자에서 급성 신부전 및 신기능 장애 등의 합병증이 의심되는 경우 24시간 요수집의 분석을 통한 24시간 크레아티닌 청소율을 측정해 노인의 신기능을 정확히 파악해야 한다.

5 노인 환자에 있어서 고려해야 할 약물들

1) 벤조디아제핀계

벤조디아제핀계 약물은 노인에서 천천히 배설되므로 약물의 효과가 지속적으로 나타난다. 약물은 혈중에 축적되어 약물 이상 반응이나 독성을 증가시킨다. 항불안제가 노인의 체내에서는 더 오래 남아 있기 때문에, 초기 용량은 저용량으로 시작하고, 치료 반응이 나타날 때까지 서서히 증가시켜야 한다. 하지만 lorazepam과 oxazepam은 상용량으로 투여할 때 노인에서 비교적 안전하다. Buspirone도 지나친 진정 작용을 일으키지 않고 낙상의 위험성도 크지 않기 때문에 불안증을 가진 노인 환자를 위해 안전하게 선택하는 약물이다.

환자와 입원했을 때, 간호사는 불안한 행동에 관한 환자 개개인의 요구에 부합되는 간호계획을 수립한다. 항불안제의 용량이 조정될 때 활력 징후는 보통 하루에 3~4번 모니터링한다. 환자가 어지럼증인 몽롱함과 같은 증상을 보이는지를 모니터링한다. 항불안제의 투약이 시작되거나 증량될 때 환자에게 침상에 머물도록 지도하고, 침상이나 의자로부터 내려오고 싶다면 도움을 청하게 하며, 모든 보행 활동은 감독하게 이루어지도록 한다. 간호사는 어떤 진정 상태에 있는 환자에게는 일상의 모든 활동을 보조해야 한다. 먹고, 입고, 다니는 활동을 보조한다. 저혈압의 발작이 나타나는 경우에는 활력 징후를 더 자주 측정하고, 현저한 변화가 있을 경우 담당 의사에게 보고해야 한다. 항불안제의 사용으로 발생되는 진정 작용과 어지럼증은 치료가 지속됨에 따라 감소될 수 있다.

2) 콜린제와 콜린 차단제

콜린 차단제는 눈과 중추 신경계에 대한 작용 때문에 대개 60세 이상인 환자에게는 수술 전 약물로 투여하지 않는다. 간호사는 콜린 차단제로 치료하는 과정 중에 나타날 수 있는 시각 장애와 정신 장애(흐린 시야, 착란, 초조)에 대해 노령 환자의 가족과 상의한다. 낙상을 야기할 수 있는 작은 융단이나 휴대용 발판, 젖었거나 금방 왁스칠을 한 바닥과 같은 물건이나 상황을 가능한 한 없애거나 치우도록 한다. 통로에 방해를 줄 수 있는 가구(예 발판, 의자, 작은 탁자)를 벽에 배치하는 방법을 가족에게 보여준다. 열 탈진의 위험에 대해 가족에게 주의를 주며 이 문제를 피하는 방법에 대해 설명한다.

3) 항파킨슨제 약물

파킨슨병 환자에 대한 간호에 있어 손상 위험을 최소화 하는 것이 중요하다. 시각에 장애가 있는 환자는 보행에 대한 보조가 필요할 수 있다. 항파킨슨제 약물을 투약하는 노인은 젊은 성인에 비해 더 자주 환각이 발생한다. 특히 dopamine 수용체 작용제를 투약할 때 더 자주 발생한다. 어지럼증, 근육 쇠약, 운동 실조(근육 협응의 결핍)와 같은 약물 이상 반응은 보행 활동 장애를 한층 더 증가시킬 수 있다. 파킨슨병 환자는 병의 진행과 약물 이상 반응 때문에 특히 잘 넘어지고 손상을 입기 쉽다. 간호사는 환자가 침상이나 의자에서 일어나거나, 걷거나, 기타 활동을 할 때 도움을 청하도록 교육해야 한다. 또한 지팡이나 보행기와 같은 보조 장치가 보행에 도움이 될 수 있다. 환자가 미끄러질 가능성을 최소화하기 이하여 고무 밑창이 있는 신발을 신도록 환자에게 권할 수 있다. 입원 할 때, 슬리퍼 양말은 색을 달리해서 환자에 대한 낙상 위험을 나타내야 한다.

4) 비마약성 진통제

NSAIDS는 관절염과 연관된 통증과 염증에 대해 처방된다. 노인은 류마티스 관절염과 골관절염 모두의 발생 빈도가 높으며 장기간 NSAIDS를 사용할 수 있기 때문에 특히 위장관 출혈에 취약하다. 물과 음식이 약물의 위장관에 대한 약물 이상 반응을 감소시킬 수 있다.

salicylate계 약물은 관절염과 연관되는 통증과 염증을 치료하기 위해 처방된다. 노인은 류마티스 관절염과 골관절염을 동시에 가지고 있는 빈도가 높아서 비마약성 진통제를 장기적으로 사용하는 경우가 많기 때문에 위장 장애를 감소시킬 수 있도록 약물을 물 한 컵이나 음식물과 함께 복용하도록 권장한다.

5) 마취제

65세 이상의 노인 환자에게는 전신 마취제가 생략될 수 있는데 그 이유는 노령 환자의 경우 흔히 전신 마취제가 금기되는 여러 질환을 동반하고 있기 때문이다. 예를 들어 상기도의 분비물을 감소시키기 위해 사용하는 atropine과 glycopyrrolatre는 전립선 비대증, 녹내장, 심근허혈증 등의 특정 질환에는 금기이다. 노령 환자의 경우 항구토 작용의 유무에 상관없이 아편 유사제, barbiturate계 약물, 항불안제처럼 중추 신경계를 억제하는 전신 마취제가 금기일 수 있다.

6) 항간질제

Diazepam이 노인환자, 매우 병약한 환자, 폐예비력이 부족한 환자에게 투약될 때에는 무호흡과 심정지가 발생될 수 있다. 노인 환자나 쇠약 환자는 실조와 과다 진정을 예방하기 위해 용량을 줄일 필요가 있을 수 있다. 간호사는 약물 이상 반응을 피하기 위해 특히 노인 환자와 쇠약 환자의 경우에는 주의하여 용량을 증가시켜야 한다. 그렇지만 약물 효과의 지속시간이 짧기 때문에 어떤 환자에서는 발작이 다시 시작될 수 있다.

7) 항생제

노인에게 amioglycoside계 약물을 장기간 투약하는 환자에게는 이독성의 위험이 훨씬 크다. 귓속에서 울리는 소리, 청력의 감소, 혹은 어지럼증이 있다면 즉시 의사에게 알리도록 환자를 교육시킨다. 청력의 변화는 처음에는 환자가 알지 못할 수 있지만, 청력의 변화가 있게 되면 대개 고음의 소리를 듣는 것이 어렵고 그 후 저음의 소리를 듣는 것이 어렵게 된다. 청력의 변화는 비가역적이며 대개 양쪽성이고, 부분적이거나 전체적일 수 있다.

8) 항고지질혈증제

Bile acid resins를 투여 받는 노령 환자에서는 특히 변비가 발생하기 쉽다. 간호사는 노령 환자에서 단단하고, 마른 대변, 배변이 어려운 대변, 변비와 관련된 어떠한 불편함이 있는지를 질문하면서 모니터링 해야 한다. 초기에 대변 연하제나 완화제로 치료하는 것이 순응도를 향상시킬 수 있다.

9) 호흡계 약물

노인은 나이와 함께 낙상의 위험이 커지기 때문에 어지럼증으로부터 상해를 더 쉽게 받을 수 있다. 항히스타민제는 졸림을 야기할 수 있으며, 균형 문제와 같은 감각 운동 결핍으로 상해에 대한 위험성이 커진다. 흡연, 천식 혹은 폐기종에서 발병된 지속적이거나 만성적인 감기나 기침이 과도한 분비물을 동반한다면 의사의 감독 아래에 있을 경우를 제외하고는 codein 등은 투여하지 말아야 한다.

6 노인의 만성 통증 시 약물 치료 및 간호 지침

연령이 증가할수록 중추 신경계에 작용하는 진통제에 대한 감수성은 증가한다. 노인의 경우는 초기 용량은 적게, 증량은 천천히 하도록 한다. 두 가지 이상 약물의 병합 요법은 각 약물의 부작용은 줄이고 진통 효과는 증대시키는 이점이 있어 많이 사용되지만, 통증이 심하지 않다면 되도록 각 질환에 가장 적합하면서도 안전한 약제를 사용하는 것이 좋다.

즉, 통증에 종류별로 가장 효과적인 약물을 선택할 수 있어야 하고, 환자 개개인의 특성에 적합한 진통제의 종류, 용량, 투여 방법을 선택해야 한다. 특히 친수성 활성 대사 물질의 형태로 신장에서 배설되는 대부분의 마약성 진통제는 신기능의 감소에 따른 혈중 농도 상승에 주의해야 한다.

간에서 싸이토크롬 P−450 효소에 의존적인 약물은 간 기능에 따른 약물의 효과 저하나 간 부전을 초래 할 수 있다. 피하 지방으로 흡수되어 근육에 저상되는 펜다닐 경피 흡수제는 근육량의 감소로 근육 대 지방의 비가 감소되어 있는 환자의 경우 쉽게 근육 내 포화 상태에 이르러 축적이 가속화될 수 있다.

지속적인 통증의 경우, 시간표에 맞추어 규칙적으로 투여하며, 투여 경로는 덜 침습적인 경로를 우선적으로 선택한다. 돌발성 통증이나 급성의 통증에는 속효성 경구제를 간헐성 통증은 '필요시 복용'으로 처방할 수 있으나 인지 기능 장애가 있으면 피하는 게 좋다. 주사제는 효과는 빠르나 대체적으로 작용 시간이 짧고 마약성 진통제의 경우는 내성이나 장기간 사용 시의 부작용 및 남용을 주의해야 한다.

노인의 복약 지도 기법

1. 말하기

   약물을 설명할 때는 가장 알기 쉽고 단순한 용어를 반복해서 또박또박 사용하는 것이 필수적이다.

2. 듣기

   환자로 하여금 상세하게 표현하도록 격려함으로써 듣는 가운데 많은 정보와 복약 지도의 주안점을 포착할 수 있어 환자의 신뢰를 받을 수 있다.

3. 비언어적 의사소통

   얼굴 표정, 몸짓, 손짓 등의 동작과 목소리의 고저, 간격, 속도, 성량, 의복, 화장 등 비언어적 경로가 언어적 경로에 비해 전달하고자 하는 메시지의 의미가 보다 더 쉽게 전달된다.

4. 시력 장애가 있는 노인 환자의 경우

   1) 라벨에는 크고 또박또박 정자로 쓴다.
   2) 쓰여 있는 용법을 읽어주거나 따로 큰 글씨로 적어준다.
   3) 여러 가지 약인 경우 라벨의 색깔로 구별해주면 좋다. 노인 환자는 보라색, 파란색, 녹색보다는 노란색, 오렌지색, 빨간색을 더 잘 볼 수 있다.

5. 청력 장애가 있는 노인 환자의 경우

   1) 대화에 들어가기 전에 환자로 하여금 상담에 임할 자세를 가지도록 유도한다.
   2) 환자를 바로 쳐다보면서 대화한다.
   3) 대화의 내용을 적어가면서 상담한다.
   4) 똑똑하고 분명한 발음과 조금 낮은 어투로 이야기한다.
   5) 되도록 천천히 이야기한다.
   6) 적절한 제스처를 사용하여 이해를 돕는다.
   7) 시각 효과를 줄 수 있는 그림 등을 이용한다.
   8) 조용한 분위기와 잡음이 없는 환경에서 상담한다.

6. 인지 능력 기억력 장애가 있는 노인 환자의 경우

   1) 주의 사항을 간단명료하게 분류하여 설명한다.
   2) 그림 등 이해력을 높일 수 있는 방법을 이용한다.
   3) 일상적인 사건과 연결시켜 설명해준다.
   4) 이해하기 쉬운 단어로 설명한다.
   5) 조언은 이유를 달아서 설명하면 납득시키기 쉽다.
   6) 너무 많은 설명은 적은 것보다 못하다.
   7) 중요한 부분은 다시 강조해 준다.
   8) 과거의 병력, 오류에 대해 너무 겁을 주지 않는 것이 좋다.
   9) 되도록 친밀감을 주도록 주의한다.
   10) 쉽게 알아듣지 못한다고 너무 성급히 재촉하는 것은 금물이다.
   11) 환자가 의미하는 것이 분명하지 않으면 추측하지 말고 물어 확인한다.
   12) 한 번에 한 가지씩 짚어 나간다.
   13) 논리의 비약이 있으면 환자가 이해하지 못한다.
   14) 환자가 잘못 이해하고 있는 부분이 있는지 질문으로 파악한다.

2장

노인과 죽음

죽음이란 무엇인가에 대하여 한마디로 답하기란 쉬운 일이 아닐 것이다. 왜냐하면 죽는다는 것의 의미는 문화와 연령, 건강, 인지적 능력, 개인의 생활 상황, 성 및 의존의 성격 등에 따라서 다르기 때문이다. 즉 죽음은 같은 사람에게도 시간의 차이에 따라 다른 의미로 받아들여지며, 또한 같은 시기에도 사람에 따라 다르게 생각될 수 있는 것이다. 그러나 인간이 출생하는 순간부터 죽음에 이르는 여정을 피할 수 없는 것만은 어느 누구도 부정할 수 없는 사실이다.

1 죽음의 정의

죽음이란 모든 인간이 피할 수 없는 보편적이고 필연적인 과정으로 누구도 피할 수 없다. 죽음에 대한 태도는 사람, 시대, 사회, 문학적 특성에 따라 다르고, 개인의 가치관, 철학, 삶에 대한 태도에 따라 다양하기 때문에 그 의미를 규정하는 것은 쉬운 일이 아니다. 실제 생활에서 경험하는 상실감과 그로 인한 두려움이 죽음 불안이나 공포로 바뀌어 삶의 태도를 반영한다고 할 수 있다(조계화 외 2인).

노년기는 인간 발달의 마지막 단계로서 신체적, 정신적 노화 및 그와 관련된 사회적 활동이 감퇴되어 환경의 변화와 일상생활에 대한 적응력이 떨어질 뿐만 아니라 죽음을 가장 앞에 두고 있어 다른 연령층보다 죽음에 대해 더욱 많이 의식할 수 있다. 실제적으로 많은 사람들은 죽음에 대한 공포로 괴로워하고 있지만 노년기에 접어들면 죽음을 더 실제적으로 지각하게 된다. 즉, 죽음 불안이 심화되어 노인들에게 죽음은 피할 수 없는 가장 두렵고 보편적인 공포로 나타나고 있다.

가족이 지켜보는 가운데 평안히 눈을 감는 것이 한국 노인이 바라는 좋은 죽음으로 볼 때, 노년기 죽음의 문제는 가족 관계적 측면에서 다루어야 한다. 죽음이 노년기 인생 과업의 중요한 과제이기에 노인과 가족의 행복을 증진하기 위한 실천 방안을 모색하기 위해서는 노인을 둘러싼 가족과 사회 환경을 고려한 포괄적인 접근이 필요하다(조계화 외 1인. 2012).

2 죽음의 의미

1) 의학적 죽음의 의미

의학적 측면에서 다루는 죽음은 주로 신체적인 죽음에 해당되며 신체적 죽음은 다시 임상적 죽음과 생물학적 죽음으로 구분할 수 있다.

(1) 임상적 죽음

호흡이 없고 심장이 정지된 상태이며 뇌의 활동이 중지된 상태이다. 그러나 불가역적인 경우가 아니고 죽은 지 얼마 되지 않은 경우 소생을 주도하고 치료가 적절히 수행되면 정상적인 뇌기능을 포함하여 모든 신체 장기의 기능이 회복되는 경우도 있다.

(2) 생물학적 죽음

과거에는 호흡 정지, 심장 박동의 정지, 피부색의 변화, 근육의 이완과 경직이 죽음 판정의 지침이 되었으나 현대에 와서 의학이 발달됨에 따라 비록 뇌의 기능이 정지되어 있어도 인공호흡 보조기 등의 도움으로 호흡이나 심장 박동 등의 활력 증상을 연장시킬 수 있는 방법이 개발되기에 이르렀다. 따라서 의학적인 죽음을 판정하는데 어려움이 생기게 되었고 법적인 문제까지 파급되었다.

(3) 종교적인 죽음

예로부터 죽음은 종교와 밀접한 관련이 있고, 종교가 무엇인가에 따라서 임종자와 이를 돌보는 이들이 죽음을 받아들이는 태도에는 차이가 있다고 본다.

① 유교에서의 죽음

유교에서는 죽음에 대한 인식은 인간의 육신은 죽음과 더불어 땅에 묻히어 점차 흙으로 돌아가며, 또한 인간의 성품은 하늘이 거두어 가는 것으로 인간의 마음은 생존 시에는 육신과 분리될 수 없지만 사후에는 육신과 영혼으로 분리된다고 보았다(장하열, 강성경. 2000).

유교 전통에서는 인간의 죽음을 돌아감이라 표현하고 있다. 인간이 땅에서 육신을 받고 하늘의 성품과 육신이 만나면서 마음이 통합적 중심을 이루었으므로 마음은 땅의 요소와 하늘의 요소를 결합한 것으로 본다면 '혼'은 하늘 가까이 있는 공중에 떠 있다가 사라지는 것으로 이해하고 있다. 곧 인간의 삶과 죽음을 혼백의 결합과 분리로 이해하고 있다. 유교에서는 한 인간이 죽으면 마음과 육신이 분리되고 사라져 가는 존재라 하더라도 그것은 부분적 사실이요 다른 부분에서는 그 인간은 그의 혈통을 이은 후손으로 그의 생명이 이어진다고 이해한다. 따라서 일부분은 죽음으로 돌아가는 과정에 놓이고 나머지 일부분은 후손의 생명을 통하여 이어져 가는 것으로 받아들임으로 자기 존재의 연속성을 확보하고 있다.

② 불교에서의 죽음

불교에서는 죽음을 인간으로서는 피할 수 없는 현실로 보았다. 불교에서 문제가 되는 것은 사후의 존재가 아니라 죽음에 대한 새로운 차원의 인식이었다. 즉 삶에도 번민하지 않고 죽음에도 번민하지 않는 생명 자체에 대한 추구였다. 삶과 죽음을 초월하여 업과 윤회를 벗어난 경지에서 번뇌를 꺼버린다는 원인에서 죽음의 근원을 찾고 있다.

③ 기독교에서의 죽음

신약성서에서 죽음은 예수 그리스도를 통하여 구체적인 표징으로 보여준다. 예수는 죄인들을 대신하여 십자가에 달려 처형당한 뒤, 사흘 만에 죽음을 이기고 다시 살아나, 그를 믿고 따르는 자들에게도 자신과 같은 죽음에서의 부활을 약속한다. 그러므로 죽음은 고난의 끝이며, 부활이며 새로운 삶의 시작이라 보았다.

3 노인과 죽음

1) 노인의 죽음에 대한 태도

죽음에 대한 두려움이 클수록 삶에 대한 애착은 강해지기 때문에 죽음에 대한 논의는 결국 삶에 대한 논의로 이어지고, 노인들에게 죽음은 삶을 삶답게 가꾸는 데 필요한 필수 조건으로 활동될 수 있다. 하지만 인생의 마지막 주기를 살아가고 있는 노인에게 있어서 죽음이라는 것은 생의 핵심 과제이며, 어떤 세대들보다 매우 중요한 문제임에도 불구하고 죽음이라는 것을 불안과 두려움의 대상으로 회피하고 소외시키는 것이 사실이다. 노인의 죽음 문제는 당연한 것으로써 사회 기능에 타격을 주기 않는다는 이유들 때문에 노인의 죽음 문제와 이에 따른 불안은 주목의 대상이 되지 못하고 있다. 더구나 죽음이 모든 연령, 모든 인류에게 해당되는 보편적인 문제이며, 언제 어떤 모습으로 다가올지 모르는 절박한 과제임에도 불구하고 대부분의 사람들은 죽음에 관하여 무관심하거나 회피하려는 경향이 있다.

2) 문화에 따른 죽음의 태도

우리나라의 경우 노인이 되면 죽음에 대해 준비하는 문화가 발달해 왔다. 수의를 마련해 놓으면 오히려 오래 산다는 믿음 때문에 노인이 있는 가정에서는 수의를 미리 준비하는가 하면 자신의 묘 자리를 생전에 준비하고 이를 돌아보며 자신이 지나온 삶의 여정을 회상하며 정리하고 죽음에 대한 준비를 해오고 있다. 그러나 일반적으로 많은 사람들이 죽음을 수용하는 과정에서 죽음의 공포로 괴로워한다고 한다. 특히 노년기에 이르면 죽음에 대한 공포는 모든 불안의 원인이 된다. 그래서 가끔 강한 부정을 하기도 하지만 결국은 죽음을 향해 가고 있다는 것을 인정하고 죽음에 대해 수용적 태도를 나타내게 된다. 그러므로 노인들은 죽음에 대해 공포와 거부를 가지고 있지만, 죽음이 피할 수 없는 것임을 알고 있기 때문에 죽음을 사회 현상 중에 지극히 자연스러운 사건으로 합리화시키거나 체념하게 된다.

4 노년기의 죽음 경험

노년기에 경험할 수 있는 죽음과 관련된 상실의 예는 배우자의 죽음, 친구의 죽음, 성인자녀의 죽음이 있다.

1) 배우자의 죽음(bereavement)

사별이란 죽어서 이별함 또는 죽음으로써 서로 이별한다는 것은 평생 동안 동고동락해 온

배우자와 죽음으로써 헤어진다는 것이다. 결혼 관계가 일생을 통해 가장 친밀하며 안정적인 정서적 지지의 원천이며 근본적으로 애착 관계라는 점에서 볼 때, 배우자와의 사별은 무엇보다 정서적 지지의 결핍으로 인해 어려움을 초래하게 된다. 특히 노년에는 부부가 모든 생활 방식의 기본이 된다. 배우자로부터 서로 주고받을 수 있는 관심이나 사랑 등을 배우자의 사별로 인해 받을 수 없게 된다. 이것이 배우자 사별의 가장 큰 위기 요인이 된다. 또한 임종 시 함께하고 있은 사람 중 배우자의 비율이 가장 높게 나오는 것으로 보아 현대 사회의 부부 중심의 가족 형태를 볼 수 있으며 배우자의 사별을 경험하는 노인들이 늘어날 것으로 예상되고 있다.

배우자를 사별한 노인은 심리적, 정서적 슬픔을 느끼면서도 타인에게 이야기하지 못하기 때문에 신체 한 부분에 이상 증상이 나타나며 건강상의 문제가 많이 발생하게 된다. 배우자 사별로 인한 또 다른 어려움은 결혼 지위가 변화됨으로 인해 초래되는 사회생활, 사람과 사람 사이의 대인 관계에서의 어려움에 대해 보고하였다. 현대 사회에서는 부부 중심으로 사교 생활이 많이 이루어지고 있기 때문에 배우자와의 사별로 사교 생활이나 인간관계의 폭이 축소가 될 수 있으며 사회적 박탈감과 소외감을 초래하게 된다.

2) 친구의 죽음

개인의 삶에서 친구의 중요성은 모든 인생 주기를 통해 동일하다고 할 수 있으나 특히 은퇴 및 주변인의 죽음으로 인해 많은 사회적 관계망이 축소된 노인에게 있어서 우정은 때때로 가족 관계보다 더 중요하다.

3) 성인 자녀의 죽음

개인의 탄생과 달리 죽음에는 순서가 없다는 것을 누구나 인식함에도 불구하고 자녀의 죽음은 순서에 맞지 않는 죽음으로 여전히 쉽게 수용하기 어려우며 예외적인 사건이다. 노년기의 부모에게 있어서 중년기 자녀의 죽음은 단순히 자녀의 죽음으로 인한 상실 외에도 지금까지 제공되었던 정서적 지지 및 사회적 도구적 지원의 상실을 의미하며 또한 미래 그들을 부양할 체계의 상실을 의미하기도 한다.

5 죽음과 관련된 이슈

흔히 삶의 종말로 인식되는 죽음과 그 과정은 삶의 시작과 마찬가지로 자신과 주변 가족들에게 의미를 부여하며 특히 탄생과 달리 죽음은 다양한 이슈를 야기하기도 한다. 개인의 죽음 사건과 관련된 것으로는 윤리적, 영적, 법적, 의학적 이슈 등이 있으나 죽음과 관련된 윤리적 이슈와 영적 이슈에 초점을 두고 설명한다.

1) 윤리적 이슈

(1) 안락사

안락사 지지자들은 죽어가는 이의 고통을 경감시키고, 인간의 기품이 손상되지 않고 '훌륭한 죽음'을 선택하도록 한다는 의미에서 안락사의 필요성을 강조한나. 그리나 안락사를 반대하는 사람들은 많은 점을 들어 이의를 제기한다. 공리주의자들은 '인간 존재의 목숨을 빼앗는 것은 본질적으로 나쁜 것이고 인간 존재의 생명을 구조하는 것은 본질적으로 바람직한 것이다'라는 입장을 취하지 않는다. 공리주의자들이 이러한 태도를 취하는 이유는 그들이 일반적으로 어떤 것이든 옳다거나 본질적으로 그르다는 견해를 거부하기 때문이다. 따라서 공리주의자들에게 있어서 살인이란 나쁜 결과를 가져올 때만 그른 것이고, 인명의 구조도 좋은 결과를 가져올 때만 옳은 것이다.

이에 반해 의무론적 입장을 가진 자들은 안락사를 반대하는 가장 중요한 근거를 인간 생명의 절대적 존엄성에 두고 있다. 한 개인의 생명이 목적이 되기 때문에 뇌사 상태에 놓인 이들을 많은 사람들이 생명 연장 도구로 이용할 수 없는 것이다. 인간은 의무적으로 인간의 생명을 소중하게 존중하고 가치 있게 평가해야 한다는 것이다.

찬반 논쟁에서 먼저 찬성론을 살펴보면, 죽어가는 환자는 언제, 어떤 방법으로 죽을 것인가를 결정할 권리가 있고 또 가능한 한 고통 없고 위엄 있게 죽을 권리가 있다고 말한다. 즉 죽음을 선택할 '자율성'과 '고통으로부터 해방될 권리'가 개개인에게 있다는 관점을 중요하게 여기면서 '안락사'의 허용을 주장하고 있다. 더 나아가 환자의 소망을 존중하고 고통을 덜어주는 것이 의료 행위가 추구하는 이상의 근간이며 의사의 역할도 이에 의해 결정된다는 논리를 펴고 있다.

그 반면 반대론은 안락사를 합법화 할 경우 엄청난 위험을 감수해야 한다고 경고한다. 많은 소수 민족, 빈곤층, 노인들과 같은 의료의 사각 지대에 있는 사람들이 자신의 의도와는 달리 가족들의 강압이나 경제적 부담으로 인해 죽어갈 것이라는 점에서 심각한 우려를 표명한다. 결과적으로 이들은 죽음의 문턱에 있는 사람들에게 적절한 구원과 인간적인 보살핌을 제공하는 것이 필요하다고 역설하며 안락사와 의사 원조 자살을 지지하는 사람들은 오히려 현행 의료 체계를 좀 더 환자 중심으로 개선하는 데 많은 노력을 기울어야 한다고 주장한다.

(2) 장기 기증

생명 과학과 의료 기술의 발전으로 인간의 수명이 늘어나고 있고, 건강한 삶을 유지하고자 하는 노력이 이어지고 있다. 특히 면역 억제와 외과 기술의 비약적인 발전으로 거의 모든 장기의 이식이 가능해졌다. 장기 이식은 장기 부전으로 고통 받는 환자들에게 새 생명과 희망을 줄 수 있는 치료법이다. 통계 자료에 의하면 2017년부터 2019년까지 이식이 필요하여 국립장기조직혈액관리원에 등록된 이식 대기자는 신장, 간장, 췌장, 심장, 폐, 소장 등 모두 합하여 13,540명이다. 장기 기증은 뇌사, 사후, 생존을 합하여 2018년 2,855건, 2019년 3,137건으로 계속 증가 추세에 있지만 이중 뇌사자 장기 기증은 2018년 449건, 2019년 450건으로 활발하게 이루어지고 있지 않다. 이처럼 장기 기증과 이식 대기자를 비교했을 때 장기 기증자가 절대적으로 부족한 현실이다(주세진 외 2인. 2020).

2) 영적 이슈

대부분 죽음이나 영적 측면에 비중을 두지 않으나 자신이 사랑하는 사람의 죽음과 같은 사건에 직면하게 되면 새로운 자각 과정을 통해 자신의 삶을 재검토하는 과정을 경험하게 된다. 일반적으로 영적 측면은 인간의 한계를 넘어선 상위의 힘을 가진 창조주, 부처, 알라 등을 포함하는 종교적인 측면에서 해석되어진다. 그러나 한편으로는 종교의 경계를 넘어 자신의 내부 소리에 귀 기울이게 되며 자기실현의 경험을 한다. 이것은 진정한 자신의 존재를 깨닫기 위해 지속적으로 노력하는 과정으로 이를 통해 개인은 영적 의식화에 변화를 경험하며 자신의 영적 본성을 깨닫게 된다.

6 죽음의 과정

우리는 어떻게 하면 행복하게, 평안하게 죽음을 맞이할 수 있는 것인가? 누구나 이런 의문을 갖게 될 것이다. 이러한 의문에 다음의 4가지 측면의 접근적 시도가 필요하다.

1) 신체적 측면

죽음에 직면한 사람에게 있어서 신체적 고통은 영적인 면으로 치유할 수 있는 문제가 아니다. 치료 방법에 대한 주의 깊은 관찰로 효과적 치료를 하여야 하며, 비효과적 치료를 조속히 중지하여 경비와 부작용을 막아야 할 것이다. 따라서 신체적 증상을 완화시켜 심리적 기타 문제를 완화하는 것이 중요하다.

2) 심리적 측면

죽음에 직면한 사람과 그 가족의 심리를 이해하고 도움을 주는 것은 어려운 문제이다. 그러려면 우선 죽음에 직면해 나타내는 다양한 심리 성향을 알아야 할 것이다. 임종 환자는 죽음에 있어서 신체적, 정신적, 사회적 상실감을 경험하게 되며 이 상실감을 통해 심리적으로 부정, 분노, 협상, 우울, 수용의 심리적 과정을 겪게 된다. 또한 죽음에 대한 심한 공포감을 갖게 되며, 나아가 신체적, 정신적 자기 조절 능력의 상실과 더불어 절망감을 갖게 된다. 이에 임종 노인의 가족은 불확실한 미래에 두려워하며, 나을 수 있을 것이란 실낱같은 기대감, 사랑하는 사람을 잃는다는 절망감이 공존하게 된다.

3) 종교적 측면

죽음에 직면한 사람을 도우려면 신체적 간호 및 도움보다 영적인 즉, 종교적인 도움이 무엇보다 중요하다 하겠다. 종교적인 것은 사물이나 대인과의 관계보다 더 큰 절대자와의 관계를 의미하며 임종 노인이 영적 위기 상황에 직면할 때 그 중요한 중재가 있어야 한다.

Conrads는 임종 노인이 흔히 요구하는 영적 요구를 다음과 같이 네 가지로 설명하고 있다.

(1) 의미와 목적에 대한 요구

임종 노인은 자신의 과거와 현재를 돌이켜보면서 죽어가는 자신에게 의미를 부여코자 노력한다. 이것이 죽음에 직면한 사람들에게 나타나는 가장 흔한 요구로서 Irion은 여기에는 의미 있는 죽음을 가져야 할 요구, 죽음에 대해 두려움이 적고 적응을 잘할 수 있는 요구, 미지의 세계에 대해 이해하고자 하는 요구, 고통의 의미를 이해하고자 하는 요구 등이 있다고 한다.

(2) 용서에 대한 요구

임종 노인은 자신이 저지른 모든 일에 죄책감을 느끼고 용서 받기를 원한다. 이때, 하나님으로부터 용서를 받았다고 느끼는 사람은 남은 여생을 더 보람 있게 최선을 더 보람 있게 최선을 다해 노력하는 충만한 삶을 살 수 있으며, 평안한 죽음을 맞게 될 것이다.

(3) 사랑에 대한 요구

모든 사람들은 인간관계에서 사랑을 주고받으며, 절대자에게도 사랑을 받기를 원한다. 임종 노인은 그것이 더욱 절실하게 되고 절대자의 사랑을 확인받기를 원하며 기적을 바라기도 한다. 이때 종교적으로 절대자와의 사랑에 대한 경험을 인식시킴으로 편안한 죽음으로 인도할 수 있다.

(4) 희망에 대한 욕구

희망은 죽음에 직면한 임종 노인에게 무엇보다 중요한 것이다. 죽음을 초월하는 희망은 영적인 세계에서의 행복한 삶 또는 기적적 회복 등이 구체적으로 있을 것이며 현재의 삶뿐 아니라, 내세의 희망을 가져올 것이다. 이는 지금의 신체적 고통, 정신적 갈등을 잘 극복하게 도와주면 행복한 죽음으로 이끌어 줄 수 있는 것이다.

4) 가족적 측면

임종 노인의 가족들 대부분은 노인의 죽음으로 슬퍼할 것이며, 심한 정신적 충격을 받게 된다. 이때 사회 복지적 도움이 필요한 것이다. Hamp(1975) 연구에 따르면, 가족들은 44%가 다른 식구들로부터 위로받기를 원하며 15%는 사회복지사, 의사 및 간호사 등 협조자에게 지지와 위로를 받고 싶은 것으로 나타났다. 임종 노인의 가족들은 노인과 같이 있고 싶어 하며, 치료와 간호에 참여하기를 원하며, 임종 노인의 평안을 확인하길 원하고, 평안과 죽음의 시기를 알고 싶어 한다. 또한 자신들의 슬프고, 억울하고 분한 감정 등을 표현하고자 하며 다른 식구들로부터 위로와 지지를 받기를 원한다. 가족 구성원은 임종 노인이 죽어가고 있을 때 아래와 같은 독특한 변화와 문제를 발생하게 된다.

(1) 예비적 슬픔을 느낀다.

가족들은 사랑하는 사람과의 사별과 더불어 자신의 일부가 상실된 느낌을 갖는다. 이런 상실감을 대처하기 위해 예비적 슬픔의 과정을 느낀다. 이 과정을 통해 가족 관계를 정리하거나 못 다한 감정을 표현하여 서로의 관계를 정리하고 갈등을 해결하다. 이에 죽음을 평온하게 맞을 수 있게 된다.

(2) 역할 변화가 온다.

역할 기대의 변화 및 역할 변화는 가족 내 스트레스로 증가한다. 부모의 역할을 대신할 나이 많은 자녀들의 책임감 등이 이에 속한다. 이외에 가족 및 가족 구성원의 변화 등이 있다.

(3) 가족 구성원의 에너지 변화

인생의 발달 주기에서 가족의 생성, 소멸에 의하여 가족이라는 제도는 시간이 지남에 따라 결국 소멸되고 가족 구성원의 에너지의 새로운 재분배가 일어난다.

7 죽어 가는 이에 대한 이해와 간호사의 역할

임종자는 죽음에 이르기까지 5단계의 심리를 경험하게 된다. 퀴블러 로스(E. Kubler Ross, 1968)의 죽음의 5단계 각 단계에 필요한 가족의 도움에 대해서 설명하였다.

1) 부정(Denial)

임종에 다다른 환자는 병원에 입원하여 자신이 치료를 받아 오는 과정에서 의사나 간호사, 가족으로부터 직접 이야기를 들은 바가 없었다고 할지라도 자신의 상태에 대하여 결국에는 자각하게 된다. 이렇게 회복이 불가능한 불치의 병이라는 신고를 받게 될 때 우선적으로 나타나는 반응은 자신의 병에 대한 부정적으로 반응하는 태도이다. 부정은 임종자의 언어나 행동에 의해 나타난다. 즉 "아니야, 난 믿을 수 없어, 나에게는 그러한 일이 일어날 수 없어." 라고 말하게 된다. 그러면서 여러 병원을 찾아다니며 자신의 상태를 재확인해 보려는 노력을 계속한다. 이러한 심리는 인간의 무의식중에 모든 인간은 불사불멸의 존재라는 신념을 갖음으로써 생겨난 것이다.

죽을병이라는 통지를 받았을 때 환자는 서서히 그 충격에서 벗어난다. 무감각에 가까운 충격이 서서히 가라앉고 본정신이 돌아오면 그의 일반적인 생각은 다시 '아니야 그럴 수가 없어' 라는 데로 돌아온다. 이러한 부정은 흔히 일시적인 방어 수단일 뿐 환자의 그 다음 반응은 부정적 순응으로 대체된다. 환자에 따라 다르지만 이러한 부정의 단계는 초기 뿐 아니라 여러 반응의 단계에서 수시로 나타나는 반응이다. 여기서 매우 중요한 것은 이 때 환자의 부정적 반응 때문에 환자의 가까운 가족이나 의사, 간호사 등도 죽음을 앞둔 환자를 기피하게 된다는 데 있다. 환자 자신도 죽음을 감지하면서 반응하는 부정의 뒤에는 환자 스스로 고립 상태를 자초하고 마는 상황을 만들게 된다.

가족 및 간호사는 환자가 부정의 단계에 있다는 사실을 인지해야 하고, 환자에게는 부정할 시간적 여유가 있어야 함을 이해시켜야 한다. 어느 정도 시간이 경과한 다음 환자가 사실을 직면할 준비가 되어 있다고 생각했을 때 환자로 하여금 자신의 병에 대해서 좀 더 현실적인 견해를 갖도록 도와주어야 한다. 이러한 환자는 자신의 임박한 죽음에 관한 대화를 통해 고통이 조금이나마 덜 수 있다. 따라서 이 단계에서는 친구나 전문가는 죽어가는 사람이 요청할 때 조금씩 죽음에 관해 말해 줌으로서 적응할 수 있도록 도와주어야 한다.

2) 분노(Anger)

분노의 단계는 가족, 의료진, 상담자 등이 감당하고 극복하기가 매우 어렵다. 그 이유는 분노가 수시로 바뀌고 감정을 주위 환경에 전가시키기 때문이다. 주변의 모든 일에 대하여 불평하고 분노한다. 이렇게 되면 자연히 가족이나 친구, 친척들이 문병 가기를 꺼리게 되고 여기에 비례해서 환자의 분노는 더욱 심해진다.

환자는 자신은 곧 죽게 되고 사람들이 자기를 잊을 것이라는 사실을 받아들이기 힘들기 때문에 목소리를 높이고 불평을 하며 주위로부터 관심을 끌려고 노력하는 것이다. 죽음이 불가피하다고 느껴진다면 "왜 저 사람에게는 이런 일이 일어나지 않고 하필이면 내가 죽어?"라고 묻게 된다.

이때 간호사는 환자의 분노의 원인을 생각하지 않고 사적인 일로 받아들이며 분노에 반응을 보인다면 환자는 더 심한 분노를 일으킬 것이며 환자의 적대적 행동은 심해질 것이다. 만일 가족이 환자로 하여금 그의 분노를 표현하도록 한다면 환자는 편안해 하고 목적 없이 자주 부르거나 괴롭히지 않을 것이다. 따라서 이 단계에는 주위 사람들이 임종 환자의 표현에 비판하지 않도록 하여야 하며 이런 감정을 표현하도록 돕는 것도 중요하다.

3) 타협(Bargaining)

신과 사람 앞에 노골적인 분노를 할 수 있는 만큼 표출하고 나면 현실을 외면하던 환자는 점차 현실을 바라보고 적응하기 시작하면서 타협을 시도하게 되는 것이다. 타협은 주로 신과 하게 된다. 즉 "이번 한번만 살게 해주신다면 평생을 하나님을 위해 살겠습니다." 등의 약속을 한다. 이것은 심리학적으로 보면 죄의식과 관계가 있다고 볼 수 있다. 즉, 마음속에 잠재되어 있는 죄에 대한 의식이 죽음을 하나의 형벌로 인식하게 되어 거기서 벗어남으로써 죽음을 피해 보려는 의식이 깔려 있는 것이다. 여기에서 주의해야 할 것은 의료진이나 상담자가 환자의 이런 말을 무시하지 말고 환자가 안고 있는 죄의식을 풀어 주도록 하여야 한다. 타협의 단계는 그 기간이 길지 못할 때가 많으나 환자의 입장에서는 어떻게 해서라도 절대자의 손에 매달리려고 한다. 이러한 타협의 단계는 불가항력적인 삶을 연장시키고자 하는 환자의 노력에서 비롯된다. 불행을 미루고 자기가 앞으로 착한 삶을 유지하면 거기에 대한 어떤 보상을 받을 수 있겠지 하는 기대 심리와 자기 나름대로의 최후의 시간을 정하여 놓고 이 어려운 고통을 견디어 보자는 심리가 작용하기 때문이다.

4) 우울(Depression)

회복의 가망성이 없는 환자가 자기의 병을 더 이상 부인하지 못하게 될 때, 증상이 더 뚜렷해지고 몸이 현저하게 쇠약해질 때, 환자는 더 이상 웃어넘기지 못하게 된다. 환자는 자신의 육체가 쇠약하여 회복의 소망을 상실할 때 현실적으로 다가오는 죽음의 결과를 시인하게 된다. 그러면서 지나온 세월 속에서 이루지 못한 일, 저질렀던 잘못에 대해 슬퍼하며 후회를 갖으며 심한 우울증에 빠진다.

이러한 우울증이 깊어지면 환자는 비탄 가운데 빠지게 되는데, 반동적 우울과 예비적 우울로 나눌 수 있다. 반동적 우울이란 이미 일어난 과거의 상실에서 말미암는 것으로서 환자가 할 말이 많고 사람들과의 대화를 많이 요구하며 여러 분야의 사람들이 자기 일에 적극적으로 개입해 주기를 바라는 것이다.

예비적 우울은 예비적 슬픔의 단계에서 발생하는 것으로 지난 일보다 앞일을 걱정하게 되면서 겪게 되는 우울을 말한다. 즉, 사랑하는 모든 것을 잃게 된다는 데서 오는 우울로 최후의 운명을 서서히 받아들이기 위한 예비적 수단이라는 것이다.

이 시기에는 환자가 슬픔에 젖도록 놓아두어야 하며 그가 감정을 표현할 기회를 필요로 할 때 옆에 가만히 앉아 있거나 혹은 이야기를 하며 조용히 귀담아 들어 주고 부드럽게 대해 주는 것이 좋다. 이러한 우울증에 빠질 때 환자는 별로 대화를 원하지 않으며 환자는 자기와 같이 느끼고 슬퍼하며 자기 옆에 있어 줄 사람을 필요로 한다. 이 단계에서 주위 사람들이 범할 수 있는 최악의 실수 가운데 하나는, 오히려 이러한 감정을 거부하도록 "기운을 내라"고 말하는 것이다. 전문가뿐만 아니라 가족과 친지는 죽어 가는 사람으로 하여금 죽음을 자연적인 현상으로 받아들이도록 돕기 위해서 죽음에 관한 환자의 감정 표현을 허용해야 한다.

5) 수용(Acceptance)

돌발적인 죽음을 맞이하지 않고 정상적인 죽음을 맞는 임종자는 4단계의 과정을 거쳐 오면서 그 단계마다 도움을 받고 부정과 원망과 우울을 극복하고 다가오는 최후를 기다리는 단계에 이르게 된다. 죽음에 순응한다는 것은 다른 의미에서 체념이라고 표현할 수 있다. 즉 이제 모든 일을 끝내고 죽음의 준비를 다 하였다는 의미이다. 환자는 대개 극도로 지치고 쇠약해지며 감정의 공백기를 가진다. 수용을 행복한 감정의 단계라고 생각해서는 안 된다. 고통이 지나가고 몸부림이 끝나면, "머나먼 여정을 떠나기 전에 취하는 마지막 휴식"의 시간이 오는 것이다.

임종 환자가 일종의 평안과 수용의 단계로 들어감에 따라 그의 관심의 세계는 점점 좁아진다. 그로 인해 환자는 혼자 있고 싶어 하고 때로는 문병객을 좋아하지 않으며, 사람이 방문을 해도 이야기를 나눌 기분이 아닐 때가 많다. 따라서 의사소통은 언어보다도 무언의 대화로 바뀐다. 임종하는 사람을 앞에 두고도 침착할 줄 아는 사람에게는 이 침묵의 순간이야말로 가장 뜻 깊은 의사소통이 이루어지는 순간이기도 하다.

환자에게 임종의 마지막 시간이 다가오면 어떤 의사소통보다도 눈짓과 손짓, 접촉 등이 절실해진다. 환자의 손을 꼭 잡으며 환자 곁에서 당황하지 않고 침착하게 함께 있어 주는 배려가 필요한 순간이기도 하다.

현대 사회의 인간은 과거보다 더 많은 기술과 의학의 이익을 누리고 있으면서도 어떤 면에서는 과거의 사람들보다 더 많은 공포와 불안을 가지고 죽음 앞에 세워져 있다. 결국 죽음은 우리들 각자가 떠안아야 할 지극히 개인적이며 극적인 사건이기 때문이다.

간호사를 비롯하여 죽음을 기다리는 자를 보살피는 모든 사람들은 환자의 가족들이 끝까지 애정과 신뢰를 잃지 않고 서로를 아껴 줄 수 있도록 도와주며, 서로 협력하여 불가피한 현실이지만 받아들일 수 있도록 도와주어야 한다. 죽어가는 자나 그것을 바라보는 가족 간의 불필요한 고뇌와 고통을 최대한 줄여 주고 평안 가운데 이별할 수 있도록 준비시켜야 한다는 것이다(천정근. 2006).

Memo

3장

노인의 수면

1 수면의 기능

수면은 신체 기관이 재충전되고 에너지를 보존하는 데 중요한 역할을 한다. 적절한 수면은 노인의 건강을 유지하는 필수 요소이다. 노화로 인한 수면 양상의 변화나 수면 장애는 노인의 신체적, 심리적 건강뿐만 아니라 사회적인 측면에도 부정적인 영향을 미친다.

수면은 반드시 충족되어야 할 인간의 기본적인 생리적 욕구로서, 개인의 안녕과 삶의 질에 크나큰 영향을 미친다. 수면은 휴식에 있어서 가장 중요한 요소로서, 신체의 모든 기관을 쉬게 하고, 긴장을 완화하며, 피로 회복과 인체의 에너지를 보존해주는 역할을 한다. 또한 수면은 면역 기능 항진 작용을 하기 때문에 양질의 충분한 수면은 사람을 건강하게 한다. 이러한 원칙은 노인에게도 동일하게 적용되며, 인간이 수면을 박탈당할 경우, 건망증과 혼돈, 지남력을 상실하며, 정상적인 생활 유지가 어렵게 된다.

2 정상적인 수면 과정

수면과 각성은 생체 리듬, 일상생활 활동 등의 외적 환경에 의해 24시간을 주기로 하여 대부분 규칙적으로 진행되고, 어느 정도는 예측이 가능하다. 대부분은 약 24시간의 주기를 지니고 있으며, 이를 일중 리듬(rhythm circardian 혹은 diurnal)이라 한다. 일중 리듬은 태양의 주기에 따라 반응하는 것으로 빛에 민감한 뇌의 송과체에서 조절하는 것으로 알려졌다. 사람들은 이 기간 내에 수면과 각성 패턴을 발달시킨다. 일상적인 취침 시간과 기상 시간은 개인마다 차이가 크다.

하룻밤 동안의 수면 상태는 동일하지 않으며 일정한 주기를 갖는다. 밤 동안의 수면에서 주기적으로 얕은 잠을 자는 단계와 깊은 잠 단계가 여러 번 반복된다. 인간 수면의 단계는 꿈을 꾸지 않는 4단계의 NREM(Non-Rapid Eye Movement) 수면과 꿈을 꾸는 REM(Rapid Eye Movement)수면으로 구성된다.

NREM 단계는 깨어있을 때의 알파파가 저주파로 바뀌는 수면으로, 성인 수면의 약 80%를 차지한다. 몸은 움직일 수 있지만 뇌는 쉬고 있는 시간으로서 그 수면의 깊이에 따라 1단계부터 4단계로 구분되며, 안구 운동은 없기 때문에 NREM이라고 한다. 이에 대해 REM은 NREM 4단계 이후에 시작되며 꿈꾸는 단계이다. 몸은 마비된 상태 같으나 뇌에서는 활발한 활동을 하는 상태로서, 뇌의 활성화, 근육의 이완, 급속한 안구 운동으로 특징 지워지는 시기이다.

하룻밤 동안의 수면 상태는 동일하지 않으며 일정한 주기를 갖는다. 밤 동안 주기적으로 얕은 잠과 깊은 잠이 반복된다. 사람의 수면 주기는 NREM과 REM을 반복한다. 정상적으로 NREM 수면의 4단계를 차례로 연속적으로 거치며 그 다음 이 순서를 역행하여 4단계에서 3단계, 2단계로 되돌아간다. NREM 수면 1단계로 돌아가 2단계에서 REM 수면으로 들어가고 그 다음에 NREM 수면의 2단계로 다시 들어가서 3단계 4단계로 돌아간다. 수면 중 NREM이 75~80%를 차지하고, REM이 20~25%를 차지한다. 수면 1주기는 90~100분 소요되고 하룻밤 사이에 4~5주기를 반복한다. NREM은 피로의 회복, 활동 에너지의 재충전을 주로 하며, REM 수면은 기억의 정리, 정신적 피로의 회복, 꿈을 통한 욕구 불만 해소 등을 한다.

1) NREM(Non-Rapid Eye Movement)

NREM 수면은 자율 신경계 중 부교감 신경이 지배적이어서 심박동수, 호흡 수, 혈압, 대사율, 체온 등이 저하되며 구강, 코, 인후, 눈, 위, 담낭 등의 분비물이 줄어들고 소장 운동이 감소된다. 수면 1단계에서 4단계로 이르는데 약 30~45분 소요된다.

(1) 수면 1단계(가벼운 수면)

총 수면의 5%로 가벼운 수면에 들어가기 시작하여 쉽게 깨어날 수 있다. 졸립다고 생각하나 잠이든 것은 아닌 상태이다. 때로 1단계로 접어들 때 근육 경련이나 높은 곳에서 떨어지는 듯한 느낌이 들어 깨어나기도 한다. 1단계 수면이 방해를 받지 않으면 곧 중간 정도의 수면 상태인 2단계와 3단계로 이행한다.

(2) 수면 2단계(중간 정도의 숙면)

50~55%로 좀 더 이완되며, 안검 밑으로 안구가 천천히 움직이는 것을 관찰할 수 있다. 그러나 쉽게 깨어날 수 있다.

(3) 수면 3단계(중간 정도의 숙면)

10%로 수면 1기 이후 20분 정도 후에 시작된다. 근육이 좀 더 이완되고, 맥박과 체온이 더 떨어진다.

(4) 수면 4단계(숙면)

10%를 차지하며 숙면 상태로 생리적 안녕에 필수적이며, 완전히 이완된 상태로 거의 움직이지 않는다. 큰 자극이 있어야만 깨며, 약 10~30분 정도 지속된다. 수면 3, 4단계는 delta 수면 혹은 서파 수면(slow-wave sleep)이라 한다. 4단계 수면이 박탈되면 전신이 나른하고, 피로하며 얼굴 표정이 없고 불안을 느낀다.

2) REM(Rapid Eye Movement)

REM 수면은 NREM 수면 보다 각성되기가 더 어렵다. 잠은 들어 있으나 깨어 있을 때와 같은 주파수를 보이고, 얼굴 근육과 사지가 수축하고 안구가 움직이는 등 매우 활동적인 상태를 보인다. REM 수면동안 교감 신경계가 우세하여 맥박, 호흡, 혈압, 대사, 체온 등이 증가하는 반면, 전신의 골격근 긴장도와 심부건 반사는 감소된다. 또한 이 시기에 꿈을 많이 꾸기 때문에 정신 회복의 차원에서 이 단계의 숙면이 중요하다. 뇌의 충동 중추의 방출을 촉진함으로써 중추 신경계의 영양 공급과 대사에 기여하므로 안녕감을 증진시키는데 필수적이다. REM 수면이 박탈되면 불안정 불안 정서를 보이며 때로는 혼란 행동을 초래하기도 한다.

REM 수면은 밤이 깊어지면서 자주 나타나고 30분에서 1시간 정도로 더 길어지는 경향이 있다. 하룻밤 사이에 4~5회 정도 반복하여 나타난다. 뇌파의 형태는 빠르고, 낮은 전압 양상으로 변화하며 각성 시의 뇌파와 유사하다. 이때 깨어나면 대개 꿈을 꾸고 있었다고 말한다. 꿈으로 인한 불안, 공포 때문에 협심증, 호흡 곤란 등이 발생하기도 한다. 머리와 목은 긴장을 잃고 몸은 축 처지는 반면 안구는 활발하게 움직이며, 위산 분비가 증가되며 맥박, 혈압, 호흡은 빨라지고 불규칙해진다.

3 노인의 수면 양상

노년기에 나타나는 정상적인 수면 단계의 가장 일관된 변화는 3,4 단계 수면의 감소이다. 수면 주기 중 뇌가 효율적으로 기능하기 위해 필요한 4단계 수면과 REM 수면 단계가 줄어들어 숙면을 취하는 시간이 줄어든다. 수면 장애는 연령에 따라 증가하여 75세 노인의 1/3 이상이 수면 장애로 고통 받는다. 노화에 따라 총 수면 시간은 줄어들며, 70세 노인의 평균 수면 시간은 청년층에 비해 1.5시간이 적은 6시간이다. 잠이 들기까지 시간이 많이 소요되고 아침에는 일찍 일어난다.

1) 노인의 수면 변화 유형

노화에 따른 수면 구조와 일주기 리듬의 변화로 나타나는 노인의 수면 양상은 총 침상 시간은 길어진 반면 실제로 잠을 자는 시간은 적어 수면 효율은 감소한다. 노인에서의 수면 양상의 변화는 수면 효율의 저하 외에 조기 취침, 조기 기상, 작은 각성, 깊은 수면의 감소, 수면 무호흡의 증가 등과 관계있다. 노인의 수면 변화는 낮 동안에 영향을 미쳐 전반적인 명료함의 감소, 피로감, 졸음, 낮잠의 증가, 사고 유발 등의 원인이 되어 삶의 질을 저하시킬 수 있다.

정상 노인의 수면 관련 변화를 보다 구체적으로 보면 다음과 같다.

(1) 수면 시간의 변화

수면 시간은 젊은 시절에 비해 단축되나 자리에 누워 있는 시간은 더 길다. 이는 노인들의 숙면을 취하지 못하므로 충분한 휴식을 위하여 잠이 깨어도 오래 누워 있다가 일어나기 때문이다. 수면 시간이 길다고 해서 충분한 수면을 취하는 것은 아니다. 수면 시간보다는 수면의 효율성이 중요하다. 수면의 효율성이란 침대에 누워 있는 시간과 실질적인 총 수면 시간의 비율을 말한다. 이 비율은 청소년기에 95% 이상이었던 것이 노년기에 이르면 75% 이하로 떨어진다.

(2) 총 각성 시간

이는 야간에 수면에 든 후 마지막으로 밤잠을 깰 때까지의 도중에 깨어 있는 시간의 양을 의미한다. 노인에 있어 총 각성 시간(WASO; Wakefulness After Sleep Onset)은 매우 크게 증가하며, 그 횟수는 여성보다 남성에서 더 많다. 이러한 수면 방해 경향의 증가에 대한 하나의 가설은 이러한 각성이 노인에서의 각성역치의 감소로 인한 것이라는 가설이다.

(3) 급속 안구 운동 수면 시간

노인에서는 REM 수면의 발생 횟수는 변동이 없으나 각 REM 지속 시간은 감소함으로써 NREM에 대한 REM 수면 비율은 연령이 증가함에 따라 감소한다고 한다. 그러나 REM 수면의 상대적인 양은 매우 고령까지(70대 후반) 잘 유지된다. 이러한 REM 수면의 비율 감소는 노인에서 통상 REM의 비율이 우세한 밤의 후반부에 자주 깨는 경향으로 인한 것일 수도 있다. 또한 REM 수면은 기질적 뇌증후군 발생, 뇌혈류의 변화 등 지적 능력의 감소에 따라 감소하는 경향을 보인다.

(4) 비급속 안구 운동 수면 시간

① 1단계

성인기 동안 1단계 수면의 비율은 서서히 증가하여 젊은이에서는 5%, 노인에서는 7~12%를 차지하게 된다. 1단계 수면의 전체 지속 기간이 과다하거나 1단계 수면으로 변화 수가 증가하는 것은 모두 수면 장애의 지표이며, 노인에서는 1단계 수면량과 발생 및 소실 빈도가 더 빈번하다. 노인 대상자의 수면 연구 실험에서 11.7%라는 높은 비율의 1단계 수면량을 관찰한 연구 결과도 있다.

② 2단계

2단계 수면 비율은 일생의 전 기간에 걸쳐 U자를 거꾸로 한 모양의 변화를 하며, 노인에서는 감소 경향을 보인다.

③ 3, 4단계

3단계 수면에 대해서는 일관된 연구 결과가 없다. 다만 젊은이에서 보다 노인에서 그 변화 정도가 훨씬 다양하다는 것만이 일치된다. 가장 확실한 것은 노년기에서의 4단계 수면 감소로 거의 모든 연구에서 일치된다. 60세 이상 노인의 1/4에서는 전혀 4단계 수면이 없다.

4 노인의 수면 장애

노화에 따라 수면 양상이 변화하고 노인에서 수면 장애의 유병률이 높다는 것은 널리 알려진 사실이다. 우리나라에서도 노인을 대상으로 한 조사에서 57.7%의 수면 장애 유병률을 보고하였다. 노년기에 흔한 대표적인 수면 장애는 수면에 관련된 호흡 장애, 하지 불편 증후군, 주기적 사지 운동증, REM 수면 행동 장애 등이다. 수면 양상의 변화는 노인에게 다른 징후를 나타내기도 한다. 노인이 일찍 일어나는 것은 비교적 흔한 일이지만, 안 그러던 노인이 갑자기 일찍 일어나거나 불면증이 생기는 것은 정서적 장애나 알코올 남용을 의미하기도 하며, 밤 동안에 안절부절 하지 못하거나 혼동하는 일 등은 진정제에 대한 부작용일 수 있다. 수면 장애는 노인의 생활에 있어서 사망률과 상병률을 높이는 위험 요인이다. 노인의 수면 장애를 잘 발견하고 치료받도록 하는 것이 노인의 건강과 삶의 질을 높이는데 매우 중요하다.

1) 일차성 불면증

불면증은 지속 기간에 따라 며칠 밤 정도 못자는 일시적인 불면증(transient insomnia), 2~3주 지속되는 단기 불면증(short term insomnia), 4주 이상 지속되는 만성 불면증(chronic insomnia)으로 나눈다. 일반적으로 불면증의 유병률은 21~35%로 여성에서 남성보다 1.3배 흔하고 나이가 들수록 증가하여 65세 이상 인구에서는 일반 인구에 비해 1.5배나 더 많다. 노인의 불면증이란 입면이나 지속적인 수면 유지가 어렵거나, 새벽에 일찍 깨어 다시 잠을 이루지 못하는 경우 모두를 말한다. 불면증의 유병률은 연령의 증가와 함께 상승하며 노인의 1/3은 불면증을 호소한다. 미국에서는 수면제 사용의 40%가 노인이라고 보고될 정도로 노인의 불면증이 많이 발생하는 것으로 보고되었다. 불면증은 방치하면 만성화되므로 적어도 한 달 이내에 치료를 하도록 한다.

(1) 노인 불면증의 영향

① 생리적 요인

일일 주기의 혼란과 같은 수면 주기의 변화, 통증이나 불편감, 불안과 정서적 긴장, 스트레스, 질병이나 수술(관절 질환, 심질환, 퇴행성 신경 질환, 당뇨병 등), 각종 약물 복용(이뇨제, 각성제, 항우울제, 복합 에스트로겐 등)이 노인의 수면 장애 요인이 된다.

이 중 가장 현저하게 영향을 미치는 변화는 신경계의 변화이다. 신경계의 노화는 뇌세포 활성화에 영향을 미치며, 신경 세포의 수는 중년기부터 감소하기 시작한다. 중추 신경계의 감각과 운동계가 변화하고, 신경 전달 물질이 감소하여 신경계에서의 정보 소통 속도가 느려진다. 이로 인하여 잠들기가 힘들고, 지속적으로 수면을 취하기도 어렵다.

② 신체적 원인

주기적 사지 운동 장애, 호흡기 질환(수면 무호흡증, 만성 폐색성 폐질환, 천식), 통증 질환(관절염, 두통), 심장 질환, 비뇨기 질환, 십이지장궤양 등

이러한 만성 질환으로 인한 야뇨증, 실금, 통증, 기좌 호흡(orthopnea), 무호흡, 근육 경련, 위장-식도 역류 등의 증상이 수면을 방해할 수 있다.

③ 약물 복용

고혈압과 심혈관계 질환 시 복용하는 약물 중 베타 차단제 약물은 수면을 취하고 유지하는데 중요한 호르몬인 멜라토닌이라는 물질의 합성과 분비를 저해하여 수면 장애를 일으킨다. 알코올, 바비튜레이트, 몰핀 등 약물들은 호흡을 감소시키고 목의 근육을 이완시키기 때문에 문제를 악화시킬 수 있다. 그 외 불면증의 10~15%는 알코올, 코케인, 진정제 같은 물질 남용의 결과로서 나타난다. 저녁에 한두 잔 정도의 술은 스트레스를 줄여주고 입면을 촉진할 수 있으나, 카페인과 과도한 음주, 흡연은 불면을 일으키고 숙면을 방해한다.

④ 사회 심리적 요인

노인이 스트레스 상황에 처하면 젊은 사람에 비해 정서적 안정을 되찾는데 더 많은 시간이 소요되고 휴식과 안전을 위협 당했다고 느낀다. 스트레스 상황에서 에너지 수준이 떨어져 편안하지 못하다고 느끼고, 공격적이고 불안정해진다. 스트레스 유발 요인에는 온도 변화, 감염, 상처, 시간적인 압박, 두려움 등의 심리적 요인 등이 있다.

⑤ 환경 요인

불면을 유발하는 환경 요인에는 물리적 환경 요인, 사회적 환경 요인, 시설 환경 요인으로 나눌 수 있다. 소음, 실내 소음, 조명과 같은 물리적 환경 요인, 사회 활동 결여로 인한 사회적 환경 요인, 시설 입소와 관련하여 새로운 환경, 사생활 침해, 간호 행위로 인한 수면 방해 등 시설 요인이 관련된다.

노인이 병원에 입원하거나 시설에 입소할 경우 환경의 변화로 인해 수면 장애가 생길 수

있다. 환경 변화로 인한 심리적 부담감 뿐 아니라, 노인이 되면 청각 각성 역치가 떨어지므로 병원이나 시설의 작은 소음에도 불면을 호소한다.

2) 수면 무호흡 증후군(Sleep Apnea Syndrome; SAS)

(1) 정의

일반적으로 수면 1시간 당 5번 이상 무호흡인 상태이거나 7시간의 수면 동안 무호흡이 30회 이상인 경우를 말한다.

(2) 원인

수면 무호흡증은 흔히 코골이와 동반된다. 코골이는 수면 중 호흡 기류가 여러 가지 원인으로 좁아진 기도를 지나면서 이완된 연구개와 구개수 등의 주위 구조물에 진동을 일으켜 발생하는 호흡 잡음이다. 진동을 일으켜 발생되는 것으로, 심한 코골이와 주간 졸음증 등의 수면 장애의 원인이 된다. 또한 수면 무호흡으로 인해 수면 중 유발되는 저산소증은 다양한 심폐혈관계 합병증을 유발할 수 있다.

이런 상태가 지속되면 폐의 공기가 부족하게 되고, 이를 감지한 뇌가 우리 몸을 깨우고 근육을 수축시켜 공기 통로를 다시 열어준다. 이 때 환자는 숨을 크게 한번 몰아 쉰 다음 호흡을 다시 시작하게 된다. 수면 무호흡증의 원인은 중추성과 말초성으로 나뉘며, 중추성은 숨을 쉬도록 하는 뇌의 중추에 장애가 있는 경우이며 말초성이란 구강, 비강, 인두, 후두, 기관지 등의 호흡 경로에 이상이 있어 발생하는 것이다. 이에 해당하는 질환으로는 축농증, 비중격 만곡증, 급/만성비염, 아데노이드. 편도 비대, 혀가 큰 경우, 인두가 좁은 경우 등이다.

(3) 증상

수면 중에는 코골이, 무호흡, 불면증 등의 증상이 나타나고, 소아는 야뇨, 성인은 야간 빈뇨, 식도 역류, 과다 발한, 심한 잠꼬대, 몽유병 등이 나타날 수 있다. 또한 수면 무호흡증은 수면 중 혈압을 상승시킨다. 고혈압이나 심장 질환이 있는 사람들의 경우에는 혈압 상승 등으로 인해 뇌경색이나 심장 마비 등을 초래할 수 있으며, 심한 경우에는 수면 중 사망할 수도 있다. 야간성 협심증은 수면 무호흡증과 직접적으로 연관되어 있는 것으로 알려져 있다. 그 외 뇌혈관 확장과 고혈압으로 두개압이 증가하여 자주 두통을 일으키기도 하고, 수면 중의 흉곽압의 변동으로 위식도 역류가 악화되기도 한다.

(4) 증상 개선

코골이와 수면 무호흡증은 수면 방법과 생활 습관의 변화로 개선될 수 있다. 옆으로 누워서 자면 인후부의 구조물들이 뒤로 미끄러져 공기 통로를 막는 것을 방지할 수 있다. 또한 술과 약물을 금한다. 술과 진정제, 수면제 그리고 항히스타민제 같은 약물은 호흡을 느리고 얕게 하며 평상시보다 인후 주위 근육들을 이완시켜 공기 통로를 막게 된다. 체중을 줄이는 방법도 효과적이다. 과다한 체중은 목 조직과 폐에 압력을 가함으로써 호흡을 더 힘들게 한다. 규칙적인 운동도 도움을 준다. 운동은 체중 감량에 도움을 주고 근육을 보다 탄력 있게 유지하며 폐의 활동력을 증진시켜 준다.

(5) 치료

치료를 위해 수술도 행해진다. 수술은 목구멍의 주위 조직을 잘라내는 수술로서 기도를 넓힐 목적으로 행해진다. 레이저를 이용하여 목젖 전체와 입천장 일부를 제거하기도 한다. 수면 중에 연속적으로 기도를 통해 강제로 공기를 밀어 넣는 방법(Continuous Positive Airway Pressure)도 많이 사용된다.

3) 주기적 사지 떨림증(PLMS; Periodic Limb Movement Syndrome)

수면 중 행동 장애(Parasomnias)에는 여러 가지가 있으나 노인에게 흔한 것은 주기적 사지 떨림증이다. 주증상은 수면 중 20~40초 마다 주기적으로 사지를 떠는 것이다. 수면 중에 일어나는 근육의 경축은 상동적으로 다리를 차듯이 움직이는 형태로 나타난다. 이때 발목은 배측 굴곡되고 발가락은 펴지듯이 배측 굴곡되며 무릎과 고관절이 굴곡 된다. 수면 중 사지의 움직임 수는 밤마다 편차가 크게 나타난다. 보통은 사지의 움직임을 본인은 자각하지 못하고 충분한 시간을 잤음에도 불구하고 낮에 계속 피곤함을 호소한다. 65세 이상 노인의 40%에서 발생하며, 노인 불면증의 15%가 주기적 사지 떨림증이다. 원인 질환으로 요독증과 기타 대사 장애, 빈혈, 당뇨병, 야간 간질, 말초성신경염, 섬유근염, 헌팅톤병, 수면 무호흡증, 나르코렙시, REM 수면 운동 장애 등이 알려져 있으며, 그 밖에 카페인, 삼환식 항우울제, 항정신약물, 항히스타민제에 의해 더욱 악화되는 것으로 보고되었다.

4) REM 수면 행동 장애(REM Sleep Behavior Disorder)

REM 수면에 정상적으로 나타나야할 근 긴장도 소실이 불완전하여 꿈의 내용을 실행하게 되는 특징을 가진 질병이다. REM 수면 행동 장애는 드문 것으로 알려졌는데, 이 장애에 대해 잘 알려지지 않았기 때문에 다른 수면 장애로 오진되었을 가능성이 있다. REM 수면 시 안구의 움직임은 빠르지만, 근육의 긴장도는 최저로 떨어져서 생리적 마비 상태에 가깝게 되는 것이 정상이다. REM 수면 행동 장애는 근육의 긴장도가 저하되지 않아 생기는 것으로, REM 수면 시 꿈에서 하는 행동을 실제로 하는 것으로 본인과 주변 사람에게 해를 끼칠 수 있다.

50~60대에 흔히 시작되며, 거의 남성(94.5%)에서 나타난다. 원인을 모르는 경우가 많다. 약 60%가 특발성으로 나타난다. 고령은 분명한 소인이 알려져 있으며, 그밖에 삼환계 항우울제, biperidine과 같은 REM 수면 억제제의 투여 또는 중단, 항고혈압제, 파킨슨병으로 인한 L-dopa의 사용, 알코올 금단 상태, 벤조디아제핀의 독성이나 금단 상태에서 볼 수 있다. 그밖에 REM 수면 행동 장애의 39.2%에서 나르코렙시, 치매, 파킨슨병과 같은 중추성 신경계 장애가 있고, 적응 장애와 같은 정신과적 장애가 9.1%에서 나타난다. 또한 REM 위상 과정을 억제하는 세로토닌성, 노르아드레날린성 신경원 활동의 저하가 원인이라는 가설도 제기되고 있다.

6 노년기 수면 장애 관리

- 매일 아침 일정한 시간에 일어난다.
- 커피 등 카페인이 함유된 음료를 줄이거나 오후에는 금한다.
- 금주, 금연을 한다.
- 과식을 하면 숙면이 어려우므로 저녁에 과식하지 않는다.
- 공복감으로 잠이 안 오는 경우 따뜻한 우유 등을 마신다.
- 편한 잠옷을 입고 잔다.
- 침실의 온도와 소음 조절, 적합한 침구 마련 등으로 잠자리를 편안하게 한다.
- 취침 시간이 너무 길면 오히려 불면증이 올 수 있으므로 일정한 시각에 잠자리에 든다.
- 늦게까지 텔레비전을 시청하는 등 지나치게 집중하는 일을 하지 않는다.

- 함께 자는 사람이 코를 걸거나 수면에 방해가 될 정도로 뒤척임이 심하면 수면 문제가 해결될 때까지 다른 방을 사용한다.
- 수면제나 진정제를 장기 복용하지 않는다.
- 매일 규칙적으로 적절한 양의 운동을 한다.
- 밤잠을 설치게 되므로 낮잠을 자지 않는다.

4장

노인과 안전 관리

노인들의 안전사고는 사회생활 및 건강 상태, 대인 관계 등 삶의 질에 크게 영향을 미친다. 활동이 왕성한 노인들도 사고를 당하면 문 밖 출입이 제한되고 회복이 지연될 뿐만 아니라 신체의 퇴행과 노화가 촉진되어 활동과 생활에 불편을 겪게 되며 더 불행한 삶으로 연장될 수 있는 지름길이 된다.

안전사고로 인한 노인의 사망자 수는 2007년 10,995명으로 우리나라 전체 노인 사망자 중 6.5%를 차지하며 OECD 국가 중 안전사고가 가장 높은 수준이다. 안전사고로 인한 사망자 수는 경미한 사고를 포함하지 못하기 때문에 사고의 피해 중 표면적으로 드러나 일부만 집계되어 보여질 뿐이다. 이러한 노인들의 안전사고는 노년기 사망의 원인이 되며 사고로 인한 자기 관리 능력의 변화, 고통, 경제, 기간의 연장, 의료 비용 증가, 가족 관계 갈등, 대인 관계 단절 등으로 인한 삶의 질 저하는 심각한 사회적 문제로 대두되어지고 있다.

1 노인의 가정 내 안전사고

자료: 한국소비자보호원. 가정 내 노인 안전사고 실태 조사 결과. 2010

누구에게나 주거 장소는 오랜 시간을 머물게 하는 장소이며, 위험에 대한 고려 없이 편안하게 지내는 장소가 된다. 그러나 실상 노인이 머무르는 주거 시설에는 안전사고를 불러일으킬 수 있는 많은 요소가 산재해 있다. 현관, 부엌, 욕실, 계단 등은 낙상을 일으키기 쉬운 장소이며 특히 한국 주택의 문지방은 무심코 지나가다 낙상을 일으키기 쉽다. 욕실은 지나치게 미끄러운 소재로 되어 있고 계단도 노인이 오르기에 지나치게 가파르거나, 그 폭이 좁은 경우가 많다. 또 문틈, 창문 틈 등에서는 끼임 사고가 발생하기 쉽다. 전체적으로 시력이 저하된 노인에게 맞춰지지 않은 어두운 조명도 낙상 사고를 조장하는 요소 중 하나이다.

한국소비자원(원장 김영신, www.kca.go.kr)이 2010년 1월부터 7월까지 소비자위해감시시스템(CISS)에 접수된 65세 이상 고령자 안전사고 1,422건을 분석한 결과, 48.8%(694건)가 가정 내에서 발생한 것으로 나타났다. 가정 내에서도 특히 화장실이나 계단, 방바닥에서 넘어지거나 미끄러져 다치는 사고가 50.0%(347건)로 가장 많았다.

사고 원인 품목별로는, 바닥재 등 내부 마감재(25%, 355건)가 가장 많았고, 그로 인한 사고로는 넘어짐/미끄러짐(84.5%, 300건)이 대부분이었다. 가구(9.2%, 131건)에서는 추락/낙상(52.7%, 69건)이 가장 많았다.

1) 성별

성별로는 남자와 여자의 사고 비율이 뚜렷한 차이를 보였으며 여성이 60.2%(856건)로 남성 39.8%(566건)보다 사고 비율이 1.5배 높게 나타나고 있다.

✚ 성별 현황 (단위: 건, %)

구분	남자	여자	계
건수	566	856	1,422건
비율	39.8	60.2	

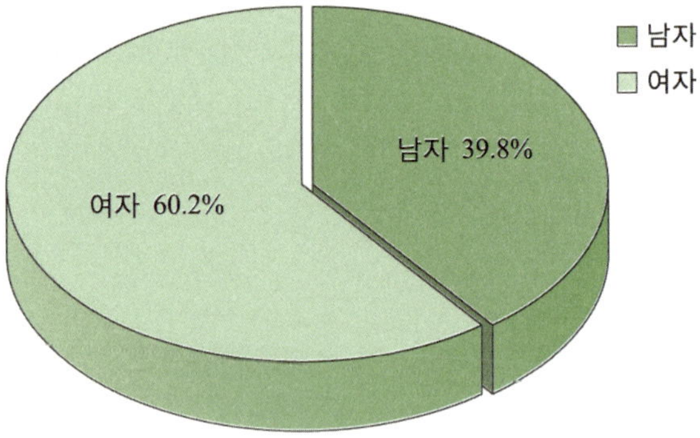

2) 연령

연령별로는 '65~69세' 38.3%(544건), '70~74세' 20.9%(297건),'75~79세' 21.7%(309건), '80~84세' 10.4%(148건), '85~89세' 5.8%(82건), '90세 이상' 2.9%(42건)으로 나타났다. 특히 고령자 가운데 활동량이 비교적 많은 '65~69세' 고령자의 안전사고 발생률이 가장 높게 나타났다.

+ 연령별 현황

(단위: 건, %)

연령 구분	건수	비율
65~69세	544	38.3
70~74세	297	20.9
75~79세	309	21.7
80~84세	148	10.4
85~89세	82	5.8
90세 이상	42	2.9
계	1,422	100

3) 사고 발생 장소

사고 발생 장소별로는 가정이 48.8%(694건)로 가장 높게 나타나 가정에서 생활하는 시간이 많은 고령자들의 안전사고가 다발하고 있으며 그 다음으로 의료 서비스 시설 23.7%(337건), 교통 시설 7.5%(106건), 상업 시설 5.3%(75건)로 나타났다.

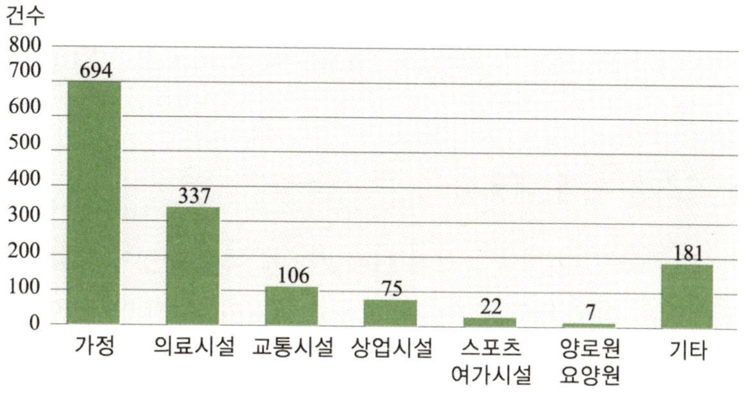

▲ 사고 발생 장소별 현황

4) 사고 발생 장소별 연령

가정에서 모든 연령에 걸쳐 사고 발생 건수가 많아 가정이 고령자 안전사고의 사각 지대인 것으로 나타났고 그밖에 의료 서비스 시설이나 도로와 같은 교통 시설에서의 사고 비율도 높게 나타났다.

✚ 사고 발생 장소별 연령별 현황 (단위: 건, %)

구분	65~69세	70~74세	75~79세	80~84세	85~89세	90세 이상	계
가정	201(20.9)	157(22.6)	142(20.5)	105(15.1)	53(7.6)	36(5.2)	694(100.0)
의료서비스 시설	192(57.0)	27(8.0)	97(28.8)	13(3.9)	5(1.5)	3(0.8)	337(100.0)
교통 시설	51(48.1)	24(22.6)	21(19.8)	4(3.8)	6(5.7)	−(0.0)	106(100.0)
상업 시설	25(33.4)	30(40.0)	9(12.0)	10(13.3)	1(1.3)	−(0.0)	75(100.0)
스포츠·여가 시설	6(27.3)	7(31.8)	5(22.8)	1(4.5)	2(9.1)	1(4.5)	22(100.0)
양로원, 요양원	1(14.2)	−(0.0)	−(0.0)	2(28.6)	2(28.6)	2(28.6)	7(100.0)
기타	68(37.6)	52(28.7)	35(19.3)	13(7.2)	13(7.2)	−(0.0)	181(100.0)
계	544(38.3)	297(20.9)	309(21.7)	148(10.4)	82(5.8)	42(2.9)	1,422(100.0)

5) 사고 발생 장소별 위해 내용

가정에서 다치는 사고 발생 비율이 높게 나타났는 데 특히 가정에서 넘어지거나 미끄러짐 사고가 50.0%(347건)로 가장 많았고 다음으로 추락/낙상이 13.3%(92건)여서 기력이 전반적으로 쇠약해진 고령자들이 넘어지거나 미끄러지지 않도록 집안 내 안전시설을 갖추는 것이 필요하다.

화상 사고 또한 가정에서 상대적으로 사고가 많이 발생하고 있다. 이는 가정에서 사용하는 전기장판에 의한 화상 사고가 많기 때문으로 나타났다.

위해 내용별 연령별 현황 (단위: 건, %)

위해 내용	65~69세	70~74세	75~79세	80~84세	85~89세	90세 이상	계
넘어짐/미끄러짐	123(23.5)	130(24.9)	103(19.7)	85(16.3)	53(10.1)	29(5.5)	523(100.0)
추락/낙상	33(24.3)	38(27.9)	26(19.1)	19(14.0)	13(9.6)	7(5.1)	136(100.0)
베임/열상	29(42.1)	28(40.6)	7(10.7)	4(5.8)	1(1.4)	-(0.0)	69(100.0)
고정·동작 사물에 의한 상해	21(40.4)	13(25.0)	6(11.5)	8(15.4)	4(7.7)	-(0.0)	52(100.0)
삼킴/흡인	16(35.6)	10(22.2)	10(22.2)	5(11.1)	4(8.9)	-(0.0)	45(100.0)
화상	13(46.4)	4(14.3)	5(17.9)	6(21.4)	-(0.0)	-(0.0)	28(100.0)
기타 기계적 결함	24(63.2)	4(10.5)	7(18.4)	-(0.0)	-(0.0)	3(7.9)	38(100.0)
약물부작용	24(60.0)	5(12.5)	10(25.0)	1(2.5)	-(0.0)	-(0.0)	40(100.0)
의료과실	172(62.1)	12(4.3)	86(31.0)	5(1.8)	1(0.4)	1(0.4)	277(100.0)
기타	89(41.6)	86(24.8)	49(22.9)	15(7.0)	6(2.8)	2(0.9)	214(100.0)
계	544(38.3)	297(20.9)	309(21.7)	148(10.4)	82(5.8)	42(2.9)	1,422(100.0)

6) 위해 부위

위해 부위별로는 전신이 25.5%(363건), 머리·얼굴 24.4%(347건), 다리·발 15.0%(214건), 팔·손 13.4%(190건) 순으로 나타났다. 특히 고령자의 특성상 넘어지거나 낙상했을 때 다리·발, 팔·손목 등의 신체 부위에 위해를 많이 입는 것으로 나타났다. 이는 해당 부위에 뼈가 매우 약해져 있는 고령자가 넘어지거나 낙상할 때 팔이나 다리에 갑자기 힘을 가해 골절 등의 부상을 입기 때문인 것으로 나타났다.

✚ **위해 부위별 연령별 현황** (단위: 건, %)

위해 내용	65~69세	70~74세	75~79세	80~84세	85~89세	90세 이상	계
머리·얼굴	120(34.6)	86(24.8)	65(18.7)	34(9.8)	27(7.8)	15(4.3)	347(100.0)
팔·손	62(32.6)	63(33.2)	31(16.3)	23(12.1)	7(3.7)	4(2.1)	190(100.0)
다리·발	44(20.6)	45(21.0)	50(23.4)	40(18.7)	25(11.7)	10(4.6)	214(100.0)
내부기관	20(36.4)	15(27.3)	12(21.8)	6(10.9)	2(3.6)	- (0.0)	55(100.0)
목, 배, 등, 허리	39(23.2)	50(29.8)	27(16.1)	30(17.9)	13(7.7)	9(5.3)	168(100.0)
전신	209(57.6)	30(8.3)	102(28.1)	14(3.9)	7(1.9)	1(0.3)	363(100.0)
기타	20(54.1)	5(13.5)	8(21.6)	1(2.7)	1(2.7)	2(5.4)	37(100.0)
미상	30(62.5)	3(6.3)	14(29.2)	- (0.0)	- (0.0)	1(2.0)	48(100.0)
계	544(38.3)	297(20.9)	309(21.7)	148(10.4)	82(5.8)	42(2.9)	1,422(100.0)

7) 위해 부위별 연령별 분석

분석 결과, 고령자층 가운데 비교적 활동량이 많은 65~69세 때 전신을 비롯해 머리·얼굴을 많이 다치는 것으로 나타나고 있다.

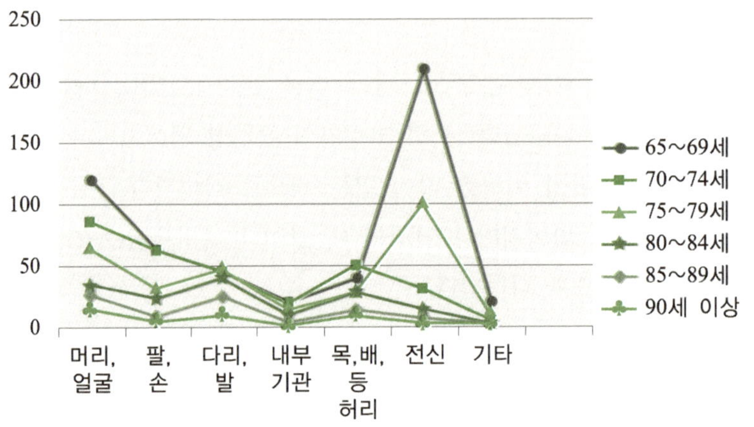

2 고령자 안전사고 유형별 주의 사항

1) 넘어짐/미끄러짐

사례

1) 2010년 5월, 인천에 거주하는 84세 할머니가 목욕을 하다 욕실 바닥에서 미끄러져 우측 넓적다리뼈 경부 골절을 입음.
2) 2010년 7월, 서울에 거주하는 84세 할머니가 새벽에 자택 화장실에서 미끄러지면서 오른쪽 대퇴부 골절을 입었으나 심장이 좋지 않아 수술을 못하고 있음.
3) 2010년 5월, 전남 광주에 사는 75세 할아버지가 백화점 엘리베이터를 이용하던 중 한 발을 딛고 다른 발을 디디는 순간 속도를 따라잡지 못하면서 넘어지는 사고를 당해 압박 골절 진단을 받음.

넘어짐/미끄러짐 사고 원인

- 노인들은 연령 증가에 따른 근력 저하로 인해 자세 변화에 민감하게 반응하지 못하고 넘어지기 쉬움.
- 퇴행성 변화로 인한 뇌위축은 신체 균형을 유지하는 기능을 저하시킬 수 있어서 넘어짐/미끄러짐 사고를 초래할 수 있음.
- 일반적으로 노인들은 평균 네 가지 종류 이상의 약물을 규칙적으로 복용하는 것으로 알려져 있으며 젊은이들과 다르게 장기 기능이 저하돼 있고 그로 인한 약물 부작용이 초래돼 사고를 유발할 수 있음.
- 노인들은 내분비 기능의 저하로 인한 호르몬 불균형으로 인해 넘어짐/미끄러짐을 초래할 수 있는데, 대표적인 요인으로 전해질 이상으로 인한 인지능력, 의식 저하 등을 들 수 있음.
- 노인은 시력 및 청력, 평형 감각 등 감각 기관이 약화돼 있어서 체중을 지탱하지 못하고 넘어지기 쉬움.

2) 추락/낙상

사례

1) 2010년 1월, 강원도 원주에 거주하는 79세 할아버지가 자택 나뭇가지를 치러 담장에 올라갔다가 떨어져 목 척추 골절을 입음.
2) 2010년 2월, 충남 천안에 거주하는 66세 할아버지가 의자에 올라가 못을 박다가 의자에서 떨어져 허벅지뼈 골절을 입음.

3) 2010년 3월, 서울에 거주하는 67세 할머니가 1.5m 높이의 사다리에서 떨어져 갈비뼈 골절을 입음.
4) 2010년 7월, 경기도 부천에 거주하는 84세 할머니가 침대에서 떨어져 넓적다리뼈의 골절을 입음.

추락/낙상 사고 원인

- 노인들은 심장 및 혈관 기능이 약화돼 있는 경우가 많아서 자세를 변경할 때 즉, 앉았다가 일어날 때 일시적으로 혈압이 낮아지고 이로 인해 뇌로 가는 혈류량이 일정시간 줄어들 수 있음. 이때 의식을 잃고 실신하기 쉬워 낙상하는 사고가 흔히 발생함.
- 노인들이 수면 중 새벽에 깨어나 침대에서 일어나다가 사고가 많이 발생하는데, 이 또한 앉았다가 일어날 때 순간적으로 뇌로 가는 혈류량이 부족해 균형을 잡지 못하고 넘어지는 사고를 당하기 쉬움.
- 특히 고혈압 약물은 체내 수분 저하를 유발할 수 있고, 약물 배설 감소로 혈압 저하가 지나치게 나타날 수 있으므로 기립성 저혈압, 탈수, 어지럼증 등을 야기해 이로 인한 낙상 사고가 발생할 수 있음.
- 낙상으로 인해 초래되는 결과가 심각함. 즉, 낙상으로 인해 병원에서 입원 치료를 받게 되는 환자들에게서 많게는 50%까지 1년 이내에 사망을 초래할 수 있다고 보고된 바 있음.
- 노인들은 젊은이와 다르게 심근 경색이나 감염, 뇌출혈에 대한 반응이 무력감, 어지럼증 등과 같이 모호하게 나타날 수 있음. 이를 빠른 시간 내에 인지하지 못할 경우 사고를 유발시키고 생명을 위협할 수 있음.

3) 화상

! 사례

1) 2010년 2월, 충남 천안에 거주하는 78세 할머니가 전기장판에서 잠을 자다가 엉치 부분과 우측 다리에 3도 화상을 입음.
2) 2010년 6월, 경기도 분당에 거주하는 81세 할머니가 얼굴 신경통 치료를 위해 부황을 뜨다가 화상을 입음.
3) 2010년 7월, 서울에 거주하는 65세 할머니가 복부에 핫팩을 데고 마사지를 하다가 수포가 발생해 병원에 문의하니 3도 화상이라는 진단을 받고 피부 이식 수술을 받음.
4) 2010년 7월, 강원도 원주에 거주하는 69세 할머니가 자다가 뜨거운 방바닥에서 옆구리 부분에 화상을 입음.

화상 사고 원인

- 대부분의 연구에서 노인들의 화상은 가정 내에서 발생한다고 보고됨.
- 젊은이들의 화상 원인이 주택 외부에서 일어나는 것과 대조적인 현상임.
- 노인 화상의 가장 흔한 원인은 조리, 목욕과 연관돼 있으며 우리나라의 경우 주거 환경 특성상 온열기구나 온돌과 연관된 화상이 흔한 원인이 될 수 있음.
- 노인들은 피부의 감각 신경이 약화돼 있어서 온감을 포함한 감각 기능이 저하돼 있고 반응의 지연, 신체 활동의 제약, 누워서 지내는 특성 등으로 인해 뜨거움을 인지하거나 이를 피할 수 있는 반응을 저하시키게 돼 화상을 입게 됨.
- 화상을 입은 노인 중 많은 수가 독거노인이나 사회적 혹은 가정 내 보살핌을 받지 못하는 경우가 많음. 이 경우 초기에 적절한 치료를 받지 못하면 화상으로 인한 후유증에 시달릴 위험이 높음.

고령자 사고 예방을 위한 주의 사항

- 주기적인 운동은 균형 감각, 근력 강화에 도움이 되므로 고령자 사고를 예방하는 데 도움이 된다. 따라서 운동을 통해 골격계를 강화시켜 골절 및 각종 사고를 예방하도록 한다.
- 많은 약물을 복용할 경우 넘어짐/미끄러짐, 추락/낙상의 위험이 증가한다. – 고혈압 약물, 항부정맥제, 수면제, 신경안정제, 항우울제, 간질약 등은 이러한 위험을 높여주는 약물로 알려져 있으므로 이들 약물 투약 시 각별히 주의한다.
- 아침에 일어날 때는 천천히 일어나기, 일어난 채 10분 이상 적응하고 일어서기, 일어설 때 보조기나 지지대를 사용하기, 화장실에서는 반드시 천천히 일어나고 일어난 후에는 이동하기 전 적응 시간을 갖기 등을 생활화한다.
- 침대는 가장 낮은 높이의 침대를 사용하고 벽에 안전 손잡이(핸드레일)를 설치하여 이동 시 붙잡고 움직일 수 있도록 한다.
- 침대 주위에는 낙상 시 충격을 완화할 수 있는 카펫이나 폭신한 매트를 깔아놓는다.
- 가구 모서리 부분에는 보호대를 씌워 넘어질 때 다치지 않도록 한다.
- 욕실의 깔판, 매트는 미끄럼 방지 처리가 돼 있는 제품을 사용한다.
- 복도, 계단, 현관에는 밝은 조명을 설치하여 보행에 불편을 주지 않도록 한다.
- 미끄러운 구두나 슬리퍼는 신지 않는다.
- 전열 매트에서 잠을 잘 때는 전원을 끄거나 가장 낮은 온도를 사용하고, 담요 등을 깔아 신체가 직접 닿지 않도록 한다.
- 집안에서 고령자가 있을 때는 동선을 체크해 안전 손잡이(핸드레일)를 설치하여 넘어지거나 미끄러지는 사고를 미연에 방지한다.

3 노인의 가정 외 안전사고

1) 교통사고(행정안전부. 2021)

평균 수명의 연장 등으로 노인 인구가 증가하고 노인의 사회 활동이 많아짐에 따라 노인 교통사고도 심각해지고 있다. 본 연구의 목적은 노인 교통사고의 실태 및 실제 교통 상황에서의 노인의 교통 행동을 분석하여 노인 교통사고 감소에 기여하는 데 있다. 분석 결과, 노인은 어린이, 성인 집단에 비해 교통사고로 인한 피해가 크고, 위험한 교통 상황에서 법규 준수, 위험 감수성이 상대적으로 낮고 교통에 관한 지식도 거의 없어 교통 상황에 잘 적응하지 못하고 있었고 이것은 노인 교통사고와 많은 연관성을 가진다고 볼 수 있다. 노인 교통사고를 줄이기 위해서는 노인에 대한 법규, 사고 위험에 관한 교육 및 홍보와 아울러 노인의 신체적 특성을 고려한 운전자의 철저한 보행자 보호 의식, 속도 제한, 신호 주기 조정 등의 법적, 환경적 대책이 시급하다.

2020년 한 해 동안 발생한 도로 교통사고 사망자 총 3,349명 중 보행 사망자는 1,302명(39%)이며, 이 가운데 노인 보행 사망자가 743명(57%)으로 노인이 보행자 교통사고에 가장 취약한 실정이다. 행정안전부 도로교통공단 조사에 따르면 교통사고 다발 지역 43곳에서 총 313건의 노인 보행자 교통사고가 발생했다. 교통사고가 많이 발생한 장소는 시장 204건(65%), 역·터미널 주변 44건(14%), 병원 주변 39건(12%) 순으로 나타났다. 피해자 사고 유형은 도로 횡단 중 112건(36%), 차도 통행 중 45건(14%), 길 가장자리 통행 중 15건(5%), 보도 통행 중 14건(5%)순으로 분석되었고, 가해 운전자 법규 위반 유형은 안전 운전 불이행 222건(71%), 보행자 보호 의무 위반 53건(17%), 신호 위반 13건(4%) 순으로 나타났다.

한편 교통사고로 인한 사망자의 분포를 보면, 61세 이상 연령층의 사망자 비율이 해마다 증가해 오고 있는 것을 알 수 있다. 이것은 고령 인구의 바깥 활동 증가와도 관련이 높은데, 상대적으로 제한된 신체 조건이나 안전 의식 결여가 이러한 결과를 초래한 것으로 보인다.

✚ 노인 교통사고 현황

교통사고 현황별	교통사고 현황별	2019								
		합계	차 대 사람						차 대 차	차량 단독
		소계	소계	회단 중	차도 통행 중	길 가장자리 통행 중	보도 통행 중	기타	소계	소계
발생 건수(건)	소계	284	73	27	10	2	1	33	189	
사망자 수(명)	소계	7	5	3	1	–	–	1	2	
	남성	3	1	1	–	–	–	–	2	
	여성	4	4	2	1	–	–	1	–	
부상자 수(명)	소계	318	71	24	9	2	1	35	222	
	남성	163	22	8	1	–	–	13	134	
	여성	155	49	16	8	2	1	22	88	

출처: 통계청, 2021

✚ 노인 운전자 교통사고

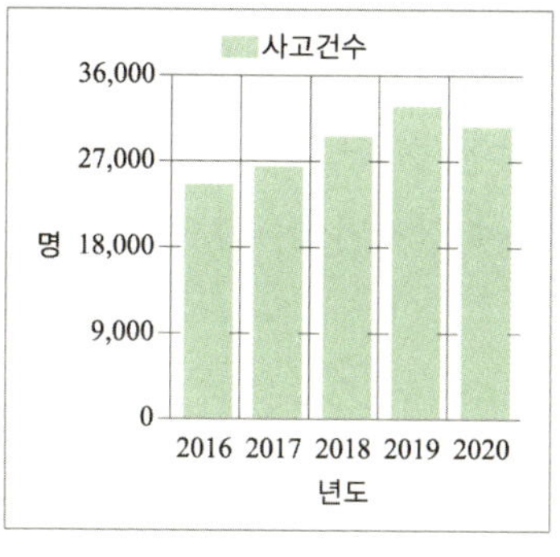

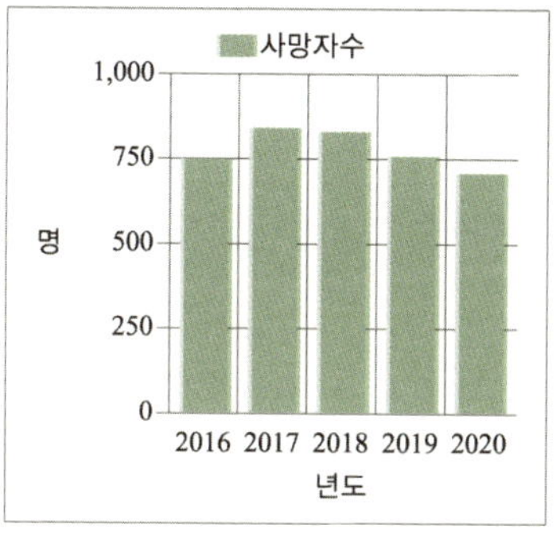

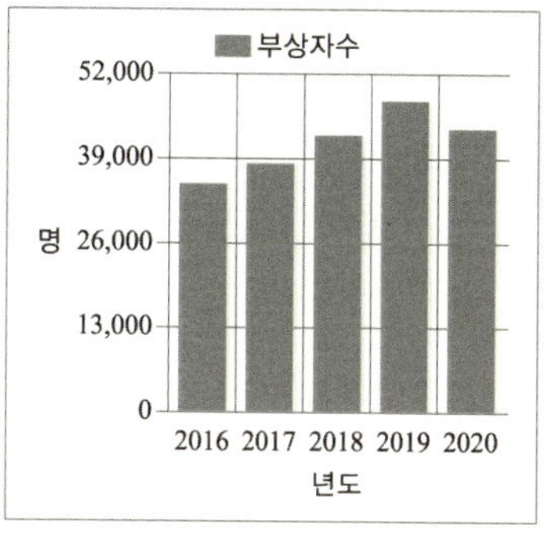

출처: 교통사고분석시스템, 2021

노인 보행자 교통사고

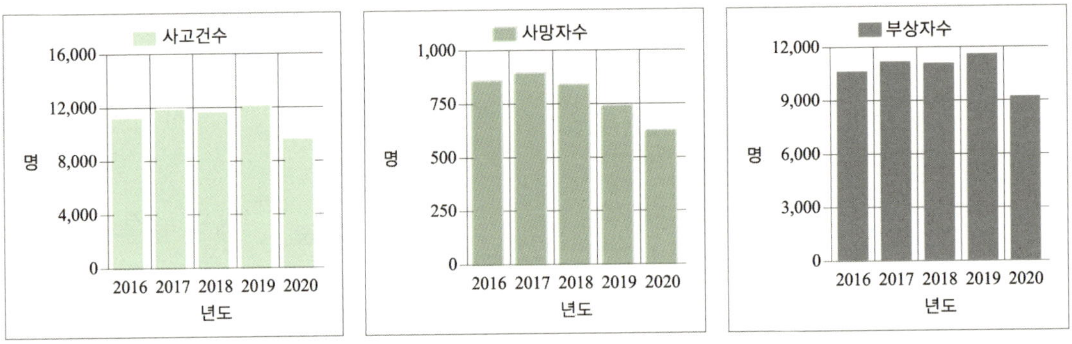

출처: 교통사고분석시스템. 2021

4 노인 응급 상황과 안전

중앙 119 구조대의 사고 시 연령별 환자 이송 실적을 보면, 노인층의 응급 의료 이용이 다른 연령층에 비해 월등히 높은 것을 알 수 있다. 고령자의 건강 상태는 각종 만성 질환이 동반되어 있는 경우가 많으며, 이러한 동반 질환들이 복합적으로 작용하여 치명적인 증상 혹은 안전사고가 발생하기 쉽기 때문이다. 통증이나 마비 등의 증상이 심하면 의료 기관을 방문하게 되지만, 증상이 경미한 경우에는 고령자들이 자가 판단하여 갑자기 악화되는 경우가 많다.

가스 또는 상복부 불쾌감, 손발의 저림, 허리 통증, 갑작스런 두통 등의 증상은 정도가 경미하더라도 치명적인 질환이나 중대한 신체장애를 유발할 수 있는 가능성이 있으므로 자가 판단을 하지 말고 의사의 진단을 받는 것이 좋다.

+ 연령별 중증 외상 현황

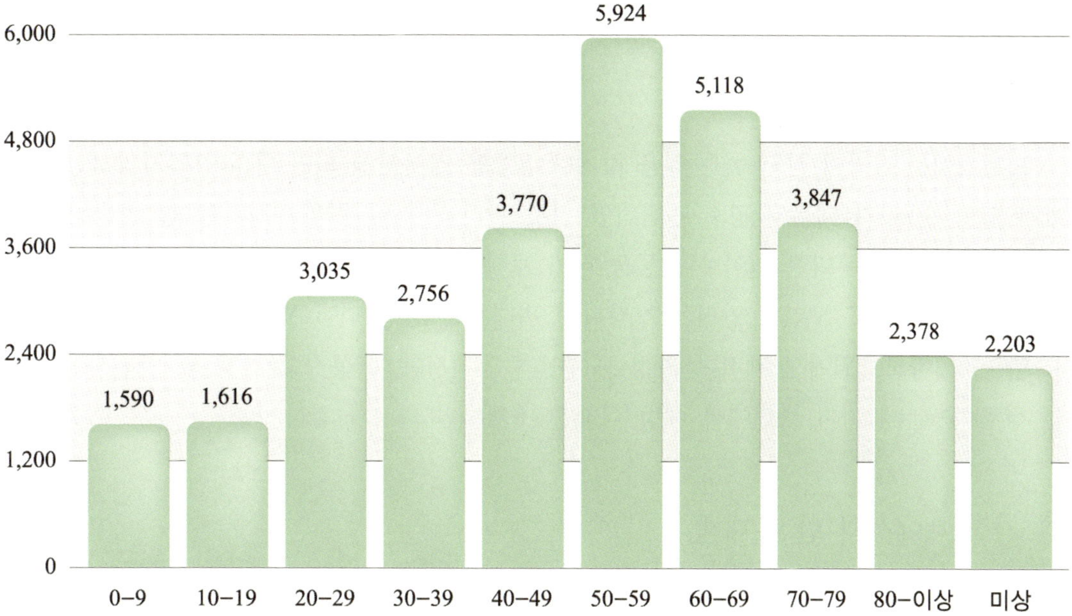

출처: 질병관리청, 2018

+ 노인 질병 및 장애와 관련된 치명적인 증상과 응급 대책

질병명	증상	대책
허혈성심질환(심근경색 또는 협심증)	가슴 혹은 상복부(명치끝)의 불쾌감이 없으면서 목, 좌측 어깨나 팔등으로 통증전파(소화장애로 오판이 쉬움)	심근경색 혹은 협심증 유무 검사
뇌경색	손, 팔이 저린 느낌, 팔이 어둔해지거나 음식물이 입의 옆으로 새는 경우	3시간 이내 의료기관에서 정밀검사
지주막하 출혈	갑자기 발생한 심한 두통으로 마비증상은 없는 경우	응급검사
대동맥류 파열	특별한 외상없이 발현한 해부통증(허리 통증)	응급검사
척추의 압박골절 또는 고관절 골절	침대에서 낙상 등 경미한 사고 후 발생한 허리통증 또는 고관절 통증	정형외과진료(1일 이내)

자료: 이달의 건강 길라잡이, 2002년

5 노인의 안전 대책

노년기에는 갑자기 강도 높은 일을 하거나 운동을 잘못하게 되면 다치거나 치명적인 상황까지 당할 수 있기 때문에 평소 전반적인 건강 관리를 통해 몸의 이상 유무를 판단해야 하며, 평소 안 하던 무리한 일이나 운동을 하기 보다는 안전에 우선을 두고 적절한 활동을 해야 한다. 그 외에도 노인의 안전을 보장하기 위해서는 환경 적인 뒷받침이 필수적이다.

한국소비자보호원에서 제시한 가정 내에서의 안전사고, 교통사고(가정 외 안전사고), 응급 상황 등의 세 가지 측면에서 예방 대책을 소개하면 다음과 같다.

1) 가정 내에서의 안전 대책

(1) 욕실·화장실

- 욕실·화장실은 물기와 바닥 재질로 인해 미끄럽다.
- 특히 노인은 다리와 허리가 약해 옷을 벗은 상태에서 미끄러지면 크게 다친다.
- 욕실의 깔판·매트는 미끄럼 방지 처리가 돼 있는 제품을 고른다.
- 미끄럼 방지 처리가 안 된 제품은 사용하지 않는 것이 오히려 안전하다.
- 욕실·화장실 내부는 정리 정돈을 잘해 뾰족한 모서리나 날카로운 물건 등을 없앤다.
- 노인이 미끄러져 넘어지면서 욕실 내부에 놓인 물건에 부딪혀서 다치는 경우가 많기 때문이다.
- 욕조 이용 시 노인이 쉽게 잡을 수 있는 위치에 손잡이를 설치한다.
- 욕조에 들어가거나 나올 때 몸의 균형을 잡을 수 있도록 손잡이를 설치하면 노인이 미끄러지거나 넘어져서 다치는 사고를 줄일 수 있다.
- 화장실이 가까운 방에 노인이 거주하는 것이 좋다.
- 야간에 사용하는 것을 고려하여 침실에서 욕실까지의 통로에는 장애물이 될 만한 물건은 두지 않는 것이 안전하다.
- 미끄러져서 쓰러지는 등의 긴급 상황 발생 시에 대비해 가족 등 타인에게 알릴 수 있는 비상벨을 욕실에 설치한다.
- 노인의 출입이 잦은 화장실·욕실 입구에는 턱이나 계단이 없어야 걸려서 넘어지는 사

고를 줄일 수 있다.

- 주택 개·보수를 통해서 위험 요인을 없앤다.
- 스위치는 어둠 속에서도 찾기 쉽도록 출입구 바깥에 설치한다.

(2) 계단

- 시력이 저하된 노인이 계단을 오르내릴 때 계단 디딤판과 가장자리가 확연히 보이도록 밝은 전등을 끼운다.
- 계단이 어두우면 발을 헛디디는 경우가 있기 때문에 그림자가 생기지 않는 것을 설치한다.
- 2층에 노인이 사는 주택은 계단에 설치된 전등을 계단의 위와 아래 양쪽에서 스위치를 켜고 끌 수 있도록 한다.
- 난간은 계단 양쪽에 설치하는 것이 좋다.
- 여의치 못할 때에는 계단에서 내려올 때 더 많은 사고가 발생하므로 내려오는 오른쪽에 적어도 1개의 견고한 난간을 설치한다.
- 계단에 카펫을 깔 때에는 확실하게 고정시키고 계단 상단에는 소형 매트를 두지 않도록 한다.
- 계단에 확실하게 고정되지 않은 카펫을 깔거나 계단 상단에 소형 매트를 놓을 경우 발이 걸리거나 미끄러져서 넘어진다.
- 동일 계단 간에 높이 차이가 나거나 계단 디딤판이 고르지 못하면 잘 보이게 표시해 둔다.
- 계단을 만들 때는 디딤판 앞쪽이 더 나와 있는 계단코를 설치하지 않도록 하고 계단코가 있는 계단은 이를 없애도록 한다.
- 운동 신경이 둔하고 발을 들어올리기 힘든 노인들은 계단코에 걸려서 넘어진다.
- 주택 건축 시 노인이 거주하는 주택은 계단의 높이를 16cm 이하, 너비를 32cm 이상으로 시공하는 것이 안전하다.

(3) 부엌

- 화재의 위험성이 높은 부엌에는 가스 누출 경보기나 화재경보기를 설치해 경고 신호를 어디서나 들을 수 있도록 한다.
- 가스레인지나 곤로 근처에 수건걸이나 커튼이 있으면 다른 곳으로 옮기거나 커튼을 떼

어낸다.

- 선반이나 싱크대 등의 높은 곳에 있는 물건을 꺼낼 때는 안정적인 받침대를 준비해 쓰는 것이 좋다.
- 사용하기 전에는 받침대가 안정적으로 놓여 있는지를 확인한다.
- 가스레인지·곤로·싱크대 등 음식을 조리하거나 칼을 사용하는 곳은 조명은 밝게 한다.
- 부엌은 바닥에 물기가 있는 경우가 많으므로 미끄럼을 방지할 수 있는 바닥 마감 재료로 마감하도록 한다.
- 불가피하면 부엌에 마른 걸레를 두고 수시로 물기를 닦는다.
- 부엌의 전선과 전기 제품은 싱크대나 열이 발생하는 곳에서부터 일정 거리를 둔다.
- 전기 제품이나 전선은 물이 묻으면 쇼크나 감전 사고를 일으키고 열에 의해 전선이 손상되기 때문이다.

(4) 방·거실

- 노인의 잠자리는 전등 스위치 가까운 곳으로 한다.
- 스위치가 잠자리 가깝게 있어야 야간에 화장실 등을 갈 때 발을 헛디뎌 넘어지는 사고를 막는다.
- 화재 예방을 위하여 이부자리나 침대 근처에는 라이터·재떨이 같은 물품을 두지 않는다.
- 전기담요를 사용할 때에는 위쪽에 다른 이불이나 방석 등을 올려놓지 않는다.
- 전기담요를 접거나 담요 위에 이불을 덮어 두면 과도한 열로 인해 화재가 발생할 수도 있다.
- 긴급한 상황 발생 시에 자리를 옮기지 않고 전화를 걸거나 잠을 자다가 걸려오는 전화를 받을 수 있도록 전화기를 잠자리 가까이 둔다.

2) 가정 외에서의 안전 대책

(1) 걸을 때

미끄러지지 않도록 처리가 된 신발을 신도록 한다. 미끄러지기 쉬운 포장도로에서는 특히 주의가 필요하다. 지팡이는 길이가 자기에게 알맞은 것으로 끝에 고무가 달린 것이 좋다. 팔이 편안한 자세에서 팔꿈치를 가볍게 구부렸을 때 손바닥으로 지팡이의 손잡이를 쥘 수 있는 것이 적당한 길이이다. 우산은 앞이 잘 보이도록 투명한 것이 좋다. 도로를 횡단할 때 특히 악천후일 때는 당황하지 말고, 보통 걷는 속도로 횡단보도를 건너갈 수 있는 시간이 되는지 확인해야 한다. 불안하면 주저하지 말고 도움을 청한다. 야간에 걸어갈 때는 흰색 계통의 옷을 입거나, 형광 도료가 칠해져 있는 완장을 두르거나 해서, 차를 운전하는 사람의 눈에 잘 띄도록 한다. 또 좀 어두운 곳으로 나갈 때는 플래시를 이용한다.

(2) 대중교통 수단을 이용할 때

차가 커브를 돌거나 속력을 늦추거나 할 때도 몸을 지탱할 수 있도록 항상 조심을 한다. 요금이나 승차권(버스, 전차 등)은 미리 준비하여 주행 중에 이를 찾느라 몸의 균형을 잃는 일이 없도록 조심한다. 차에서 내릴 때 혹은 차 안에서 몸의 균형을 잃을 것 같으면 주저하지 말고 다른 사람에게 도움을 청하거나 자리를 양보 받는다.

3) 응급 상황에서의 안전 대책

노년기에 신체적인 변화로 인한 경미한 증상들이 치명적인 결과를 가져올 수 있으므로 노인 및 간병인 등을 대상으로 정보 보급과 교육 홍보가 필요하다. 미국 정부에서는 노인에 필요한 지역 서비스 정보를 줄 수 있는 전화번호를 운영하고 있고 간병인이 없을 때 응급 상황 대처 요령을 인터넷으로 보급하고 있다. 응급 시 연락처가 메모된 전화기, 스피커 폰, 시그널 시스템 등의 활용을 권장하고 있다. 우리나라에서도 노인을 위한 응급 시 통신 수단과 서비스를 다양화하여 보급, 지원하는 것과 더불어 지역에서 변화하는 노인 생활 관련 정보의 교류를 활성화 하도록 해야 한다.

(1) 독거노인 응급 상황 안전 대책

독거노인·중증 장애인의 댁 내에서 화재가 발생하거나 침대에서 낙상, 화장실에서 실신 등 다양한 응급상황이 발생하면 집안 구석구석에 설치된 여러 가지 센서가 상황을 인지하여 게이트웨이에서 자동으로 119를 호출하거나 본인이 응급 버튼을 눌러 119 호출이 가능하다. 응급상황 발생 시 지역의 응급안전안심서비스 수행 기관(지역 센터)의 종사자(응급 관리 요원 및 생활 지원사)에게도 알람이 동시에 전달되며, 종사자는 휴대폰을 통해서도 돌봄 대상자의 건강 상태에 대한 상시 점검(모니터링)을 수행한다.

응급안전안심서비스 체계도

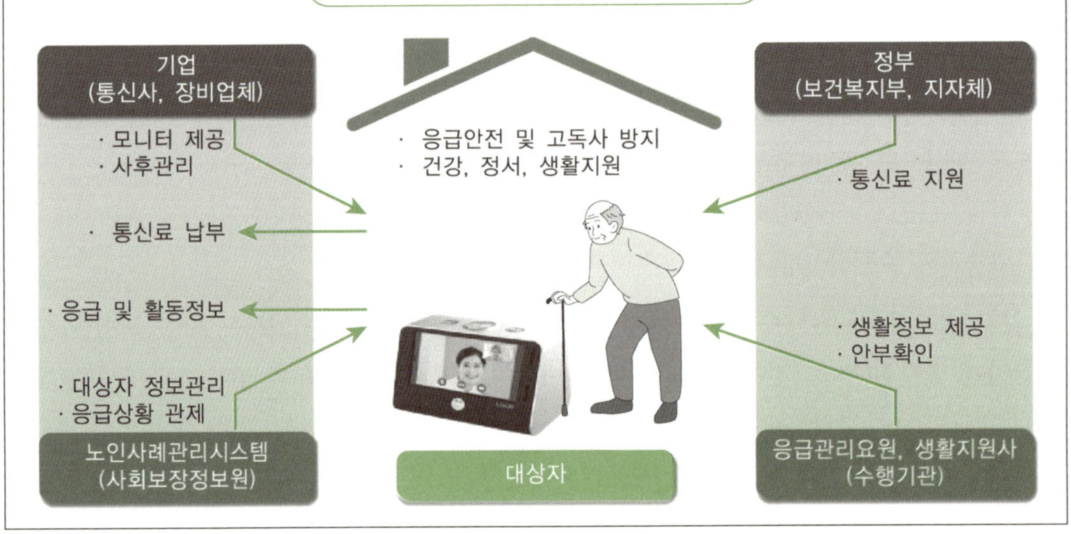

(2) 사물 인터넷 기술을 활용한 보건복지부 응급 안전 알림 서비스(보건사회연구원. 2018)

독거노인과 중증 장애인 가구에 화재·가스 감지 센서, 활동 감지 센서 등을 설치하여 응급 상황 발생 시 신속한 대응으로 안전 사각지대에 있는 취약 계층의 생활을 지원하는, 사물 인터넷 기술이 적용된 서비스이다. 2008년 3월 주요 국정과제 'RFID/USN 혁신사업'으로 선정되면서 2008년 독거노인 u-care시스템을 구축 한 후 2017년 현재 중증 장애인으로 서비스 대상을 확대하여 운영 중이다.

가정 내 센서 및 응급 호출 장비로 중앙 모니터링 센터를 통해 실시간 모니터링하고 있으며 화재·가스 누출 감지, 활동 감지, 응급 호출 등의 정보를 지역 소방 본부에 전송하여 응급 상황을 지원하고 있다.

응급 안전 알림 서비스 대상자는 전국적으로 2016년 기준 약 8만 4천 가구로, 2016년 기준 1인 가구 538만 가구의 약 1.6%, 독거노인 127만 가구의 약 6.6%에 불과하다. 서비스 이용 대상자는 실제로 혼자 살고 있는 기초 생활 수급자 혹은 차상위 계층에 속하는 노인으로서 치매 또는 치매 고위험군, 노인 장기 요양 서비스(재가)·방문 보건 서비스 이용자 등 건강 상태가 취약한 자, 지자체의 장이 상시 보호가 필요하다고 인정한 노인, 그리고 장애인 활동 지원 수급자로 독거, 취약 가구, 가족의 직장 학교생활 등으로 상시 보호가 필요한 중증 장애인 등이다.

[그림 1] 독거·노인 중증장애인 응급안전알림서비스 시스템 구성도

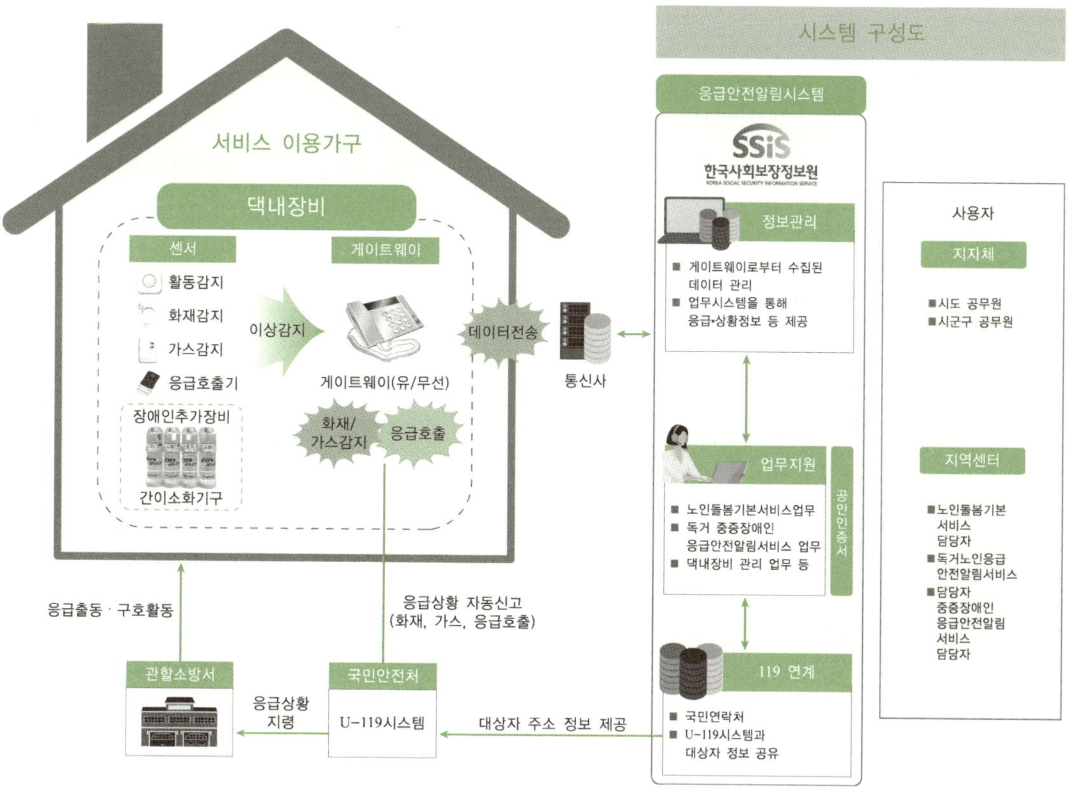

집 안에 설치된 응급 안전 알림 서비스 장비로 응급 상황을 조기에 인지해 대응한 건수는 서비스가 전국적으로 확대된 2013년 2670건에서 2016년 5199건으로 약 94.7% 증가한 것으로 나타나고 있다.

4) 노인의 안전 지침

(1) 충분한 수분 섭취

① 노인들이 심리적으로 우울하며 치매 혹은 신체적으로 충분한 수분과 음식을 계속적으로 섭취할 수 없을 경우 수분 섭취에 어려움을 겪는다.

② 갈증을 인지할 수 있는 능력의 감퇴된다.

③ 금기 사항이 아니면 노인들은 수분을 하루에 적어도 1,500ml는 섭취해야 한다.

④ 물과 더불어 비자극적 음료수, 커피, 주스, 젤리, 얼음, 신선한 과일 등을 섭취하여 수분을 보충한다.

(2) 충분한 영양

① 노화와 구강의 좋지 못한 건강 상태로 인해 위장 관계 증상, 인지 능력의 변화, 심리적 우울 등으로 음식 섭취의 부족하다.
② 피로, 쇠약, 현기증, 기타, 다른 부족한 영양 상태와 관련된 증상들은 노인들이 사고와 질병에 더 자주 노출되게끔 해야 한다.
③ 적절한 음식 섭취는 이러한 문제들에 대한 신체의 저항성을 증가시켜야 한다.

(3) 시력 교정

① 노인들의 시력은 자주 변화하므로 정기적 시력 검진 및 교정 렌즈의 교체가 필요하다.
② 정기적 시력 검진은 교정 렌즈의 적절성을 확인하는 것뿐만 아니라 연력에 따라 유병률이 증가하는 많은 안구 질환을 조기 발견하는 데 도움을 준다.

(4) 청력 보완

① 안내 방송과 경보를 듣는 능력은 안전에 대한 기본이 된다.
② 청력 장애 있는 노인은 교정 가능한 방법들을 선택하고 적절한 청력 보조 기구를 사용하기 위해 정기적으로 청력 검사를 받아야 한다.
③ 노인들은 전문가의 처방 없이 임의로 청력 보조 기구들을 사용하지 않도록 주의해야 한다.

(5) 안정된 체온 유지

① 연령 증가와 함께 지속적인 대사 저하로 인하여 저체온이 되기 쉽다.
② 실내 온도는 18.3℃ 이하로 내려가지 않도록 주의해야 한다.
③ 창가에 앉아 있는 시간은 비교적 단시간으로 제한해야 한다.
④ 목욕 시에 몸의 보온을 잘 하고 젖은 머리는 신속하게 말려야 한다.
⑤ 실금이 있는 노인은 흡수성 좋은 기저귀 사용해야 한다.
⑥ 따뜻하고 단백질이 많은 음식 섭취해야 한다.

(6) 감염 예방

① 감염 발생의 가능성은 노인들에게서 상대적으로 훨씬 더 높으므로 감염을 발생시킬 수 있는 상황에 가급적이면 노출을 제한해야 한다.
② 감염이 의심되는 증상이 있거나 감염 질환자와의 접촉을 피해야 한다.
③ 최근 제조된 백신을 사용해야 한다.
④ 시설 거주로 집단 생활하는 노인들은 각별히 신경 써야 한다.

(7) 적절한 의복 착용

① 적절하지 못한 신발은 몸 지지의 어려움과 낙상을 유발한다.
② 느슨한 양말 착용이나 땅에 끌리는 바지는 쉽게 넘어져서 골절을 유발한다.
③ 발에 꼭 끼는 신발이나 의복은 혈액 순환을 방해한다.
④ 모자와 스카프는 시야 범위를 감소한다.

(8) 다양한 투약 방법 활용

① 노인과 간호 제공자들에게 모두 적절한 용법, 부작용, 약들의 상호 작용들이 교육되어야 한다.
② 반작용 약물의 사용에 대해서도 교육되어야 한다.

(9) 안전한 환경 유지

조명, 소음, 온도, 청결, 배관 및 난방 체계들을 포함한 안전한 주거 환경을 유지해야 한다.

(10) 범죄 주의

① 노인들은 특별히 사기꾼들에게 손쉬운 목표 대상이 될 수 있으므로 주의해야 한다.
② 협상 계약에 주의해야 하며 필요하면 가족이나 전문가들의 조언을 구하여야 한다.
③ 혼자 여행할 때나 밤길, 낯선 사람에게 문을 열어줄 때는 신중을 기해야만 한다.

5장

노인과 운동

노화 근육에 활동 저하가 겹치면 이로 인해 근위축은 더 심해지고 회복기간이 더 길어지며 근골격계 장애를 초래하게 된다. 이와 같이 노화 과정에서 근육에 발생하는 구조적 기능 변화는 체력을 저하시켜 노인을 아주 위험한 상태에 처하게 할 수 있으며 노인의 골격근 질량과 기능이 더 이상 회복될 수 없는 상태에 도달하게도 한다. 노년기에는 노화 과정 및 활동 부족으로 특히 하지 근력이 약화되며 대량의 하지 근섬유 위축과 근력의 감소는 순발력, 지구력 감퇴로 연결된다. 하지 근력이 약화된 노인에게 근력의 강화를 통하여 활동성을 높이면 자신의 일상생활기능(ADL)을 잘 감당할 수 있을 뿐만 아니라 운동, 장보기, 여행 등 여가 활동도 보다 즐길 수 있으므로 삶의 질을 높일 수 있을 것이다. 근력 강화 운동은 근섬유를 증대시키며 근세포의 크기가 증가됨으로써 근력을 강화하여 상체와 하체에 힘을 기를 수가 있으며 걷는 속도의 증진, 의자에서 일어나는 능력, 계단을 오르내리는 능력의 향상과 낙상의 예방 등의 효과가 있을 뿐만 아니라, 뼈의 밀도를 증강시켜서 골다공증 예방에도 매우 효과적이라고 알려져 있다.

1 노인 운동의 필요성

인간의 생리적 기능은 30세까지는 거의 최고 수준을 유지하지만 그 이후에는 신체 활동이 적을 경우 해마다 0.75~1%씩 감소하게 된다. 이런 생리적인 기능을 체력이라 할 수 있으며 체력은 환경, 연령, 생활 습관, 신체 활동 등의 여러 요인에 영향을 받는다. 나이가 들어감에 따라 노화에 의한 신체적 변화에 의해 체력도 함께 감소된다. 그러나 노화로 인한 노인들의 체력 저하는 완전히 예방할 수는 없지만 적절한 신체 활동과 규칙적인 운동을 통해 체력이 감소되는 속도를 늦출 수 있을 뿐 아니라 체력을 증진시킬 수도 있다. 그러므로 노인들의 건강을 유지·증진시키기 위해서는 심·폐 지구력, 유연성, 근력을 증진시킬 수 있는 운동을 실시하여야 한다.

2 노인 운동의 효과

노령화가 되어감에 따라, 최대 유산소성 운동량, 지구력, 골격근의 양과 근력의 감소, 유연성과 민첩성, 속도 및 균형성이 크게 저하됨은 잘 알려져 있다. 그러나 이러한 변화는 반드시 노화 과정에서 초래되는 것이 아니라, 나이가 젊더라도 운동을 거의 하지 않은 사람들에서 똑같이 초래되므로 일차적 노화 현상 때문에 발생되는 현상이라기보다는 근육의 불용성 위축으로 초래되므로 적절한 운동으로 예방이 가능하다. 골격근의 섬유수와 크기는 노화 과정에 따라 감소되는데 이러한 골격근의 감소는 결과적으로 운동 단위의 감소를 가져오며, 특히 신경 섬유가 굵고 전달 속도가 빠른 운동 신경에 지배되는 속근성 근섬유의 선택적 감소가 크다. 근육의 정적 및 동적 근력 감소는 대개 45세 이후부터 시작되어 65세 이후 가속화되어 약 25%가 된다. 노화와 관련된 근육의 효소 활동에서 에너지 대사와 관련된 대부분의 산화성 효소 활동은 연령에 따라 큰 변화가 없으나 해당성 효소 활성은 연령에 따라 감소되는 경향을 가진다. 그러나 연령 증가에 따른 최대 산소 섭취량의 감소는 근육량의 감소와 병행되어 일어나며, 이러한 최대 산소 섭취량 감소는 매 10년마다 일차적 노화 과정에 따라 약 5%씩 감소되나, 노화 과정뿐 아니라, 운동 부족에 의한 불용성 위축이 초래되는 경우는 매 10년마다 11%씩 감소된다. 따라서 종래에는 노인들에서의 지구성 운동이 최대 산소 섭취량 개선에 크게 유효한 효과가 없다고 주장되어 왔으나, 최근에는 60세부터 80세를 대상으로 한 연구에서, 지구성 운동이 최대 산소 섭취량을 젊은이들에 못지않게 증진시킬 수 있음이 조명되어 노인에서의 운동의 중요성이 크게 부각되었다.

1) 유연성과 균형 감각에 대한 효과

노인의 경우, 활동을 하지 않고 주로 앉아서 소일하는 경우가 대부분이다. 결과적으로 신체의 유연성이 저하되고 운동 범위가 좁아져 생활의 많은 지장을 받는다. 또한, 일어서거나 움직일 때의 균형 감각 역시 노인의 경우 크게 저하되어, 낙상이나 부상의 위험이 증대된다. 노인에서 이러한 균형 감각의 손상이 대퇴골을 비롯한 여러 가지 골절의 주요인이 되고 있다. 실제로, 노인들을 대상으로 한 실험에서 스트레칭 운동으로 유연성을 높이고, 저강도의 유연한 지구력 운동으로 균형능이 유의하게 향상되고 있음이 알려졌다. 적절한 운동은 심폐기관, 골격근, 인대, 신경계 등에 영향을 주어, 노인들로 하여금 독립적 생활을 영위하고 여러 가지 부상으로부터 보호 되게 하여 주며, 지구성 운동의 결과로 여러 가지 만성 퇴행성 질환에 대한 예방 효과를 가진다.

2) 질병 예방에 대한 효과

노화 과정에 병행되어 일어나는 여러 가지 만성, 퇴행성 질환이 운동 부족에 의한 근육의 불용성 위축과 유연하다는 사실이 최근 주목받고 있다. 따라서 운동을 통한 이러한 질병 예방 노력이 적극적으로 권장되고 있다. 특히, 노령화 및 운동 부족으로 대표되는 복부 비만 증후군이 선진 문명국 뿐 아니라, 우리나라에서도 차차 문제되어, 심맥계 질환, 당뇨병과 같은 문명병의 주요인으로 거론되고 있다. 그러나 이러한 복부 비만 증후군은 규칙적인 운동이나 적절한 식이 절제를 통하여 억제되고 예방될 수 있다. 그러나 식이 절제는 실제적으로 경제적 여유가 높아지면 개인들이 지키기 힘들기 때문에, 오히려 즐기면서 추구할 수 있는 운동 요법이 보다 효율성이 높을 것으로 보인다.

3) 심혈관 질환에 대한 효과

점차 포화 지방 함양이 높은 육식의 비율이 높아감에 따라 심맥계 질환 유병률이 높아지고 있다. 그러나 이러한 질환은 운동을 하지 않는 사람이 운동을 하는 사람보다 2배 이상 높다는 사실에서 운동의 효과가 주목받고 있다. 이러한 효과는 중년층 뿐 아니라, 70대 이상의 노령층에서도 유의하며, 이러한 규칙적 운동은 수많은 관상 동맥 질환의 위험 인자를 크게 제어하고 있다. 특히 심맥계 질환과 혈중 고밀도 지단백(HDL)량과의 역상관 관계는 일찍 지적되어 왔다. 그런데 규칙적 운동은 이러한 혈중 고밀도 지단백(HDL)을 증가시킨다. 예를 들면, 관상 동맥 질환을 앓고 있는 환자에게서도 적절한 운동은 혈중 고밀도 지단백(HDL)을 증가하며, 질병을 호전시키고 결과적으로 운동량도 증가되는 경향을 보인다. 이러한 운동에 의한 혈중 고밀도 지단백(HDL) 증가의 요인으로는 운동에 의한 지단백 지방 분해 효소(Lipoprote Lipase, LPL) 활성의 증가와 triglyceride(TG) 제거 효과의 증진에 의한 혈중 고밀도 지단백의 반감기가 감소되었기 때문으로 추정된다. 특히, 운동에 의한 혈중 TG 저하 효과는 한 차례의 운동에 의해서도 수 시간 내에 나타나며, 이러한 효과는 축적되기 때문에 규칙적이고 정기적인 운동이 매우 중요하다. 뿐만 아니라, 운동은 인슐린 분비 감소와, 그로 인한 간 조직에서의 TG 생합성 저하를 가져와 혈중 TG를 낮게 유지하는데 기여한다. 또한, 노인에게서 특히 복부 비만 증후군를 갖은 노인층에는 고인슐린혈증이 흔하게 나타난다. 이러한 고인슐린혈증은 고지혈증과 더불어 심맥계 질환의 중요 위험 인자가 된다. 따라서 규칙적 운동은 노인에서의 고지혈증 뿐 아니라 혈중 인슐린 농도의 상승을 예방하는데 기여한다. 이와 같이 규칙적 운동은 노인에서도 심맥계 질환을 예방하는데 중요한 역할을 한다.

4) 당뇨병에 대한 효과

노화가 진행됨에 따라 포도당 이용률이 저하된다. 이러한 변화는 주로 말초 조직의 인슐린 저항성이 연령 증가에 따라 높아졌기 때문이다. 그러나 운동은 이러한 인슐린 저항성 증가를 막아주고, 오히려 인슐린 감수성을 높여준다. 특히, 비인슐린 의존성 당뇨병 환자의 경우, 운동은 인슐린 저항성을 낮추는데 크게 기여한다. 이러한 운동의 장기 효과는 칼로리 소모율을 높임으로써 복부 비만의 예방이나 감소를 가져오며, 단기적으로는 인슐린 분비를 저하시키고, 근육 조직에서의 인슐린 작용에 대한 감수도를 높여줌으로써 근육 조직 내 포도당 이용률을 높인다. 따라서 운동은 노화가 증가됨에 따라 초래되는 당뇨병의 예방 및 치료에 유효하다.

3 노인 운동 프로그램

노인이 실시할 운동 프로그램을 구성할 때는 운동의 종류, 강도, 빈도, 시간, 기간 또는 단계를 반드시 고려하여야 한다.

1) 운동의 종류

노인 운동의 목표가 지구력의 향상, 신체 가동 범위와 유연성 개선 그리고 근력을 유지시키는 것이므로 이를 위해서는 심장 운동량을 최소화시킬 수 있는 큰 근육군이 동원되는 반복적이고 동적 지구성 운동을 선택하는 것이 좋다. 지구성 능력의 향상에 도움이 되는 운동은 걷기, 조깅, 등산, 계단 오르기, 수영, 사이클 등이 적합하며, 유연성 증진과 근력 유지에 도움이 되는 운동은 어깨 및 고관절 부위의 회전 운동과 같은 큰 근육이 사용되는 운동이 적절하며 여기에는 맨손 체조, 노 젓기, 수영, 스트레칭 동작 등이 대표적으로 포함된다. 또한 걸으면서 실시하는 가벼운 팔 다리 동작은 유연성을 개선시켜 주고 근력과 근 질량을 증가시킬 뿐 아니라 골다공증 또는 골연화증에 예방적, 치료적 효과가 있다.

2) 운동의 강도·시간·빈도

(1) 운동의 강도

운동의 강도는 대상자의 1일 칼로리 섭취량의 10%에 해당하는 열량을 소모할 수 있도록 하거나 최대 운동 능력의 40~70% 강도(40~50% VO2 max)를 활용하는 것이 바람직하다. 그러나 노인들은 최대 운동 능력을 측정하는 것이 위험하므로 안정 시 심박동 수와 연령으로 최대 심박동 수를 산출하고 이에 따라 목표 심박동 수를 결정한다. 노인 운동의 목표 심박동 수는 최대 심박동 수의 60~70% 수준이 적절하다.

최대 심박동 수=220-연령

목표 심박동 수=(최대심박동 수-안정 시 심박동 수)×운동 강도+안정 시 심박동 수

(2) 운동 시간 및 빈도

운동 시간과 빈도는 운동의 강도에 따라 조정한다. 예를 들어, 중등도 강도의 운동을 실시할 경우 1주에 최소 3회로하며 더 낮은 강도로 운동할 경우 1일 1회 또는 1일 2회로 설정하는 것도 가능하다. 운동은 목표 심박동 수의 수준으로 최소한 20~30분, 1주에 3회 이상 수행해야 한다.

3) 운동 프로그램의 증진

운동 프로그램을 증진시키고자 할 때는 운동의 빈도, 시간, 강도 순서대로 증가시킨다.

(1) 운동의 빈도

운동과 운동 사이의 공백 기간은 48시간을 넘지 않도록 하며, 일주일에 3~5회 실시하는 것이 좋다. 처음 프로그램을 시작할 때에는 일주일에 3회씩 즉, 하루걸러 하루씩 실시하며, 노인이 운동에 적응하면 빈도수를 일주일에 5회까지 늘린다.

(2) 운동의 시간

운동 시간이란 원하는 운동 강도로 심박동 수를 유지하는 시간으로 준비 운동이나 정리 운동의 시간을 제외한 시간을 의미하며 원하는 운동의 효과를 얻기 위해서는 목표 심박동 수로 20~30분간 지속하여야 한다. 처음 운동을 시작할 때는 20분에서 시작하여 차츰 30분으로 증가시키나 주당 10% 이상 증가시켜서는 안 된다.

(3) 운동의 강도

노인은 일반적으로 신체 활동과 신체 능력이 감소되어 있으므로 최대 심박동 수의 40~50%와 같이 낮은 강도에서 운동을 시작하여 매주 5~10%씩 증가시킨다.

4 노인의 운동 시 주의 사항

더울 때는 탈수, 탈진, 일사병을 유발할 수 있으므로 피하고, 추울 때는 고혈압, 협심증, 뇌졸중 증상을 유발할 수 있으므로 주의한다. 추울 때는 낙상으로 인한 상해를 유발할 수 있으므로 주의한다. 피곤하거나 신체 상태가 나쁠 때는 운동을 하지 않는다. 운동 중에 힘들면 중단하고 휴식을 취하도록 한다. 노인들은 탈수되기 쉬우므로 운동 전·후에 음료수(물) 섭취하도록 한다. 운동 전·후에 커피, 콜라, 홍차 등을 마시는 것을 피한다. 운동 전 2시간 또는 운동 후 1시간 이내에는 식사를 피한다. 운동 후에 흡연은 특히 금해야 한다. 운동할 때 무거운 의복이나 고무제의 의복을 입는 것은 위험하다. 운동 후 더운 물 또는 차가운 물 샤워는 금한다. 노인은 골밀도가 감소하여 운동할 때 발생하는 충격에 의해 골절이 발생할 수 있으므로 충격을 완화할 수 있는 신발을 신는다. 노인은 균형 감각이 결핍되어 쉽게 미끄러지거나 넘어지므로 바닥이 미끄럽지 않은 장소를 선정한다. 노화에 의한 시력의 감퇴를 고려하여 채광이 좋은 장소를 선정한다. 노화에 의한 거리 감각의 감퇴를 보강하기 위해 장소는 여러 가지 색채를 사용하여 꾸민다. 가능하다면 거울이 있는 장소를 선정하여 대상자들이 자신의 모습을 볼 수 있도록 한다. 강한 운동 강도는 노인의 심장에 부담을 줄 수 있으므로 정확한 강도의 운동을 실시하기 위해서 각 개인마다 목표 심박동 수를 파악할 수 있도록 목걸이를 만들어 걸어준 후 대상자들 에게 맥박 측정법을 가르쳐 주어 운동하는 동안 각자가 자신의 맥박을 측정하여 스스로 운동 강도를 조절하도록 교육한다.

1) 운동 전 주의 사항

발열, 감기 증상, 설사, 피로, 숙취, 자율 신경제 복용, 관절 부상 시에는 운동을 삼가 하고 하더라도 가벼운 체조로 그친다. 충분한 준비 운동을 한다. 갑자기 운동을 시작해서는 안 된다. 정지 상태에서 급하게 강한 운동이 시작되면 체내의 모든 기관에 급격한 변화를 주어 사고의 원인이 될 수 있다. 반드시 준비 운동을 한 다음 동적 운동으로 바꾸고 점차 운동량을 늘려 호흡, 순환계에 자극이 가도록 마음을 쓴다.

2) 운동 중 주의 사항

(1) 운동 초기에 오는 고통

운동을 생활화하지 않던 사람이 운동을 시작하면 5분 이내에 고통스러워 운동을 지속할 수 없는 경우가 가끔 일어난다. 이러한 현상은 몸의 기능이 갑작스런 운동을 받아들이지 못하기 때문이다. 이러한 때에는 먼저 하던 운동을 중지하고 휴식을 취한 다음 보다 가벼운 운동을 시작해 본다.

(2) 앞가슴의 동통

운동 중의 통증에는 찬 공기가 기관지를 자극하는 기관지통과 심근의 산소 부족에 의한 협심통이 있다. 기관지통의 경우에는 우려할 정도가 아니면 마스크를 하고 운동을 한다. 협심통의 경우는 인근 병원을 찾아 의사의 처방에 따른 운동을 한다.

(3) 복통

달리기 운동 중에 복통이 발생하면 달리기를 중지하고 보행으로 바꾼다. 정도가 나아지면 달리기를 계속해 본다.

(4) 근육통

오랜만에 운동을 갑자기 하거나 운동 강도를 평소보다 높였을 경우 다음날 나타나는 현상으로 가벼운 통증인 경우엔 지속하고 통증의 정도에 따라 운동을 중지하든지 운동량을 줄인다.

(5) 관절통

운동 1~2주 후 서서히 오는 관절통은 뼈나 관절에 과다한 부하가 반복되어 일어나는 것이므로 운동을 중단한다. 수일이 지난 후 상태가 나아지면 운동 강도를 가볍게 하는 것이 좋다. 재발할 경우 무릎 관절에 부하가 가벼운 수영이나 자전거 타기 등으로 바꾼다. 돌발적인 통증의 경우 운동을 즉시 중지하고 전문의 진료를 받는다.

3) 운동 후 주의 사항

(1) 정리 운동

땀을 흘릴 정도 이상의 운동을 한 경우에는 반드시 정리 운동을 한다. 본 운동이 끝난 다음 곧바로 완전히 운동을 중지해 버리면 구역질, 현기증, 냉한, 저혈압, 서맥 등의 혈관성 미주 신경 반사에 의한 증상을 일으켜 중대한 사고를 초래할 수 있다. 운동 후 안정 상태에 들어가기 위해서는 5분 정도 걷거나 또는 느린 속도로 뛰는 것이 좋다.

(2) 샤워나 목욕

운동 후 샤워는 기분을 상쾌하게 하고 피로 회복을 촉진한다. 목욕은 피부를 깨끗이 하고 혈액 순환을 왕성하게 하여 몸속 노폐물의 배설을 촉진한다. 그러나 운동 직후의 냉수 샤워나 뜨거운 샤워는 체내의 급격한 온도 변화를 가져오므로 하지 말아야 한다. 샤워나 목욕은 10분 정도의 휴식을 취한 후에 심박수가 안정 시의 정상 상태로 되돌아오는 시기를 기다렸다가 약간 미지근한 물로 하는 것이 좋다.

(3) 운동 후의 식사

운동 후 음식을 바로 섭취하면 위장에 부담을 주므로 운동의 강도에 따라서 적어도 10~20분 정도의 시간이 지난 뒤 식사를 한다.

(4) 수면

수면은 피로 회복에 가장 좋으며 수면이 부족하면 피로 회복도 늦어지고 신체 조절이 어려울 수도 있으므로 운동량이 많은 날은 충분한 수면을 취한다.

5 노인의 운동 처방

운동을 처방하는 것은 약이나, 수술이나, 재활을 처방하는 것과 동등하게 중요하다. 이 말은 바로 운동을 통해 이득을 얻을 수도 있으나 부작용이 발생할 수도 있다는 말과 같다. 따라서 모든 사전 조사나 체력이 정확히 판단된 후에 전문인들의 도움을 받아 가장 효과적인 운동 계획이 짜져야 할 것이다. 운동 프로그램을 구성하는 데 있어서 먼저 가장 중요하게 고려되어야 할 것은 운동의 목적과 자신의 운동에 대한 선호도이다. 예를 들어, 무엇을 향상시키기 위해 운동을 실시할 것인가와 같은 목적하는 체력 항목이 설정되어야 하며, 어떠한 수준에서 운동이 이루어져야 하는가 또한 결정되어야 한다. 단순히 질병을 예방하는 수준에서 운동 경기 기능을 향상시키고자 하는 전문적인 운동 프로그램까지 다양한 유형이 결정되어야 한다는 것이다. 운동 선택에 있어 중요하게 고려되어야 할 사항 중에 자신이 좋아하는 운동에 많은 가산점을 부여한다는 것이 중요하다. 자신이 골프를 좋아한다면 다른 운동 대신에 골프를 그 대용으로 이용하는 것이 유리하다. 그리고 운동을 조화 있고 균형 있게 프로그램에 삽입해야 한다. 예를 들어 걷기, 자전거 타기, 수영 등은 모두 심폐 기능 향상에 좋으나 걷기가 뼈의 긴장을 유발하여 골격을 강하게 단련시키는 데에는 자전거 타기나 수영보다는 좋다는 것을 염두에 두도록 한다. 그러나 대신 수영은 관절에 문제가 있는 사람에게는 아주 좋은 운동 형태이다. 따라서 다양한 운동 종목의 선택은 자칫 무료함을 느낄 수 있는 운동을 흥미롭게 할 뿐 아니라 다양한 근육군의 사용을 유도한다.

6 노인의 수중 운동

일반적으로 고령자에 대한 수중 재활 운동은 장애나 질병으로 인한 약화에 도움을 주어 좀 더 많은 시간을 건강하게 지낼 수 있도록 하는데 목적을 가지고 계획되어진다.

1) 목적

① 통증 경감
② 유연성의 유지 또는 증지(ROM의 증가)
③ 근력 향상
④ 심폐력의 향상
⑤ 체중 조절
⑥ 올바른 자세 교정의 증진
⑦ 긴장 완화 촉진
⑧ 지상에서 하기 힘든 동작의 가능성(예 보행, 이동)
⑨ 균형 반응의 향상
⑩ 폐활량 향상
⑪ 여가 선용 및 사회성 향상의 기회 제공

2) 수중 재활 운동 금지 대상

① 간질
② 개방된 상처
③ 피부 전염병
④ 폐활량이 적은 사람
⑤ 수영장 화학 약품에 대한 알레르기
⑥ 약물로 조절되지 않는 고혈압과 저혈압
⑦ 아물지 않은 봉합 상태
⑧ 혈액 및 공기로 전염되는 병
⑨ 오한, 무력감을 느끼면 중단하고 휴식을 취한다.
⑩ 수중 재활 운동 중 신체 부위에 통증을 느끼면 중단한다.

3) 고령자 및 노인을 위한 수영장 시설과 환경 조건

① 문턱이 없는 탈의실과 치료실 및 수영장 시설
② 안전을 위하여 수영장과 화장실 벽 주변에 미끄럼 방지 손잡이 설치

③ 안전성을 고려하여 탈의실 난간을 설치하고 의자에 높이 고려
④ 편리한 탈의를 위한 환경(봉사사, 보조 탈의실 설치)
⑤ 실내 온도, 실내 습도, 수온, 환기 상태, 수심 고려

4) 고령자 신체적 특징에 따른 예방과 고려사항

수중 운동 프로그램은 노인의 병력에 우선 근거를 두어 결정되어지며 병력 진단과 소견서는 각각의 담당 의사에 의해 작성되어져야 하며, 지도자들은 이들이 소견서에 근거한 프로그램 적용 방법과 수중에서의 신체적 영향에 대해서 교육되어져야 한다.

(1) 정신적 적응(Mental adjustment)

고령자 및 노인들의 심리적인 안정성은 매우 중요하다. 오랜 세월동안 수영장에 와보지 않았거나 균형 감각의 저하, 두려움 등으로 처음의 수중 운동 시간을 성공적으로 마치는 것은 매우 중요하다. 그러기 위해서는 노인들의 정신적으로 안정할 수 있는 충분한 시간을 주어 수영장 환경에 적응시킬 시간을 가져야 하며, 안정성을 증가시키기 위해서는 보조 기간을 길게 하거나 적당한 장비를 사용하며, 숙련된 수중 운동 지도자나 봉사자를 믿고 자신감을 갖는 교육이 필요하다.

(2) 인식 상태(Cognitive status)

인식력의 감소는 지각 능력과 주의 집중, 적응, 학습, 인지에 영향을 미칠 수 있다. 지시를 따르는 판단과 통찰력의 부족도 고려할 사항인데, 실제로 물속에서 충동적이거나 공격적인 행동은 위험할 수 있다. 심한 치매를 가지고 있는 환자는 수중의 다른 외부 환경에 흥분할 수도 있다. 인지력의 손상 이외에 의학적인 문제를 더 가지고 있을 수도 있다. 그러므로 그들의 보호자의 요구를 충족시키는 특별한 프로그램이 필요할 수도 있다.

(3) 청력의 저하(Impaired Hearing)

많은 노인들은 보청기를 사용하는데 만약 귀가 물에 적시지 않는다면 보청기는 착용할 수 있다. 이것은 의사소통을 향상시켜 프로그램의 만족도 높인다. 만약 지도자의 수신호와 몸짓을 해석할 수 있고 주위에 다른 사람을 따라할 수 있다면, 청각이 손상된 사람들도 참여할 수 있다.

(4) 시력의 저하(Impaired Vision)

노화에 따라 깊이 감각, 예민한 시력 등의 감퇴된 현상이 나타난다. 콘택트 렌즈를 착용한 사람은 만약 얼굴을 물에 적신다면 물안경을 착용해야 한다. 안경을 사용하는 노인들은 안정된 상황에서의 수중 운동 시에만 안경을 착용하도록 한다.

(5) 균형 감각의 저하(Impaired Balance)

균형 감각은 시감각, 전정 감각을 통해 전달되는데 감각이 저하되어 있는 노인들에게는 수중에서는 고유 수용적 정보가 줄어들어 안전 사고의 가능성이 있기 때문에 지도자는 주의시켜야 할 필요가 있다(예 빛의 굴절은 수영장 바닥의 깊이를 잘못 인식케 한다.).

(6) 약물 복용(Medication)

약물을 복용하는 것은 수중 운동의 위험 요소의 관리 프로그램의 한 부분으로써 부작용과 물에 들어갔을 때의 상태를 알 수 있는 중요한 정보이기 때문에 수중 운동 진행 시에 참가자의 약물 복용을 인식하는 것은 지도자에게 중요하다.

(7) 심박수 속도 조절(Cardiac pacemaker)

수강자의 가슴 압박이나 통증의 징후에 대해 스스로 체크해야 하는 것을 기억해야 하며, 짧은 호흡을 주의해야 한다.

5) 간호사가 알아야 할 주의 사항

(1) 지나친 수중 운동에 주의

지나친 운동에 의한 피로(Fatigue)이다. 수중에서는 신체적으로 약한 사람도 의외로 아무렇지 않게 움직여지기 때문에 건강한 사람들과 같은 것처럼 활동을 하여서 지나치게 피곤할 정도로 운동을 하는 경우가 있다. 노인은 운동의 강도를 잘 인식하지 못하므로 지도자의 세심한 관심으로 피곤하지 않을 정도로 운동을 제한하지 않으면 안 된다.

(2) 체온의 상승에 주의

고온 다습한 치료실 또는 공기 순환이 나쁜 실내 POOL은 유산소 운동이나 특정한 수중 운동 시에 체온 조절 기능이 저하된 사람이나 약한 사람에게는 위험하다. 특히, 임산부, 비만

(obese), 관절염은 더욱 주의가 필요하며 갱년기의 여성(menopause), 노인(elderly), 아이들(children)의 경우도 위험하다.

(3) 시작할 때에 주의

한 번에 많은 근육을 강하게 움직이면 당원이 갑자기 배출되어, 글리코겐 고갈(Glycogen Depletion)로 간에 부담이 증가하고, 급성 피로가 온다. 작은 움직임을 약하고 길게 하고 나서 서서히 큰 동작으로 옮기도록 하지 않으면 안 된다. 운동을 단계적으로 행하여, 서서히 끌어올리고 나서 서서히 끌어내리면 글리코겐의 생산과 소비가 무리 없이 행해져, 몸의 컨디션의 붕괴가 일어나기 어렵다.

(4) 움직임에 주의

같은 동작만을 반복하는 것에 의한 골격근 피로(Musculoskeletal Fatigue로 인하여 뼈(bone), 관절(joint), 근육(muscle), 인대(cord)가 쉽게 피로해질 수 있음으로 운동 횟수, 움직임의 방향과 가동 범위의 밸런스를 생각해, 한 동작에만 치우친 운동을 해서는 안 된다.

(5) 운동 강도와 횟수에 주의

간단한 리듬으로 강하게 움직이면 특정의 근육군에 피로가 쌓이게 되는데 수중에서의 운동은 보기보다 힘들기 때문에 평상시에 ① 빈도(frequency), ② 강도(intensity), ③ 횟수(duration)의 3가지의 밸런스를 생각해, 무리를 하지 않는 범위에서 서서히 향상시키지 않으면 안 된다. 약한 사람을 피곤하게 하면 전혀 수중 운동의 의미가 없다. 횟수(duration)와 강도(intensity)에 변화를 주어, 크게 천천히 움직이도록 한다.

(6) 수심이 낮은 것을 이용할 때

물에 익숙하지 않은 사람에게는 수심이 낮은 곳에 풀 벽면(pool edge)을 가까이하여 불안감을 갖지 않게 한다. 수중에서의 움직임에 익숙해지면 서서히 조금 깊은 곳으로 이동한다. 본인이 안전하다라고 생각할 때까지 어떤 일도 강요해서는 안 된다. 아쿠아 테라피에서의 이상적인 수영장의 수심은 몸통 중간에서 겨드랑이의 밑이다.

(7) 높은 수온을 이용할 때

아쿠아 테라피에서의 이상적인 수영장 수온은 섭씨 30~35℃이다. 수온은 심박수에 직접 영향을 주어 수온이 높으면 심박수도 높아진다. 아쿠아 테라피에서는 높은 수온이 좋다고 하는 이유는 6가지이다. 즉, 연골의 결합 조직인 콜라겐(collagen)의 신축성이 늘어난다. 관절의 경직이 완화된다. 통증과 근육의 경련을 완화시킨다. 진정 효과(sedative effect)가 있다. 혈류(blood flow)를 촉진한다. 염증성의 여액(filtrates), 부종(edema), 삼출액(exudates)이 감소한다.

(8) 낮은 수온을 이용할 때

수영장 수온이 30℃ 이상이면, 체력이 약한 사람이나 질병이 있는 대부분의 사람에게 기분 좋은 온도이다. 단 … 다발성 경화증(multiple sclerosis)의 사람이나 갱년기의 여성은 반대로 수온은 조금 낮은 편(섭씨 26~28℃가 적당한 온도) 좋다. 조금 낮은 편의 수온은 체중심 온도(body core temerature)를 끌어올려, 병상 악화를 막는 효과가 있기 때문이다. 또한, 임산부(prenatal), 비만(obese), 아이들(children) 등 체온 조절(thermore gulatory)에 문제가 있는 사람도 수온은 낮은 편이 좋다.

7 노인의 근력 강화 운동

운동 처방은 기능적 상태, 건강 요구, 개인의 의학적 요구에 적합하게 고안되어야 한다(Kligman & Pepin, 1992). 노인에서는 일상 생활 기능을 스스로 해결해 나가고 삶의 질을 높이기 위해서는 각근력을 강화시켜, 스스로의 힘으로 일어설 수 있고 걸어 다니며, 바른 자세를 유지하는 것이 요구되므로, 노인의 상태에 알맞는 운동 처방 즉 노인에 알맞는 운동 방법을 선정하여 운동의 형태, 운동의 강도, 운동 시간, 운동 빈도, 운동 기간을 정해야 한다. 노인에게 가장 필요한 근육군 즉 엉덩이와 무릎의 신전을 훈련하여 각근력을 높일 수 있는 Leg Press를 이용한 운동은 노인에게 안전하며 족저근 굴곡, 슬신전, 전신과 관계된 근육들에 작용하므로 노인의 근력을 강화시키기에 적합한 운동이다. 근육에 알맞은 운동 부하를 질적 및 양적으로 가하였을 때 적응적 변화가 일어날 수 있다는 사실을 근거로, 여기에서는 근력 강화 운동의 처방 사항에 대하여 알아보기로 한다.

1) 운동의 형태(Exercise Mode)

근력 강화를 위한 운동의 형태에는 근수축의 양식에 따라, 등척성 운동, 등장성 운동, 등속성 운동 등이 있다. 등척성 운동(Isometrics)은 근육의 길이를 변경시키지 않고 일정한 길이를 유지한 채 근육을 긴장시키는 방법으로, 관절 운동에서 고려하면 관절의 각도를 바꾸지 않고 동작이 외부로 나타나지 않은 상태로 근력을 발휘한다. 그러나 부하 강도나 근력 발휘의 시간에 따라 근육 내부에서 근력의 동요가 일어난다. 등장성 운동(Isotonics)은 무거운 물체를 저항으로 하여 관절 각도를 바꾸어 가며 운동할 때 근육은 저항에 상당하는 힘을 발휘하면서 근육의 길이를 변경시킨다. 웨이트 트레이닝이 바로 이 같은 양식의 근수축으로 운동하는 방법이다. 그런데 등장성 운동에는 근육의 길이를 짧게 하며 근수축을 하는 단축성(concentric) 상태와, 근육의 길이를 늘리며 근수축을 하는 신전성(Eccentric) 상태로 수행된다. 등속성 운동(Isokinetics)은 등장성 운동과 같이 관절의 각도를 변경시키며 동적 수축을 하게 되나, 관절의 각도의 변경에 따른 근수축을 타동적으로 Cybex와 같은 기계를 이용하여 일정한 속도를 유지하면서도 최대 근력을 발휘하도록 함으로써 등장성 운동에 의한 동작의 속도나 각도의 변경으로 나타나는 불리함을 극복할 수 있다. 규칙적인 운동에 참여하려는 많은 노인은 대부분 어떤 한계를 가지게 되므로 노인에게는 어떤 운동이 좋은가를 고려해 보아야 한다. 즉 생화학적 특수성(움직임이 발생하는 관절 주위, 관절 가동성, 속도의 형태, 저항, 수축 형태), 운동의 안전성, 근육에 적합한 stress를 제공하는 양상의 능력을 고려해야 한다(Kraemer & Baechle, 1989).

노인은 나이가 들어감에 따라 생리적 예비력이 저하됨으로써 자극에 대한 반응이 예기치 않은 결과를 초래할 수 있으므로 안전 기준을 낮추어야 하므로 선택할 수 있는 운동의 폭이 작다. 또한 노인은 젊을 때에 비하여 유연성과 탄력성이 떨어져 있고 조직이 허약하므로 조그마한 사건에도 상해를 잘 입으므로 움직임이 일정하지 않고 갑작스럽고 불규칙한 운동은 노인에게는 상해의 위험성이 크다. 그러므로 각근력 강화를 위한 웨이트 트레이닝으로서 노인에게 적합한 것은 squat와 Leg Press를 이용한 운동을 들 수 있는데, squat를 이용한 운동은 부하된 무게를 들어 올릴 때 보조자가 있어야 하며 부주의 하면 허리에 무리가 올 수 있으므로 앉아서 안전하게 할 수 있는 Leg Press 운동이 노인에게 적합하다. Leg Press는 등장성 수축에 의한 간헐적(intermittent)방식의 운동 형태이다.

2) 운동 강도(Exercise Intensity)

근력 강화를 위한 운동 강도는 근육이 발휘하는 근력의 수준으로, 얼마나 힘든 부담을 부하할 것인가에 대한 운동의 질적 요건이다. 근육이 감당할 부담이 누구에게나 일률적으로 부하되어서는 안 되며, 각 사람에게 알맞는 상대적 부하량을 결정해야 하는데, 그 동안 상대적 부하량을 결정하기 위해서는 최대 근력을 척도로 삼기도 하였으나, 개개인의 최대 근력을 부위별로 측정하기도 곤란하며 실측치 자체도 최대 근력으로 판단하기 어렵기 때문에, 등장성 운동에서는 최대 반복 횟수(Repetition Maximum: RM)를 척도로 삼고 있다. 강한 근력 트레이닝은 혈압의 상승을 가져오므로 노인에게서는 부하 중량을 낮게 잡는 것이 좋다. 운동 후 2~3일이 지나도 근피로가 회복되지 않을 경우에는 과훈련(over trained)의 가능성이 높으며 이때에는 세트 횟수를 줄여야 한다. 골다공증 예방 및 치료에 도움을 주는 방법으로 웨이트 트레이닝 운동이 좋으며, 이 운동 시 최대 근력의 30~40% 운동 강도로, 1set에서 8~12회 정도 반복하는 것을 2~3set 실시하며, 운동 빈도는 주 3회하는 것이 좋다고 보고했다. 노인들에게서는 가끔 일반적인 의학적, 생리학적 한계가 나타나므로 운동 강도는 매우 중요하며 관상 동맥증 경력이 있거나 그 위험성이 있는 참가자들의 운동 처방에는 최근의 심전도 감지운동 평가 결과에 따라야 한다. 그러므로 노인에서는 한번 들어 올릴 수 있는 부하 중량 즉 운동 강도는 낮은 것을 택하여 부하 중량은 최대 근력의 40%로 하고 반복 횟수는 10번으로 3 set 정도가 적당할 것으로 생각된다(전태원, 「근력트레이닝의이론적모형」, 스포츠과학정보, 2019).

3) 운동 시간(Exercise Duration)

근력 강화를 위한 운동 시간은 다음과 같이 Repetition 시간, set 시간, Session 시간 등으로 구분하여 생각할 수 있는 운동 처방의 양적 요건 가운데 하나이다. Repetition 시간이란 앞서의 운동 강도에 해당하는 중량을 가지고 쉬지 않고 1회 계속 반복하는데 소요하는 시간을 말한다. Set 시간이란 Repetition 시간에 휴식 시간을 합친 소요 시간을 말한다. 일반적으로 가벼운 무게를 가지고 1회 Repetition 후에는 약 3분간 휴식을, 무거운 무게를 가지고는 약 5분간 휴식을 한다. Session 시간이란 그날 하루에 몇 set를 하느냐에 따른 총 소요 시간을 말한다. 운동 강도와 운동시간은 반비례 관계로 운동 강도가 높을수록 운동 시간은 짧다. 일반적으로 성인의 경우 운동 시간은 준비 운동과 정리 운동 시간을 포함하지 않고 20~30분(Pollock & Wilmore, 1990)이 적정하나, 노인은 매 Session당 지구성 활동을 29~40분 실시하는 것이 적당한 수준이라고 제시하고 있다(전태원, 「근력트레이닝의이론적모형」, 스포츠과학정보, 2019).

많은 연구에서 운동을 실시하고 난 뒤에 1시간 이내에 피로를 느끼지 않도록 운동 강도 및 시간을 설정하는 것이 좋으며 고연령의 경우 피로가 잘 오고 피로 회복이 늦으며 운동 후의 근육통도 나이가 들수록 쉽게 발생하고 오래가는데 이것은 기능적 탄력성의 결여로 보고 있다. 노인의 운동처방의 원칙은 본인 자신이 운동에 관한 지식을 가지고 무리가 없이 스스로 제어해 나가는 것이 필요하다. 고령자의 운동 원칙은 기록 경쟁이나 상대방과의 도전적 자세가 아니기 때문에 언제나 여유를 가지고 운동을 즐기는 마음 자세를 가지는 것이 중요하다. 언제나 피로하지 않을 정도로 여유와 기쁜 마음을 자지고 운동에 임하는 자세가 중요하며 피로가 왔을 경우에는 그것을 인정하고 과욕 없이 충분한 휴식으로 풀겠다는 자세를 가져야 한다고 보고 있다. 노인의 근력 강화 운동은 낮은 강도와 많은 반복이 추천되고 있다 (Kligman & Pepin, 1992).

4) 운동 빈도(Exercise Frequency)

근력 강화를 위한 운동 빈도는 1주에 몇 Session을 할 것인가를 결정하는 운동 처방의 양적 요건 가운데 하나다. 인간은 오랫동안 주간 생활에 익숙해 왔으며, 따라서 운동과 같은 힘든 부담도 주간 생활 리듬 속에서 주어질 때에 무리 없이 수용될 수 있다. 일반적으로 운동 빈도는 주당 3-Session 즉 격일 간격으로 함이 이상적이다. 웨이트 트레이닝에서 근육이 발생하는 장력은 최대 또는 거의 최대에 가까우므로, 근피로와 운동 후의 회복기를 고려하여 운동의 빈도를 정해야 한다. 웨이트 트레이닝을 한 다음에 회복하는 데에는 적어도 하루가 필요하며 휴식이 충분하지 못하면 근육의 크기와 근력은 발달하지 않는다(김건수 및 양재근, 1991; McArdle & William, et al, 1981).

5) 운동 기간(Exercise Period)

근력 강화를 위한 운동 기간은 운동 처방에서 고려하지 않아도 좋을 요건이지만, 집중적으로 근력 강화 운동을 계획한다든지 또는 연구를 착수하여 그 효과를 판정할 필요가 있을 때에 고려할 수 있다. 운동 효과의 기대 수준을 어디까지 한정할 것인가에 따라 기간이 고려되어야 하지만, 일반적으로 근력의 강화가 현저하게 나타날 수 있다는 실증적인 보고 (Hettinger & Muller, 1953)에 따르면 10~12주는 경과되어야 한다고 한다. 근력은 운동을 시작한지 12주 후에는 약 25%가 향상되고 6개월 후에는 다시 20%가 향상된다(김건수 및 양재근, 1991)고 한다. 많은 연구에서 짧은 훈련 기간으로 정한 기간은 6~24주이다(Kraemer

& Baechle, 1989). 근력 증가(strength gain)는 대개 2~3주에 나타나며 반면에 훈련을 완전 중단하면 2주 후부터는 증가되었던 근력이 감소되기 시작하며 증가된 근력은 훈련 기간의 2배 정도 지속된다고 한다(Fiatarone, 1990). 운동의 수준을 증가시키기 위해서는 단계적 접근이 가장 적절한 방법 중 하나이다. 운동을 시작하게 되면 노인은 중정도의 운동에서 강한 운동 수준까지 진행시키려면 통상 4~6주간이 요구된다. 그 이후 다시 4~6주간이 종종 적정 수준을 유지하기에 필요한 기간이 된다.

현대는 노인들의 절대 인구가 점차 늘어나고 있을 뿐 아니라, 총인구에서 이들이 차지하는 비율이 증가하고 있다. 이러한 현상은 노인들을 대상으로 하는 각종 사회적 현안들에 대한 관심을 고조시키는 역할을 한다. 특히 노인들의 건강과 안전 복지 문제는 그 무엇보다도 중요한 관심을 끈다. 최근의 일련의 과학적인 연구들은 운동이 노화에 따르는 생물적 변화 현상을 방지한다는 결과를 다량으로 배출하고 있다. 따라서 고령화에 따르는 체력 저하와 신체 기능의 저하를 규칙적인 운동으로 방지할 수 있다는 견해가 지배적이다. 그리고 의사들이나 운동 지도에 종사하는 지도자들은 모두가 운동의 이점을 강조하며 이를 권장하고 있다. 그러나 현대 생활에서 운동의 중요성이 강조되고 있음에도 불구하고, 정확한 운동의 방법이 선택되지 않거나 개인적인 차이를 고려하지 않게 되면 운동은 오히려 해로울 수도 있음이 경고되고 있다. 따라서 개인에 따른 적절한 운동 방침과, 안전한 운동을 위한 평가, 또는 이에 따르는 적정한 운동 처방이 노인들을 위해 선별적으로 이루어져야 할 것이다.

Memo

6장

노인 장기 요양 보험 제도

1 제도 개요 및 목적

현대 국가는 그 내용이나 정도에 차이가 있으나 모두 복지 국가를 표방하고 있다. 대부분의 국가에서는 경제 발전과 보건 의료의 발달로 인한 평균 수명의 연장, 자녀에 대한 가치관의 변화, 보육 및 교육 문제 등으로 출산율이 급격히 저하되어 인구 구조의 급속한 고령화 문제에 직면하고 있으며, 이러한 사회 변화에 따른 새로운 복지 수요를 충족하기 위한 것이 장기 요양 보장 제도이다. 즉, 노화 등에 따라 거동이 불편한 사람에 대하여 신체 활동이나 일상 가사 활동을 지속적으로 지원해주는 문제가 사회적 이슈로 부각되었기 때문이다.

특히, 고령화의 진전과 함께 핵가족화, 여성의 경제 활동 참여가 증가하면서 종래 가족의 부담으로 인식되던 장기 요양 문제가 이제 더 이상 개인이나 가계의 부담으로 머물지 않고 이에 대한 사회적·국가적 책무가 강조되고 있다. 이와 같은 사회 환경의 변화와 이에 대처하기 위하여 이미 선진 각국에서는 사회 보험 방식 및 조세 방식으로 그 재원을 마련하여 장기 요양 보장 제도를 도입하여 운영하고 있다.

2 노인 장기 요양 보험 제도의 목적

고령이나 노인성 질병 등의 사유로 일상생활을 혼자서 수행하기 어려운 노인 등에게 신체 활동 또는 가사 활동 지원 등의 장기 요양 급여를 제공하여 노후의 건강 증진 및 생활 안정을 도모하고 그 가족의 부담을 덜어줌으로써 국민의 삶의 질을 향상하도록 함을 목적으로 시행하는 사회 보험 제도이다.

3 노인 장기 요양 보험 제도의 주요 특징

우리나라 노인 장기 요양 보험 제도는 건강 보험 제도와는 별개의 제도로 도입·운영되고 있는 한편으로, 제도 운영의 효율성을 도모하기 위하여 보험자 및 관리 운영 기관을 국민건강보험공단으로 일원화하고 있다. 또한 국고 지원이 가미된 사회 보험 방식을 채택하고 있고 수급 대상자에는 65세 미만의 장애인이 제외되어 노인을 중심으로 운영되고 있다.

1) 건강 보험 제도와 별도 운영

장기 요양 보험 제도를 건강 보험 제도와 분리 운영하는 경우 노인 등에 대한 요양 필요성 부각이 비교적 용이하여 새로운 제도 도입에 용이하며, 건강 보험 재정에 구속되지 않아 장기 요양 급여 운영, 장기 요양 제도의 특성을 살릴 수 있도록 「국민건강보험법」과는 별도로 「노인장기요양보험법」을 제정하였다.

2) 사회 보험 방식을 기본으로 한 국고 지원 부가 방식

우리나라 장기 요양 보장 제도는 사회 보험 방식을 근간으로 일부는 공적 부조 방식을 가미한 형태로 설계·운영되고 있다.

3) 보험자 및 관리 운영 기관의 일원화

우리나라 장기 요양 보험 제도는 이를 관리·운영할 기관을 별도로 설치하지 않고 「국민건강보험법」에 의하여 설립된 기존의 국민건강보험공단을 관리 운영 기관으로 하고 있다. 이는 도입과 정착을 원활하기 위하여 건강 보험과 독립적인 형태로 설계하되, 그 운영에 있어서는 효율성 제고를 위하여 별도로 관리 운영 기관을 설치하지 않고 국민건강보험공단이 이를 함께 수행하도록 한 것이다.

4) 노인 중심의 급여

우리나라 장기 요양 보험 제도는 65세 이상의 노인 또는 65세 미만의 자로서 치매·뇌혈관성 질환 등 노인성 질병을 가진 자 중 6개월 이상 동안 혼자서 일상생활을 수행하기 어렵다고 인정되는 자를 그 수급 대상자로 하고 있다. 여기에는 65세 미만자의 노인성 질병이 없는 일반적인 장애인은 제외되고 있다.

4 노인 장기 요양 보험 적용

1) 적용 대상

건강 보험 가입자는 장기 요양 보험의 가입자가 된다(법 제7조제3항). 이는 건강 보험의 적용에서와 같이 법률상 가입이 강제되어 있다. 또한 공공 부조의 영역에 속하는 의료 급여 수급권자의 경우 건강 보험과 장기 요양 보험의 가입자에서는 제외되지만, 국가 및 지방 자치 단체의 부담으로 장기 요양 보험의 적용 대상으로 하고 있다(법 제12조).

2) 장기 요양 인정

장기 요양 보험 가입자 및 그 피부양자나 의료 급여 수급권자 누구나 장기 요양 급여를 받을 수 있는 것은 아니다. 일정한 절차에 따라 장기 요양 급여를 받을 수 있는 권리(수급권)가 부여되는데 이를 장기 요양 인정이라고 한다. 장기 요양 인정 절차는 먼저 공단에 장기 요양 인정 신청으로부터 출발하여 공단 직원의 방문에 의한 인정 조사와 등급 판정 위원회의 등급 판정 그리고 장기 요양 인정서와 표준 장기 요양 이용 계획서의 작성 및 송부로 이루어진다.

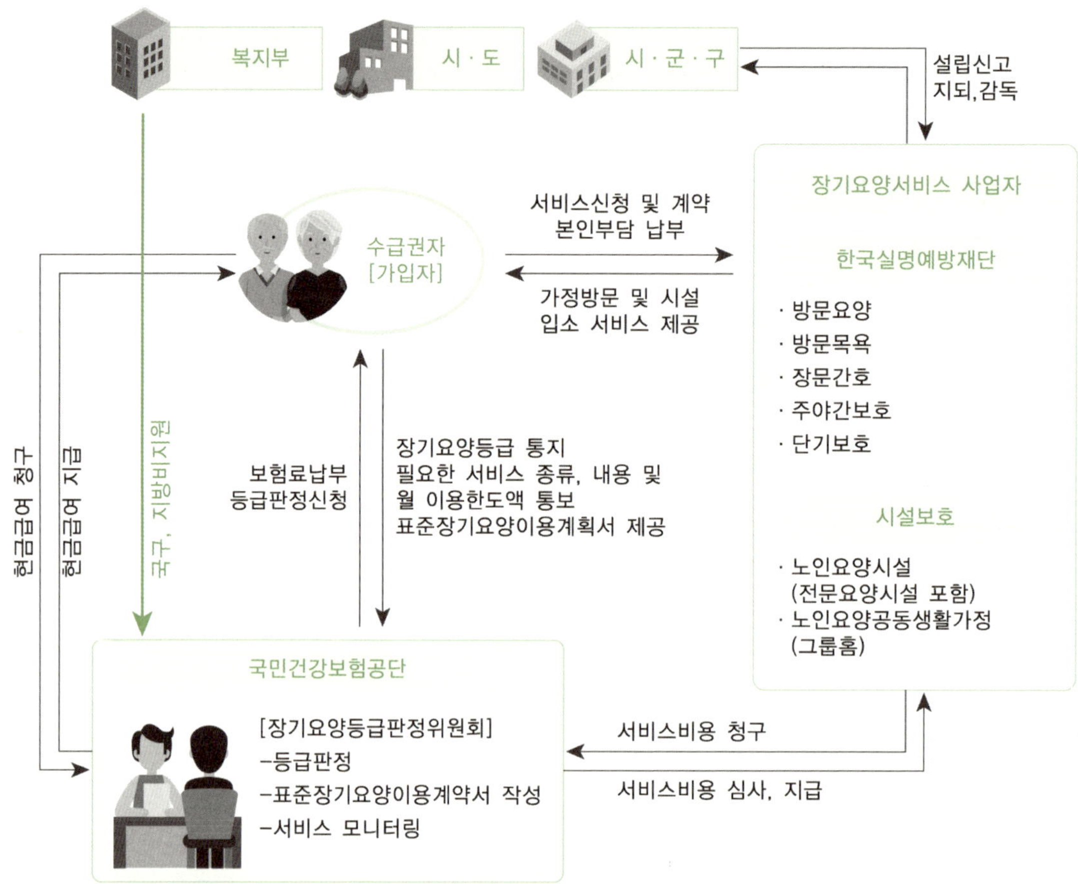

▲ 노인장기요양보험 이용 절차, 보건복지부, 2014

※ 장기 요양 인정 신청 자격: 장기 요양 보험 가입자 및 그 피부양자 또는 의료 급여 수급권자 중 65세 이상의 노인 또는 65세 미만자로서 치매, 뇌혈관성 질환 등 노인성 질병을 가진 자

5 노인 장기 요양 보험 재원

노인 장기 요양 보험에 소요되는 재원은 장기 요양 보험료와 국가 및 지방 자치 단체 부담 그리고 장기 요양 급여 이용자가 부담하는 본인 일부 부담금으로 운영된다. 장기 요양 보험료 징수(법 제8조, 제9조) 장기 요양 보험 가입자는 건강 보험 가입자와 동일하며, 장기 요양 보험료는 건강 보험료액에 장기 요양 보험료율을 곱하여(2015년도 보험료율: 6.55%) 부과 징수한다. 공단은 건강 보험료와 장기 요양 보험료를 통합 징수하되 이를 구분하여 고지한다.

장기 요양 보험 가입가가 지역 가입자인 경우 100% 본인이 부담하지만, 직장 가입자인 경우 그 사용자와 국가·지방 자치 단체·사립 학교가 아래와 같이 부담한다.

근로자인 직장 가입자와 그 사용자: 각각 50% 분담

공무원·교직원인 직장 가입자와 소속 국가·지방 자치 단체·사립 학교: 각각 50%분담(사립 학교의 경우 당해 학교가 30%, 국가가 20% 분담)

1) 국가의 부담(법 제58조)

국고 지원금: 국가는 매년 예산의 범위 안에서 당해 연도 장기 요양 보험료 예상 수입액의 100분의 20에 상당하는 금액을 공단에 지원한다.

국가 및 지방 자치 단체 부담: 국가와 지방 자치 단체는 의료 급여 수급권자에 대한 장기 요양 급여 비용, 의사 소견서 발급 비용, 방문 간호 지시서 발급 비용 중 공단이 부담해야 할 비용 및 관리 운영비의 전액을 부담한다.

2) 본인 일부 부담금(법 제40조)

수급 대상자가 실제 요양 서비스를 받은 시점에서 장기 요양 기관에 본인 일부 부담금을 납부한다.

(1) 재가 급여

당해 장기 요양 급여 비용의 100분의 15

(2) 시설 급여

당해 장기 요양 급여 비용의 100분의 20

(3) 국민기초생활보장법에 의한 수급자는 전액 면제

(4) 의료 급여 수급권자, 소득 · 재산 등 보건 복지부 장관이 정하여 고시하는 일정 금액 이하인 자는 본인 일부 부담금을 50% 경감

6 기존 건강 보험 제도 및 노인 복지 서비스 체계와의 차이점

1) 국민 건강 보험 제도와의 차이

국민 건강 보험은 질환의 진단, 입원 및 외래 치료, 재활 등을 목적으로 주로 병·의원 및 약국에서 제공하는 서비스를 급여 대상으로 하는 반면, 노인 장기 요양 보험은 고령이나 노인성 질병 등으로 인하여 혼자의 힘으로 일상생활을 영위하기 어려운 대상자에게 요양 시설이나 재가 기관을 통해 신체 활동 또는 가사 지원 등의 서비스를 제공하는 제도이다.

2) 기존 노인 복지 서비스 체계와의 차이

기존 「노인복지법」 상의 노인 요양은 주로 국민 기초 생활 보장 수급자 등 특정 저소득층을 대상으로 국가나 지방 자치 단체가 공적 부조 방식으로 제공하는 서비스 위주로 운영되어 왔으나, 「노인장기요양보험법」 상 서비스는 소득에 관계없이 심신 기능 상태를 고려한 요양 필요도에 따라 장기 요양 인정을 받은 자에게 서비스가 제공되는 보다 보편적인 체계로 운영되고 있다.

✚ 노인 장기 요양 보험 제도와 기존 노인 복지 서비스 체계 비교표

구분	노인 장기 요양 보험 제도	기존 노인 복지 서비스 체계
관련법	노인장기요양보험법	노인 복지법
서비스 대상	• 보편적 제도 • 장기 요양이 필요한 65세 이상 노인 및 치매 등 노인성 질병을 가진 65세 미만자	• 특정 대상 한정(선택적) • 국민 기초 생활 보장 수급자를 포함한 저소득층 위주
서비스 선택	수습자 및 부양 가족의 선택에 의한 서비스 제공	지방 자치 단체장의 판단(공급자 위주)
재원	장기요양보험료+국가 및 지방자치단체 부담+이용자 본인 부담	정부 및 지방 자치 단체의 부담

자료: 한국정책학회, 2014

(단위: 명, %)

구분	2010	2011	2012	2013	2014.6
노인인구(65세 이상)	5,448,984	5,644,758	5,921,977	6,192,762	6,335,294
신청자	622,346	617,081	643,409	685,852	709,308
판정자(인정자+등급외)	465,777	478,446	495,445	535,328	554,781
인정자(판정대비 인정률)	315,994(67.8)	324,412(67.8)	341,788(69.0)	378,493(70.7)	393,927(71.0)
노인인구 대비 인정률	5.8	5.7	5.8	6.1	6.2

✚ 2014년 상반기(6월 말) 기준, 장기요양보험 인정사 수 393,927명

(단위: 명)

구분	2013				2014.6			
	계	1등급	2등급	3등급	계	1등급	2등급	3등급
인정자계	378,493	37,283	71,824	269,386	393,927	37,208	71,998	284,721
일반	250,117	25,061	48,305	176,751	258,736	24,961	47,965	185,810
경감	62,690	5,881	12,117	44,692	67,404	6,007	12,731	48,666
의료급여	4,592	446	826	3,320	4,737	416	803	3,518
기초수급	61,094	5,895	10,576	44,623	63,050	5,824	10,499	46,727
남	105,264	11,152	19,269	74,843	108,771	11,083	19,250	78,438
여	273,339	26,131	52,555	194,543	285,156	26,125	52,748	206,283

자료: 국민건강보험공단, 2014

참고문헌

1. 노인의학(1997). 서울대학교 출판부
2. 하수현(2014). 고령화 사회와 노인일자리 사업전망. 2014
3. 김경혜(2014). 서울 노인의 경제, 사회적 결핍 실태와 노인복지 정책의 발전방향. 서울연구원 정책 리포트
4. 정선영(2014). 요양시설 노인의 간호요구도에 영향을 미치는 요인. 서남대학교 석사학위논문
5. 서남규 외(2013). 2009년 한국의료패널 기초분석보고서. 한국보건사회연구원
6. 정영호(2013). 효과적인 만성질환 관리방안 연구. 한국보건사회연구원
7. 이재용(2009). 유전자 손상과 회복. 생명공학 정책연구센터
8. 남기민(2011). 시회적 노화이론들에 관한 연구. 한국사회과학연구 제 33권 제 1호
9. 권인순(2002). 생물학적 노화. 인제의학 23권 5호
10. 서은주(2009). 노인의 성공적 노화구조모형. 경희대학교 대학원 간호학 석사학위논문
11. 박철희(2007). 고령화시대 노인주거환경 조성방안. 충남발전연구원
12. 고혈압 치료제에 대한 임상시험평가 가이드라인(2015). 식품의약품안전청
13. 건강국민 100명 중 한명이 협심증 환자, 건강한 생활습관이 중요(2015). 건강보험공단
14. 급성심근경색 평가결과(2013). 건강보험심사평가원
15. 급성기뇌졸중 5차 평가결과(2014). 건강보험심사평가원
16. 송지현 외(2010). 뇌졸중 환자들의 무기질 섭취와 식사의 질 및 대뇌 죽상경화증과의 상관성 연구. 한국영양학회지 48권. 2호
17. 안지혜 외 3인(2014). 사망원인으로 분석한 우리나라 노인 자살자의 특성. 한국보건의료연구원
18. 박숙완(2013). 노인범죄의 원인분석 및 대책에 대한 연구. 경상대학교 대학원 석사학위논문
19. 강은영 외 3인(2014). 고령화시대에 따른 노인수형자 처우 방안. 형사정책연구원
20. 노화: 자식작용과 용해소체 퇴행 체계를 위한 중추적 역할/정기택. 한국과학기술정보연구원. 2009
21. 최한석(2019). 노인의 골다공증관리. 대한노인의학회 학회지. 2019;20(2):46-51
22. 최혜영(2020). 골관절염 노인의 유병기간에 따른 건강 관련 삶의 질 영향요인. Korean J Adult Nurs. 2020 Oct;32(5):526-538.
23. 한국건강관리협회(2017). 월간 건강소식 제41권 7호 통권 464호
24. 김선미. 이경주(2020). 전·후기노인의 자살생각 위험요인. 노인간호학회지 제22권 제4호,
25. 여유진(2019). 한국의 노인빈곤과 노인소득보장. 한국보건사회연구원. 제364호 (2019-07)

26. 「대한민국 치매현황 2019」 전국 치매환자 수 및 유병률. 국립중앙의료원 중앙치매센터
27. 김춘길, 이영희. 상기요양시설에서 치매 노인을 돌보는 간호사의 도덕적 고뇌에 대한 경험. 노인간호학회지 제22권 제3호, 2020년 8월 J Korean Gerontol Nurs Vol. 22 No. 3, 236-246
28. 서민아(2020). 한국과학기술연구원 홍보팀 보도자료
29. 울산광역시 광역치매센터 김성률 센터장(2010). 중앙치매센터 전문가칼럼
30. 이종경(2011). 다약제 복용 노인의 약물 오용 행위에 영향을 미치는 요인. 성인간호학회지 제23권, 제6호, 2011년 12월
31. 손동렬(2005). 노인환자의 약동·역학적 특징과 약물 사용의 주의사항 .임상노인의학회지. vol.6 no.3 통권 제23호 (2005. 9), pp.292-297
32. 임재영(2010). 노인의 만성통증의 최신 약물 치료 지침. 임상노인의학회지 제11권 제1호 통권 제41호 (2010. 4), pp.85-92
33. 김임규(2018). 노인의 정신 건강과 영양 건강 평가의 연관. 인제대학교 대학원.
34. 주세진(2020). 생명의료윤리와 뇌사자 장기기증 교육이 간호대학생의 생명의료윤리 의식과 장기기증 지식에 미치는 영향. 한국융합학회논문지. 제11권 10호
35. 천정근(2006). 죽음에 대한 신학적 이해와 임종 위기자에 대한 목회상담적 접근방법: 엘리자베스 퀴블러 로스의 인간의 죽음을 중심으로. 합동신학대학원 대학교 석사논문.
36. 한국소비자보호원(2010). 고령자 안전사고 유형별 실태조사.
37. 전태원(2019). 근력트레이닝의이론적모형. 스포츠과학정보

노인간호학

초판 1쇄 인쇄 / 2022년 9월 2일
초판 1쇄 발행 / 2022년 9월 9일

공저 노성신 · 박은주 · 장미영 · 이에리쟈 · 유미옥 · 장효열
발행처 형설출판사
경기도 파주시 회동길 37-23 · 전화 (031) 955-2361～4 · 팩시밀리 (031) 955-2341
발행인 장진혁
등록 라-제9호 · 1962년 5월 1일
홈페이지 http://www.hyungseul.co.kr
e-mail hs@hyungseul.co.kr

정가 19,000원

ISBN 978-89-472-8623-7 93510

노인간호학

Memo

Memo